临床导管相关性感染防控护理手册

主编 ⊙ 吴小霞　伍美容　曾赛男　夏妙娟

LINCHUANG DAOGUAN
XIANGGUANXING GANRAN FANGKONG
HULI SHOUCE

中南大学出版社
www.csupress.com.cn
·长沙·

图书在版编目（CIP）数据

临床导管相关性感染防控护理手册／吴小霞等主编.
长沙：中南大学出版社，2024.9.
　　ISBN 978-7-5487-5942-3
　　Ⅰ．R473-62
　　中国国家版本馆 CIP 数据核字第 2024W7R824 号

临床导管相关性感染防控护理手册
LINCHUANG DAOGUAN XIANGGUANXING GANRAN FANGKONG HULI SHOUCE

吴小霞　　伍美容　　曾赛男　　夏妙娟　　主编

□出 版 人	林绵优
□责任编辑	孙娟娟
□封面设计	李芳丽
□责任印制	唐　曦
□出版发行	中南大学出版社
	社址：长沙市麓山南路　　　　邮编：410083
	发行科电话：0731-88876770　　传真：0731-88710482
□印　　装	广东虎彩云印刷有限公司

□开　　本	787 mm×1092 mm 1/16　　□印张 12.25　　□字数 318 千字	
□版　　次	2024 年 9 月第 1 版　　□印次 2024 年 9 月第 1 次印刷	
□书　　号	ISBN 978-7-5487-5942-3	
□定　　价	68.00 元	

图书出现印装问题，请与经销商调换

编写委员会

黄雨诗(湖南省安化县第三人民医院)

舒　琳(云南省第一人民医院)

曾　乐(中南大学湘雅三医院)

曾赛男(中南大学湘雅三医院)

谢晨鹏(中南大学湘雅护理学院)

序

医院感染，即医院获得性感染，是评价医疗安全与医疗质量的重要指标，是全球性的公共卫生问题，也是重症监护病房（ICU）患者预后的重要决定因素。中央导管相关性血流感染、呼吸机相关性肺炎、导尿管相关尿路感染等导管相关性感染是ICU患者常见的医院感染类型，也是医院感染控制的重点环节。导管相关性感染可导致患者平均住院日延长、住院费用增加，死亡率升高，从而加重患者、家庭，以及社会的疾病负担。国内外研究表明，通过有效的护理干预可有效预防和降低导管相关性感染率。

"三管"（气管导管、导尿管、中央血管导管）相关感染率作为ICU的一项目标性监测指标，既是重症医学专业医疗质量控制指标，更是医院感染质量控制核心指标，也是护理质量敏感指标。为此，我们组织护理部、院感科、ICU及其他医院感染重点科室的感控专家与护理专家一起，历时数月，几经讨论，数次修订，终于完成了《临床导管相关性感染防控护理手册》的编写工作。全书分为三大篇共九章：第一篇在检索和参考国内外防控指南、最新文献的基础上，阐述了"三管"相关感染防控的国内外指南与进展，重点阐述了导管相关性感染防控建议；第二篇根据《医院感染监测标准》（WS/T 312—2023）与护理敏感质量指标监测基本数据集实施指南，介绍了临床导管相关性感染监测的实施要点；第三篇基于临床实践，制定了导管相关性感染防控过程管控工具，对医务人员尤其是临床护理人员进行导管相关性感染防控质量管理有着重要的参考价值。希望此手册能成为广大临床护理工作者预防和控制导管相关性感染的科学指引，指导和规范临床实践，提升护理质量和护理安全，使患者受益、家庭受利、社会减负。

基于循证依据的时效性，以及院感管理与护理管理的日益精细化与规范化，书中所含信息可能与此后的相关领域学术研究进展存在出入，敬请各位读者与我们一起，保持对导管相关性感染最新研究进展的关注，以及临床实践。本书引用的参考文献多为英文文献，收集的资料可能不够全面、准确，语言表达可能不够精准，恳请读者对其中的错漏等不当之处提出批评指正，我们对由此给各位读者带来的不便或困惑表示歉意。

最后，感谢本书编委团队的大力支持与辛勤付出！

编者

2024 年 5 月，长沙

目　录

第一篇

导管相关性感染防控建议

第一章

导管相关性感染防控国内外指南与进展

第一节　中央导管相关血流感染防控国内外指南与进展

中央导管相关血流感染(central line associated bloodstream infection, CLABSI)是指患者在留置中央导管期间或拔出导管48小时内发生的原发性、且与其他部位存在的感染无关的血流感染。2001年，英国卫生部(Department of Health, DH)发布《医疗机构相关感染的循证指南》，其中包括中央导管相关感染的预防。2003年，英国国家卫生与临床优化研究所(National Institute for Health and Clinical Excellence, NICE)对指南进行了补充，发布了预防医院感染的临床指南。2007年，英国卫生部再次更新指南，形成了国家医疗机构预防医院感染循证指南。

2008年，美国卫生保健流行病学学会(Society for Healthcare pidemiology of America, SHEA)联合美国传染病学会(Infectious Diseases Society of America, IDSA)共同发布了急重症医疗机构中心静脉导管相关血流感染的预防策略，2014年7月对其进行了更新。2022年，美国卫生保健流行病学学会(SHEA)、美国传染病学会(IDSA)、感染控制和流行病学专业协会(The Association for Professionals in Infection Control and Epidemiology, APIC)、美国医院协会(The American Hospital Association, AHA)和联合委员会牵头合作，再次对2014版的预防策略进行了更新。

2011年，美国疾病控制中心(Centers for Disease Control and Prevention, CDC)与美国医院感染控制顾问委员会(Hospital Infection Control Practices Advisory Committee, HICPAC)发布《血管内导管相关感染预防指南》，该指南强调对相关操作人员的教育与培训；推荐采用>0.5%的氯己定乙醇溶液进行皮肤消毒；强调采取多个环节的"集束化"。

这些预防策略和指南主要从置管、维护、使用等方面提出相关建议，见表1-1-1。与早期指南相比，目前更加注重医护人员的教育培训，甚至部分指南明确提出需对患者及其家属进行教育，使他们掌握导管维护等方面的知识，强调只有接受过培训的人员才能进行导管置管操作，且需定期评估其知识掌握及指南依从程度；还强调，在预防血管内导管相关感染的临床实践中，将多方面策略组合形成干预组合、多项措施同时实施，能够更好地达到预防感染的效果。

表 1-1-1　国际指南推荐的中央导管相关感染预防与控制建议比较

序号	推荐措施	英国 （DH） 2007	美国 （CDC/HICPAC） 2011	美国 （SHEA/IDSA） 2014
1	医护人员教育和培训	D	ⅠA	Ⅱ
2	插管和导管操作前进行手卫生	A	ⅠB	Ⅱ
3	最大无菌屏障预防	C	ⅠB	Ⅱ
4	使用氯己定乙醇溶液消毒皮肤	A	ⅠA	Ⅰ
5	使用前消毒导管端口	D	ⅠA	Ⅱ
6	透明敷料每 7 日更换 1 次	D	ⅠB	Ⅱ
7	敷料潮湿、松散、污染时，需更换	D	ⅠB	Ⅱ
8	不常规在导管置管部位使用抗菌药膏，除非血液透析导管	D	ⅠB	Ⅰ
9	不要常规更换导管	A	ⅠB	Ⅰ
10	不要常规使用全身性抗菌药物	A	ⅠA	Ⅰ
11	综合措施不能降低感染的情况下，使用抗菌导管	A		
12	纱布敷料的更换频率	每日 D	2 日 Ⅱ	2 日 Ⅱ
13	不要常规使用抗菌药物封管	D	Ⅱ	Ⅰ
14	持续输注非血液、血制品或脂质液体的给药装置的更换频率	≥72 小时 A	96~168 小时 IA	≤96 小时 Ⅱ
15	成人 CVC 避免股静脉置管	—	ⅠA	Ⅰ
16	非隧道式 CVC 推荐锁骨下静脉置管	C	ⅠB	—
17	血液透析导管推荐颈静脉和股静脉置管	C	ⅠA	—
18	及时拔除不必要的 CVC	—	ⅠA	Ⅱ
19	无菌纱布敷料或透明敷料覆盖置管部位	D	ⅠA	—
20	没有排除 CLABSI 时，不建议通过导丝更换导管	A	ⅠB	
21	导管腔道最少化	A		
22	导管置入和维护时，无菌操作	B	ⅠB	—
23	干预组合	—	ⅠB	Ⅱ
24	指南依从性监测	—	—	Ⅰ
25	CLABSI 监测			Ⅰ

续表1-1-1

序号	推荐措施	英国 （DH） 2007	美国 （CDC/HICPAC） 2011	美国 （SHEA/IDSA） 2014
26	评估感染迹象	—	Ⅰ B	—
27	使用超声引导定位置管	—	Ⅰ B	Ⅱ
28	更换敷料时，应戴手套	D	Ⅰ C	—
29	专用导管通道输注静脉营养液	D	未解决的问题	—
30	长期使用血管通路者，使用隧道式或植入式导管	A	—	—
31	长期透析者，使用造瘘或植入式导管	—	Ⅰ A	—
32	不要在脐导管置管部位使用抗菌药膏	—	Ⅰ A	—
33	消毒剂待干	A	Ⅰ B	—
34	氯己定乙醇洗浴	—	Ⅱ	Ⅰ
35	当综合措施不能降低感染的情况下，使用氯己定敷料	—	Ⅰ B	Ⅰ
36	确保导管部位护理与导管材料匹配	D	Ⅰ B	—
37	不要将导管和导管部位浸入水中	—	Ⅰ B	—
38	导管使用频繁时，推荐使用无菌生理盐水冲管封管	A	—	—
39	不要常规使用机械阀无针接头	—	Ⅱ	—
40	根据厂商推荐，植入式或终端开放式导管使用肝素钠冲管封管	D	—	—
41	保持输液系统的密闭性(包括输液容器不用排气管)			
42	24 小时完成含脂质的液体输入，脂肪乳剂应该在 12 小时内输完，最多 24 小时。营养液内加入的药液尽可能使用单个剂量的安瓿	—	—	—
43	不要常规全身使用抗凝剂预防感染	D	—	D
44	低剂量肝素加入液体中并通过脐动脉导管输入	—	Ⅰ B	—
45	用于血液、血制品或脂质液体的给药装置的更换频率	血液、血制品输注完毕或 12 小时，脂质液体 24 小时 D	24 小时 IB	—
46	导管内不建议常规使用过滤器预防感染	D	—	—
47	更换丙泊酚给药管道每 6 小时或 12 小时	—	Ⅰ A	—
48	使用包含所有插管物品的置管车或置管箱	—	—	Ⅱ

续表1-1-1

序号	推荐措施	英国（DH）2007	美国（CDC/HICPAC）2011	美国（SHEA/IDSA）2014
49	避免在新生儿脐导管置管部位使用碘酊消毒	—	ⅠB	—
50	无菌操作不严时，尽快更换导管(48小时)	—	ⅠB	—
51	不要常规培养导管尖端，除非怀疑导管为感染来院	—	—	—

国内，2010年11月，原国家卫生部发布《导管相关血流感染预防与控制技术指南（试行）》，该指南制定了导管相关血流感染的预防要点，包括管理要求、置管时和置管后感染预防要点。

2021年，国家卫生健康委办公厅下发《血管导管相关感染预防与控制指南》，新指南在2010年版指南的基础上进行了修订，将局部感染纳入"血管导管相关感染"（vessel catheter associated infection，VCAI）定义中，不再局限于"血流感染"；从依法执业与能力要求上对导管置管与维护团队进行了要求，强调了培训教育的重要性；从置管前、置管中、置管后的预防要点出发提出了建议，并且新增了附件，对各类血管导管[包括CVC、PICC、肺动脉导管、脐血管导管、完全植入式导管（输液港）及血液透析导管等]相关感染的特别预防措施进行了特别说明。该指南对预防和控制导管相关性感染发生率具有实践指导意义。

第二节　呼吸机相关性肺炎防控国内外指南与进展

呼吸机相关性肺炎（ventilator associatedpneumonia，VAP）是指气管插管或气管切开的患者在接受机械通气48小时后发生的肺实质感染。另外，撤机、拔管48小时内出现的肺炎，仍属于VAP。随着呼吸机的广泛使用，机械通气技术已成为重症监护室（intensive care unit，ICU）抢救各种原因引发的呼吸衰竭的重要措施，但同时也导致了VAP的高发生率。VAP将明显延长患者的通气时间和住院时间，增加病死率和医疗负担。有研究显示VAP可导致患者机械通气时间延长5.4~21.8天，在重症监护病房滞留时间延长6.1~20.5天，住院时间延长11.0~32.6天。在美国每发生1例VAP，患者的平均住院费用将增加4万美元。国内研究显示，VAP发生率为4.7%~55.8%。一项关于中国大陆46所医院VAP发病率监测的研究指出，VAP千日发病率为8.89‰（观察17358例患者，插管总天数91448天，其中发生VAP的有813例），一旦发生VAP，会导致脱机困难，机械通气时间延长5.4~21.8天，ICU滞留时间延长6.1~20.5天，住院时间延长11.0~32.6天。因此，在危重症护理环境中，预防人工气道患者发生VAP是一个优先事项，而且VAP的发生给广大医务人员与医院感染管理者等提出了严峻的考验，采取有效的防控措施对预防VAP起着关键作用。

一、国外相关指南

(一)美国卫生保健流行病学学会和美国传染病学会(SHEA/IDSA)《急重症医院呼吸机相关性肺炎预防策略(2014年版)》

2014年,美国卫生保健流行病学学会和美国传染病学会(SHEA/IDSA)发布《急重症医院呼吸机相关性肺炎预防策略》(见表1-1-2),对2008年VAP的预防策略进行了更新,其中比较重要的理念是提出呼吸机相关事件(ventilator associated events, VAE),VAE的定义为VAP的早期诊断提供了临床可行的路线图:机械通气时间≥3天,病情稳定或治疗有效,但随后出现氧合功能持续恶化,处于呼吸机相关性状态(ventilator associated condition, VAC);患者进一步出现体温>38℃或<36℃,白细胞计数≥12×10⁹/L或≤4×10⁹/L等感染或炎症的一般证据,则处于感染性呼吸机相关性并发症(infection-related ventilator associated complication, IVAC),气管抽吸物、支气管肺泡灌洗液等微生物学检查阳性,可能或者很可能为VAP。VAE概念的引入,在监测预防VAP时,比较明确地区分出4个层次:VAC、IVAC、很可能VAP和可能VAP,临床可操作性强,很好地避免了过早或延迟干预的风险,对有效预防VAP有着重要的意义。

2014年版VAP预防策略防控要点见表1-1-2。

表1-1-2 美国(SHEA/IDSA)VAP预防策略(2014年版)防控要点

分类	策略	证据级别
预防和监测VAP的基本策略	对医务人员进行关于VAP的当地流行病学、风险因素及患者预后的教育培训	ⅡA
	根据有关循证标准(如美国CDC或其他专业机构的指南)实施呼吸机设备消毒、灭菌和维护的策略与措施	ⅡA
	对医师进行无创呼吸机相关使用和预防策略的培训	ⅢB
	增强无创呼吸机的可及性,并制订促进无创呼吸机使用的措施	ⅢB
	除存在相关禁忌证者,所有患者应采取半卧位	ⅡB
	根据呼吸机产品说明书,定时进行口腔护理	ⅠA
	对VAP相关的过程指标(预防策略)进行依从性的日常监测	ⅢB
	根据风险评估,对确定或怀疑VAP高风险者进行VAP及相关过程指标的主动监测	ⅡA
	定期向ICU医师及医院领导提供VAP及相关过程指标的数据	ⅢB

续表1-2-1

分类	策略	证据级别
VAP 预防的特殊策略	进行 VAP 风险评估	ⅡB
	对所有符合条件的患者使用具有声门下分泌物吸引气囊的气管插管	ⅡB
	确保所有 ICU 病床具有内置的角度测量设备以持续监测床背升高角度	ⅢB
不作为 VAP 的常规预防方法	不推荐常规使用静脉注射免疫球蛋白、集落刺激因子(非格司亭或沙莫司亭)、肠内谷氨酸盐及胸部理疗	ⅢA
	不推荐常规使用动力床(持续地横向翻转治疗和震荡治疗)	ⅡB
	不推荐常规使用预防性雾化或全身性抗菌药物	ⅢB

(二) 美国 SHEA/IDSA/APIC《急症医院的呼吸机相关性肺炎、呼吸机相关性事件以及非呼吸机相关性医院获得性肺炎的预防策略(2022 版)》

2022 年,美国卫生保健流行病学学会(SHEA)、美国传染病学会(IDSA)、感染控制和流行病学专业协会(APIC)、美国医院协会(AHA)和联合委员会对 2014 年发布的指南进行了更新,并将其命名为《急症医院的呼吸机相关性肺炎、呼吸机相关性事件以及非呼吸机相关性医院获得性肺炎的预防策略(2022 版)》(以下简称 2022 版指南)。与 2014 年发布的指南相比,2022 版指南的主要变化包括以下内容。①原"基本实践(basic practices)"更名为"重要实践(essential practice)",以强调这些防控措施在预防医源性感染中的基石地位;原"特殊方法(special approaches)"更名为"其他方法(additional approaches)"。②重要实践的主要变化:a. 推荐使用高流量吸氧和无创正压通气,以避免插管或拔管后再次插管,并减少机械通气时间;b. 推荐开展自发觉醒试验和减少镇静;c. 声门下吸引的推荐等级由重要实践降为其他方法;d. 建议患者每日刷牙。③其他方法的主要变化:a. 必要时建议尽早行气管切开;b. 针对误吸风险高的患者,建议幽门后喂养而非胃管鼻饲。④增加了多项不推荐的措施,包括氯己定口腔护理、益生菌、超薄聚氨酯套囊的气管套管、锥形套囊的气管导管、自动控制气(套)囊压力的气管导管、气(套)囊压力的频繁监测。指南新增的内容:针对儿童和新生儿 VAP 和 VAE 的预防策略,非呼吸机相关性医院获得性肺炎的预防措施。2022 版指南给出了关于 VAP 和 VAE 的感染防控策略,是对 2014 版指南的补充和更新,其中许多变化颠覆了既往习惯性认知,如不再推荐使用氯己定进行口腔护理,而是建议患者每日刷牙;推荐条件允许时使用高流量吸氧和无创正压通气;对长期置管的患者建议尽早气管切开;误吸风险高的患者可采用幽门后喂养等。2022 版指南建议的各项策略均基于大量循证医学证据,并且参考的临床结局不仅仅是 VAP 或肺炎的减少,更多的是患者预后的改善,如 ICU 住院时间、总住院时间、死亡率等。

(三) 加拿大临床指导委员会发布《以综合证据为基础呼吸机相关性肺炎临床实践预防指南》(2008 版)

2008 年,加拿大临床指导委员会发布《以综合证据为基础的呼吸机相关性肺炎临床实践预防指南》，该指南从临床实践出发，重视综合证据，提出了管路器械清洁、医务人员管理翻身等护理操作的系列防控措施，对于临床有重要的指导意义。

二、国内相关指南

2013 年，中华医学会重症医学分会发布《呼吸机相关性肺炎诊断、预防和治疗指南（2013 版）》（见表 1-1-3），是目前国内为数不多的采用被全球广泛认可的 GRADE 系统对研究证据进行分级的循证医学指南。该指南基于患者救治过程的每一个环节，将预防分为 4 大部分，分别从器械相关预防措施、操作相关预防措施、药物相关和集束化预防策略的层面上实现 VAP 的全面预防。其中无须定期更换呼吸回路作为全面类证据推荐，还提出延长至第 5~7 天更换加热湿化器、无须每日更换密闭式吸痰装置、不常规使用细菌过滤器等，这些措施不仅可以降低 VAP 的风险，同时节约人力、减轻费用，对我国目前的国情具有重要的现实意义。

表 1-1-3　中华医学会重症医学分会《呼吸机相关性肺炎诊断、预防和治疗指南（2013）版》要点

分类	策略	证据级别
器械相关预防措施	无须定期更换呼吸回路	ⅠA
	延长至第 5~7 天更换加热湿化器，污染或者气道阻力增加时及时更换	ⅠB
	除非污染或者破损，无须每日更换密闭式吸痰装置	ⅠB
	不常规使用细菌过滤器	ⅡC
操作相关预防措施	声门下分泌物引流	ⅠB
	动力床治疗	ⅡB
	床头抬高	ⅠC
	操作相关预防措施 经鼻肠管营养支持	ⅡB
	持续控制气管内导管气囊压力	ⅡB
	医务人员手卫生	ⅠC
	葡萄糖氯己定口腔护理	ⅠC
药物相关预防措施	不推荐常规雾化吸入抗菌药物	ⅡC
	选择性消化道去污染/选择性口腔去污染	ⅡB
	不推荐常规使用肠道益生菌	ⅡB
集束化预防措施	①床头抬高 30°~45°。②每天间断镇静和准备拔管评估。③预防消化性溃疡性疾病。④预防下肢深静脉血栓形成。⑤及时清除呼吸机管路的冷凝水、手卫生、戴手套、翻身等	ⅠC

2018 年，中华医学会呼吸病学分会发布的《中国成人医院获得性肺炎与呼吸机相关性

肺炎诊断和治疗指南(2018 版)》在 1999 版《医院获得性肺炎诊断和治疗指南(草案)》的基础上进行了更新。在定义方面,2018 版指南与 1999 版指南不同的是强调了医院获得性肺炎(HAP)患者住院期间未接受有创机械通气,而入院 48 h 后发生肺炎这一原则没有改变,VAP 的定义仍是指气管插管或气管切开患者接受机械通气 48 h 后,或撤机、拔管后 48 h 内出现的肺炎。2018 版指南未提及老年护理院、康复院等场所,VAP 仍属医院获得性感染。目前 HAP/VAP 的定义仍然存在争议,2016 年美国传染病协会指南指出 HAP 和 VAP 属于两个相互独立的概念,HAP 并不包含 VAP;2018 版指南结合我国国情认为 VAP 属于 HAP 的特殊类型,并将医院获得性感染和应用机械通气作为鉴别 HAP 和 VAP 的关键因素。2018 版指南从 HAP/VAP 的内源性和外源性危险因素方面更加全面客观地提出了预防策略,包括防止误吸、减少病原菌定植、减少有创通气使用、有创机械通气患者管路管理、改善基础疾病等。

第三节　导尿管相关尿路感染防控国内外指南与进展

尿路感染是最常见的医院感染之一,已有系统评价报道,发展中国家近四分之一的医院感染为尿路感染,侵入性操作是医院尿路感染最重要的危险因素,其中又以导尿管相关因素权重最高。67% 的医院获得性尿路感染为导尿管相关尿路感染(catheter associated urinary tract infection, CAUTI),重症监护病房(ICU)是导尿管使用最频繁的科室,CAUTI 发病率是 ICU 医院感染目标性监测的重要指标之一,ICU 尿路感染患者中 CAUTI 构成比可高达 97%。CAUTI 的发生与多种因素相关,不仅加重患者病情,还延长患者住院天数,增加住院费用,美国的一项研究表明,每例 CAUTI 的平均额外花费为 1000 美元以上(2016 年调整后)。因此,预防 CAUTI 是临床医护人员和医院感染管理人员不容忽视的问题。

一、国外 CAUTI 预防指南发布情况

1975 年,Walter 等人编写了较早的一部《导尿管相关尿路感染预防指南》,该指南介绍了 CAUTI 的发生率、预后、流行病学及预防措施,最后提出了 12 条推荐建议。1981 年,美国疾病预防与控制中心(CDC)制定了《导管相关尿路感染预防指南》,对有效控制导管相关尿路感染的发生率作出了巨大贡献。但由于此种全面综合性监测方法很消耗人力,美国医院感染监测系统(NNIS)系统于 1999 年放弃医院范围的全面综合性感染率监测,重点集中于 3 个目标性监测单元:成人及儿童 ICU、高危护理、外科手术切口。在各 ICU 监测单元,主要侧重不同 ICU 的介入装置相关性感染,其中包括导管相关性尿路感染等。随着预防 CAUTI 的新研究和技术的进步,非重症监护病房和需要长期留置尿管的患者需求日益增加,加之人们对预防越来越重视,2009 年,医疗感染控制措施咨询委员会(Healthcare Infection Control Practice Advisory Committee, HICPAC)对 1981 年版的指南进行了修订和扩展,更新后的指南就如何实施、实施情况评价和监测等方面提出了具体的建议,且这些建

议是基于循证提出的,因此这是一部基于最佳证据制定的指南。

英国卫生部于 2001 年发布了《预防插管和短期留置导尿管相关感染指南》,并于 2006 年更新;2008 年,欧洲与亚洲多个协会合作发布了《欧洲和亚洲导尿管相关尿路感染的管理和预防指南》;同年,美国感染控制和流行病学专业协会(APIC)发布了《消除导管相关尿路感染指南》,2014 年,由美国卫生保健流行病学学会(SHEA)发起并进行了更新,2022 年,美国卫生保健流行病学学会(SHEA)、美国传染病学会(IDSA)、美国感染控制和流行病学专业协会(APIC)、美国医院协会(AHA)和联合委员进行了再次更新;2009 年,美国传染病学会(IDSA)制定了《成人导管相关尿路感染的诊断、预防和治疗国际临床实践指南》;2012 年,欧洲泌尿外科护士协会发布了《成人经尿道和耻骨上留置导尿管后泌尿卫生保健最佳实践的循证指南》;2017 年,欧洲泌尿学协会发布了《尿路感染指南》,并于 2022 年进行了更新。

这些指南的制定都基于循证依据与临床实践,对指导临床正确诊断、预防和治疗导尿管相关尿路感染具有极其重要的参考价值。有学者分析了 1980 年到 2010 年预防急救患者导尿管相关尿路感染的 8 个指南,结果显示 8 个指南中有许多推荐建议是一致的。1975 年到 2020 年,全球发布的关于 CAUTI 诊疗及防控的指南已有 40 多个,可为临床实践提供重要参考。部分公布的短期留置导尿管相关感染的预防指南和推荐见表 1-1-4。

表 1-1-4 已公布的短期留置导尿管相关感染的预防指南和推荐

内容	美国 CDC (2009 年)	美国传染病学会 (2009 年)	英国卫生部 (2007 年)
插入导尿管的记录	考虑	未讨论	是
经过培训的人员	是	未讨论	是
培训患者和家属	是	未讨论	是
手卫生	是	未讨论	是
评估必要性	是	是	是
评估其他方法	是	是	是
定期评估是否需要继续	是	是	是
导尿管的选择	未解决	未解决	未解决
使用尺寸最小的导尿管	是	未讨论	是
抗菌方法/无菌设备	是	是	是
插管时隔离防护	是	未讨论	未讨论
用抗菌溶液清洁尿道口	未解决	未讨论	否
固定导尿管	是	未讨论	否
封闭式引流系统	是	是	是
无菌条件下获取尿液样本	是	未讨论	是

续表1-1-4

内容	美国CDC （2009年）	美国传染病学会 （2009年）	英国卫生部 （2007年）
如无菌状态被打破，则更换导尿系统	是	未讨论	未讨论
无须常规更换导尿管	是	未解决	是
常规的尿道口护理卫生	是	是	是
无须为了预防感染而行膀胱冲洗	是	是	是
隔离插管患者	未解决	未解决	未讨论
使用预先连接好的导尿系统	考虑	考虑	未讨论
采取反馈机制	考虑	未讨论	未讨论
CAUTI和菌血症的发生率	考虑	考虑	未讨论

二、国内CAUTI防控标准及指南发布情况

我国医院感染预防与控制的研究起步较晚，1986年，全国医院感染监测网开始成立。2001年，《医院感染诊断标准（试行）》颁布。2006年，《医院感染管理办法》颁布，该办法强调医院感染管理工作需要开展必要的监测，以便采取适宜的管理措施。2009年，原国家卫生部颁布了6项卫生行业标准，这是我国第一次以卫生标准的形式下发国家级医院感染管理方面的规定，其中包括《医院感染监测规范》（WS/T 312—2009），该标准规定了医院感染监测的管理与要求、监测方法及医院感染监测质量保证，对推进我国医院感染监测工作有重要作用。2010年，原国家卫生部发布了《导尿管相关尿路感染预防与控制技术指南（试行）》，该指南推荐了CAUTI的预防要点，包括管理要求及置管前、置管中、置管后的感染预防要点，对预防和控制导尿管相关感染的发生具有实践指导意义。2017年6月1日，原国家卫生和计划生育委员会发布实施的《重症监护病房医院感染预防与控制规范》（WS/T 509—2016)中明确了导尿管相关尿路感染的预防与控制措施。2018年，中华护理学会医院感染护理专业委员会出版了《导管相关感染防控最佳护理实践专家共识》，该共识由专家组对近十年文献进行循证整理后编写，包括中央静脉导管相关血流感染防控、导尿管相关尿路感染防控和呼吸机相关性肺炎防控，这三类导管感染是临床较为常见的医院感染。导尿管相关尿路感染防控部分主要从手卫生、留置导尿管指征、导尿管的更换与拔除、无菌技术、导尿管选择、尿管固定、引流装置管理、日常护理、膀胱冲洗、教育与培训、质量管理等十四个方面进行循证并提出防控建议，相比2010年原卫生部发布的指南，该共识内容更为细化，建议更具有可操作性，且给出了证据等级和推荐级别，便于实践者参考选择。

国内CAUTI防控指南相对较少，有学者对部分国外相关指南进行了翻译和解读，同时，对CAUTI防控进行了一定循证实践研究，并形成一些证据总结。国内学者翻译了《成

人导管相关尿路感染的诊断、预防和治疗——2009 年美国传染病学会国际临床实践指南》和《英国预防医院感染循证指南——预防留置导尿管相关感染的指南(Ⅲ)》；王莹基于循证构建了预防导尿管相关尿路感染的干预策略，但未进行临床实证研究；姜红丽基于循证构建了预防 ICU 患者导尿管相关尿路感染的集束化综合护理方案，并进行了初步临床干预研究；李飞等基于循证总结了长期留置导尿患者成功拔除导尿管的最佳指南意见；王文丽总结了长期留置导尿管患者 CAUTI 预防护理的最佳证据。

随着这些文件的逐渐颁布与相关研究的开展，我国对 CAUTI 的预防与监测逐渐在全国各地大部分医疗机构科学、规范地开展起来。

第二章

中央导管相关血流感染防控建议

第一节　概述

一、概念

留置血管内导管是为患者实施诊疗时常用的医疗操作技术，但置管后的患者存在发生血管导管相关感染的风险。血管导管根据进入血管的不同分为动脉导管和静脉导管，静脉导管根据导管尖端最终进入血管位置的不同分为中心静脉导管（central venous catheter，CVC）和外周静脉导管（peripherally inserted central catheter，PICC）。

中央导管（central line，CL）指导管尖端位于或接近心脏或以下大血管，包括主动脉、肺动脉、上腔静脉、下腔静脉、头臂静脉、颈内静脉、锁骨下静脉、髂外静脉、股静脉，以及新生儿的脐动脉或脐静脉等，用于中长期输液治疗、肾替代治疗、输血、血流动力学监测、采血等。常见的中央导管有中心静脉导管、经外周静脉置入中心静脉导管和完全植入式输液港（totally implantable venous access port，TIVAP，或称PORT）。

中央导管相关血流感染（central line associated bloodstream infection，CLABSI）指患者在留置中央导管期间或拔出48小时内发生的原发性，且与其他部位存在的感染无关的血流感染。美国疾病预防与控制中心（CDC）从2008年开始启用此定义为导管相关血流感染的监测定义。CLABSI是中央导管留置最严重的并发症，会提高患者的病死率，延长住院时间、增加医疗费用，因此CLABSI防控是全球医疗卫生系统关注的焦点。

血管导管相关感染（vessel catheter associated infection，VCAI）是指留置血管导管期间及拔除血管导管后48小时内发生的原发性，且与其他部位存在的感染无关的感染，包括血管导管相关局部感染和血流感染。患者局部感染时出现红、肿、热、痛、渗出等炎症表现，血流感染除局部表现外还会出现发热（>38℃）、寒颤或低血压等全身感染表现。血流感染实验室微生物学检查结果：外周静脉血培养细菌或真菌阳性，或者从导管尖端和外周血培养出相同种类、相同药敏结果的致病菌。

二、流行病学、发病机制与危险因素

(一)发病率

国际医院感染控制联盟(International Nosocomial Infection Control Consortium, INICC)2010 年至 2015 年的监测数据显示,CLABSI 发生率为 4.1/1000 导管日。美国国家医疗卫生安全网报道,美国 2016 年大约有 23 500 例 CLABSI 事件,增加了 12%~25% 的病死率,估计每例 CLABSI 事件医疗花费约 48 000 美元,每年重症监护病房的中心静脉导管置管日(在指定时间内特定人群中所有患者暴露于中心静脉插管的总天数)总计 1500 万日。2019 年,美国疾病预防控制中心(CDC)报道,CLABSI 发生率为 0.692/1000 导管日。Tacconelli 等对欧洲四个国家的 ICU 进行了 CLABSI 发生率的监测,结果显示英国为 4.2/1000 导管日,德国为 1.5/1000 导管日,意大利为 2.0/1000 导管日,法国为 1.23/1000 导管日;Rosenthal 等在 2010 年至 2015 年对欧洲、西太平洋地区、拉丁美洲、东地中海、东南亚等地区 50 个国家的 ICU 导管相关性感染发生率进行监测,显示 CLABSI 的发生率为 4.1‰。我国国家护理质量数据平台显示,2014 年至 2020 年 CLABSI 发生率中位数为 0.070‰~0.404‰。在美国、德国,因 CLABSI 而导致的死亡率分别为 10%~20%、12%~15%;国内有文献报道,我国 CLABSI 病死率高达 30%~54%。

(二)疾病负担

国内外的研究均表明,CLABSI 可以延长 ICU 的住院天数和总的住院天数,但各国研究受所在地区及统计方法的不同导致研究结果差异较大。一项在美国某医疗中心 ICU 进行的研究表明,中心静脉导管置管患者因 CLABSI 而导致的 ICU 住院天数延长 2.41 天,总的住院天数延长 7.54 天;在墨西哥,一项包括三所医院的成人 ICU 的研究显示,中心静脉导管置管患者因 CLABSI 而导致的平均住院天数延长 6.1 天;一项针对欧洲四个国家重症监护室 CLABSI 的流行病学及疾病负担研究显示,法国、德国、意大利、英国四国由于 CLABSI 而导致的住院天数分别延长了 9.5~14 天、4.8~7.2 天、12.7 天、4 天。在我国,一项研究指出,某三甲医院患者因 CLABSI 而导致 ICU 住院天数延长了 12.8 天。美国有研究显示,在外科 ICU 中发生 CLABSI 的住院费用比非 CLABSI 的患者高 1.15~16.57 万美元;Shannon 等人研究显示,CLABSI 患者因 CLABSI 而产生的费用占实际支付医疗费用的 43.8%;加拿大因 CLABSI 而导致的额外住院费用为 1.23 万美元;有一项研究对 CLABSI 导致的经济负担进行了归因分析,研究显示 ICU 中心静脉导管置管患者归因于 CLABSI 的住院费用约为 1.2 万美元。

(三)发病机制

导管接头及穿刺部位周围皮肤表面微生物定植是 CLABSI 病原菌的主要来源。皮肤定植的微生物从置管部位迁移至皮下隧道并定植于导管尖端是外周短期留置导管常见的感染途径,导管接头污染可导致长期留置导管的管腔内细菌定植,其他感染途径还有感染部位的血行播散及少见的输液污染。导管相关性感染分别来源于皮肤(65%)、导管接头污染(30%)及其他途径(5%)。

微生物引起导管感染的方式有以下三种：①皮肤表面的细菌在穿刺时或之后，通过皮下导致导管皮内段至导管尖端的细菌定植，随后引起局部或全身感染；②另一感染灶的微生物通过血行播散到导管，在导管上黏附定植，引起 CLABSI；③微生物污染导管接头和内腔，导致管腔内细菌繁殖，引起感染。其中，前两种属于腔外途径，第三种为腔内途径。在短期留置(小于1周)的导管(如周围静脉导管、动脉导管和无套囊非隧道式导管)中通过腔外途径感染的最为常见；在长期留置(大于1周)的导管(如带袖套式的隧道式中心静脉导管、皮下输液港和经外周中心静脉导管)中，腔内定植为主要机制。致病微生物的附着在发病过程中也起着重要作用。

生物膜的形成是细菌定植同时产生对抗菌药物耐药的一种机制。扫描透射电子显微镜显示几乎所有的 CVC 中都有嵌入生物膜基质的微生物定植。从导管生物膜分离出的最常见的病原菌为表皮葡萄球菌、金黄色葡萄球菌、白假丝酵母菌、铜绿假单胞菌、肺炎克雷伯菌和粪肠球菌。CVC 的液体管理可影响微生物的生长。静脉输液时革兰氏阳性菌(G^+)(如表皮葡萄球菌、金黄色葡萄球菌等)生长不良，而革兰氏阴性菌(G^-)(如铜绿假单胞菌、肺炎克雷伯菌)则持续生长。CLABSI 的发生率与导管尖端微生物数量相关，后者对生物膜的形成起关键作用，且生物膜脱落可造成血管栓塞。促使生物膜形成复杂的结构是由细菌细胞间密度感知信号系统交换的过程所致。真菌中最常见的与生物膜形成相关的是白假丝酵母菌。近年来，白色念珠菌的感染率增加与日益广泛应用医疗植入物相关。

(四)危险因素

1. CLABSI 发生的危险人群

(1)重症监护室的患者。ICU 患者发生 CLABSI 的风险较高，因为 ICU 患者病情较重，多同时留置多个侵入性设备，例如中央导管、导尿管、气管插管等。

(2)非 ICU 患者。近20年来，CLABSI 监测和防控的对象多为 ICU 患者，随着防控措施落实和深入的研究，ICU 患者 CLABSI 的发生率有较大程度的下降，但近年来一些研究显示，随着 CVC 使用率的升高，非 ICU 患者已成为 CLABSI 高风险人群。

(3)其他高危人群。血液透析患者、肿瘤化疗患者因频繁、长期使用中央导管，较易发生 CLABSI。

2. CLABSI 发生的危险因素

(1)手污染。手污染是引起感染的重要传播途径之一。有报道称，留置导管感染的重要污染源来自留置导管穿刺时的污染，这种污染源为穿刺部位的皮肤和医护人员的手，患者最有可能遭受细菌侵袭的时间为留置导管穿刺时及留置导管的早期。

(2)患者基础病情况。老年患者、糖尿病患者为易感人群，静脉导管感染在糖尿病与非糖尿病患者间差异有显著性意义。严重的基础疾病和营养不良、低蛋白血症、外科严重感染、创伤、恶性肿瘤等患者的抵抗力低下，增加了条件致病菌感染的机会，可能是置管的易感因素。

（3）皮肤感染。来自皮肤的致病菌是感染的重要来源。导管感染菌主要来源于皮肤表面的条件致病菌，医护人员在置管和日常维护过程中不注意局部皮肤的清洁与消毒，细菌经皮下隧道逆行入血，造成血管内感染。

（4）导管材质与类型因素。导管材质可以影响血栓的形成和微生物的附着，某些导管材质易于血栓形成，增加感染风险。应用聚氯乙烯导管时，其血栓性静脉炎发生率为70.0%。单腔导管的感染率一般为2.0%~5.0%，多腔导管感染率为4.9%~22.7%，因为管腔增多，操作过程复杂，感染机会也随之增加。大多数 CLABSI 与非隧道式中心静脉导管相关，尤其是对于 ICU 内患者而言。隧道式中心静脉导管和经外周中心静脉导管比非隧道式中心静脉导管感染发生率低。肺动脉导管的血流感染率与 CVC 相似，据报道，感染率最高的是短期无涤纶套导管、非隧道式血液透析导管(8.0%，4.8/1000 天)、主动脉球囊反搏(3.0%，7.3/1000 天)和左心室辅助装置(21.6%，2.1/1000 天)，而完全植入式导管 CLABSI发生率最低。

（5）不正确的封管方法。不正确的封管技术可使血液回流，因形成血栓而导致堵管。血栓形成与导管感染密切相关，导管置入后，体表创面被血浆组织蛋白包裹，纤维蛋白在导管内面沉积，细菌可以附在其上，并迅速被生物膜包裹以免受机体免疫细胞吞噬，形成血栓，发展为细菌易位生长和感染。

（6）置管部位。有研究回顾分析了感染患者的发病情况，发现股静脉、颈内静脉插管感染率高于锁骨下静脉，感染危险性为股静脉>颈内静脉>锁骨下静脉，这可能与股静脉及颈内静脉穿刺部位易受便、尿、痰(特别是气管切开患者)污染而护理又不及时到位、导管易移位等因素有关。而锁骨下静脉穿刺区域皮肤菌丝菌落计数较低，皮肤油性及湿度低且容易固定，易换药，所以不易污染。

（7）导管留置时间。有文献报道，导管置入 24~48 小时后便有纤维蛋白鞘包围，微生物可在其中繁殖，置管时间越长，导管周围细菌定植率越高。

（8）导管连接部位维护技术。导管连接部位易受污染，置管后输液连接口增多，由于多次使用接头，易发生细菌从接头处侵入导管内表面并定植，细菌生长繁殖后进入血流的情况，多见于长期留置导管(>10 天)者。导管口的附加装置(三通管、延长管)也是增加导管感染的重要原因。

（9）其他因素。如是否熟练掌握置管技术，医师置管的熟练程度与感染发生率呈负相关，操作越不熟练，对局部组织的损伤越大，引起局部炎性反应和导管感染的可能性就越大。医护人员的经验及教育也是其中常见危险因素。

第二节　中央导管置入环节的感染防控建议

一、手卫生

手卫生(hand hygiene)是医务人员洗手、卫生手消毒和外科手消毒的总称，指通过用洗手液和流动水洗手或者卫生手消毒剂进行手消毒等措施减少或抑制手上微生物的生长。手卫生已被证实为医院感染预防与控制中最简单、最有效的措施。世界卫生组织（World Health Organization，WHO）提出5个手卫生指征：接触患者前、接触患者体液后、进行无菌/清洁操作前、接触患者后、接触患者周围环境后。患者、医务人员或周围环境的暂居菌在患者之间、患者身体部位之间、环境与患者之间传播，是引起CLABSI发生的外源菌。掌握5个手卫生指征，确定手卫生时机，科学观察手卫生依从性和正确性，并及时进行监测反馈等措施对提高医务人员手卫生的依从率和正确率至关重要。中央静脉导管穿刺与维护属于无菌操作，在穿刺及维护过程中，穿刺点的暴露、医务人员皮肤与导管的接触等会增加感染的风险。因此，手卫生对预防CLABSI起到了重要作用，手卫生时机贯穿于导管护理的所有操作环节。

【证据】

1. 手卫生与CLABSI预防

手卫生预防感染的作用已得到大量研究的证实。近年内多项研究通过干预提高手卫生依从性，判断其对于CLABSI发生率的影响。一项在12家医院150个病区持续4年实行手卫生依从性的监测及持续改进研究结果显示，手卫生依从性从54.1%增加到85.6%，CLABSI发生率下降了49%。一项对6个ICU进行前瞻性实验，使用乙醇类卫生手消毒剂，结果显示3年半的试验过程中，CLABSI发病率每年降低12.7%（$P<0.001$），具有显著效果；一项历时6年的研究，通过多种方式干预，将手卫生依从性从58%提高至78%，同期CLABSI的发生率从4.08/1000导管置管日降至0.42/1000导管置管日。2016年，加拿大进行的一项队列研究分析发生CLABSI的危险因素，调查显示CLABSI的发生在2010年后一段时间内呈明显减少趋势，这与2010推行手卫生运动密切相关。由此可见，严格执行手卫生能够明显减少CLABSI的发生。

2. 预防CLABI的手卫生时机

世界卫生组织提出了手卫生的5个指征，具体到预防CLABSI的手卫生时机，2016年美国静脉治疗指南、2014年美国CDC预防CLABSI指南更新版、2015年美国感染控制和流行病学专业协会（Association for Professionals in Infection Control and Epidemiology，APIC）预防CLABSI指南等给予详细说明，具体内容如下。①置管前进行患者穿刺点评估时，触摸置管部位前后需进行手卫生。②置管时，应先洗手或卫生手消毒，再戴无菌手套进行穿刺。使用手套不能代替手卫生。③置管后，脱去手套后也应洗手或卫生手消毒。④在进行日常导管维护、更换敷料前，洗手或卫生手消毒后戴无菌手套。操作完毕，脱手套后洗手或卫生手消毒。⑤在日常使用导管给予静脉药液，冲、封管前后均应严格手卫生。⑥在与患者直接接触之前，与患者的完整或非完整的皮肤接触之后也应进行手卫生。英国导管相关血流感染的预防指南中要求双手必须去污，接触导管及导管穿刺点前后用含乙醇的擦手剂擦手，当手部有污物或可能被血液体液污染时，应使用液体肥皂和流动水洗手，推荐级别为A级。

《医务人员手卫生规范》(WS/T 313—2019)规定,当手部有血液或体液等肉眼可见污染时,应使用流动水洗手;手部没有肉眼可见污染时,宜使用手消毒剂进行卫生手消毒。

【防控建议】

下列情况规范执行手卫生或戴手套,戴手套不能代替手卫生。

(1)在评估穿刺部位前应进行手卫生。

(2)置管时,应在洗手或卫生手消毒后戴无菌手套。

(3)在更换敷料前后、采血前后以及在准备这些操作的用物前,应进行手卫生。

(4)在日常使用导管给予静脉药液前后,冲、封管前后均应进行手卫生。

(5)拔管时应在洗手或卫生手消毒后戴清洁手套。

(6)脱手套后应进行手卫生。

二、导管的选择

导管相关血流感染的影响因素很多,既有患者自身的因素,包括疾病严重程度、疾病类型(如三度烧伤和胸外科手术后);也有导管相关的因素,包括置管时的条件以及导管类型等。在选择中央导管时,导管的材质、导管的类型及管腔数量是与导管相关的导致CLABSI的危险因素。不同类型的导管及常见感染类型见表1-2-1。

表1-2-1 不同类型的导管及常见感染类型

导管类型	穿刺部位	常见感染发生情况
外周静脉导管	通常在前臂和手部静脉	长期留置可引起静脉炎,很少引起血流感染
外周动脉导管	通常做桡动脉穿刺,也可穿刺股、腋、肱、胫后动脉	发生感染危险小,很少引起血流感染
非隧道式中心静脉导管	经皮穿刺进入中心静脉(锁骨下、颈内、股静脉)	大多数CLABSI与此类导管相关
隧道式中心静脉导管	植入锁骨下、颈内、股静脉	导管的袖套可阻止细菌的移行。与非隧道式中心静脉导管相比,感染发生率低
经外周中心静脉导管	经贵要、头、肱静脉插入,导管进入上腔静脉	非隧道式中心静脉导管中,感染发生率较低
肺动脉导管	Teflon导丝引导经中心静脉(锁骨下、颈内、股静脉)插入	通常使用肝素封管,血流感染发生率与中心静脉导管相似,经锁骨下静脉插入时感染发生率低
完全植入式导管	皮下埋植,使用时用针穿刺,植入锁骨下、颈内静脉	CLABSI发生率最低
脐带血管导管	插入脐动脉或者脐静脉	动、静脉插管感染率相似

中心静脉导管是最常用的中央导管，与外周暂时性的短导管不同，中心静脉导管一般插入位于颈部或邻近心脏的大血管。中心静脉导管通过上臂(贵要静脉、肱静脉、头静脉)、颈部(锁骨下静脉、颈内静脉)或腹股沟(股静脉)穿刺并进入上腔静脉的下 1/3 或横膈膜以上的下腔静脉内。中心静脉导管分为三种类型：CVC(分为非隧道式和隧道式、经外周静脉置入中心静脉导管(PICC)及植入式输液港(PORT)。除中心静脉导管外，末端位置在主动脉、肺动脉以及新生儿的脐动脉和脐静脉内的血管导管也都属于中央导管范畴。

美国疾病控制中心(Centers for Disease Control and Prevention, DCD)认为导管合成材料是导管相关感染重要的病原学因素。导管材质与导管类型相关，其中 CVC 的材质大多是聚亚胺酯，PICC 的材质是聚亚胺酯或硅胶，植入式输液港则由注射座(又称港体)和导管两部分组成，其中注射座材质多为硅胶加钛合金或硅胶加聚乙烯合金，导管的材质是聚亚胺酯或硅胶。为控制导管相关血流感染，各种类型的抗菌涂层导管在临床尤其是 ICU 中应用越来越广泛。

国内外文献报道指出，导管相关血流感染的发生与导管管腔数量有关。目前在临床上为满足治疗需要，CVC 导管分为单腔、双腔和多腔导管，耐高压 PICC 导管也分为单腔、双腔和三腔导管。多腔道增加操作渠道的同时，也提高了导管相关血流感染的发生率。

【证据】

1. 导管材质

体外实验证明，聚氯乙烯或聚乙烯材料的导管比聚四氟乙烯、硅胶或聚亚氨酯材料的导管对微生物定植的抵抗力弱，因此聚四氟乙烯、硅胶或聚亚氨酯材料的导管引起导管相关感染的概率更低。中心静脉导管大多选择硅胶或聚亚氨酯材质，国内部分 CVC 导管仍在使用 PVC 材质，但在导管相关血流感染的研究中与材质相关的因素很少有提及，这值得国内相关人员关注。

2011 年，美国 CDC 发布的《导管相关血流感染控制指南》在介绍 CLABSI 发病机制时提到了导管材质与血流感染的关系：某些导管材质表面相对不规则使其更易黏附某些菌种(如表皮葡萄球菌和白念珠菌)，更易产生细菌定植和感染。一方面因为纤维蛋白鞘的形成，硅胶导管比聚亚氨酯导管发生导管相关血流感染的危险性更高。另一方面，硅胶导管比聚亚氨酯导管更易产生由白念珠菌导致的细菌生物膜。对生物材料表面性能的修改能够影响白念珠菌的定植能力。另外，某些导管材质比其他的更易于形成血栓，由此更易形成导管的定植和感染。其相关性可将预防导管相关血栓形成视作减少 CLABSI 的额外机制。

国内相关报道也指出，导管材质影响微生物的黏附功能。革兰氏阳性菌(如葡萄球菌)对聚氯乙烯、聚乙烯或硅胶导管亲和力高。聚乙烯导管表面不规则，有利于血小板黏附形成纤维蛋白鞘，从而导致导管相关血行感染率上升。聚氨基甲酸乙酯导管表面相对光滑，短期(24~48 小时)使用不会引起炎性反应。

2. 导管类型(CVC、PICC、PORT)

在 2011 年版 CDC《导管相关血流感染控制指南》中，描述导管类型时介绍了各种导管发生血流感染情况的比较。非隧道式 CVC 导致大部分的 CLABSI 发生；PICC 发生 CLABSI 的概率低于非隧道式 CVC；隧道式 CVC 因为袖套的存在限制了微生物移植至导管，其发生 CLABSI 的概率低于非隧道式 CVC；PORT 在所有中心静脉导管中感染率最低。

有学者在研究 CLABSI 与导管类型的相关性时，发现 PICC 相关血流感染发生率低于非隧道式 CVC。上肢皮肤细菌密度较低、肢端温度较低，以及与颈部、腹股沟相比，穿刺部位较易护理等很多因素，支持 PICC 相关感染并发症较其他中心静脉导管低。然而，在另一项对于 23 个研究，57250 例患者的系统性回顾和 Meta 分析显示，住院患者留置 PICC 导管发生感染的概率(发生率 0.91，95%CI 0.46~1.79)与其他中心静脉导管在统计学上是相似的。这些数据对 PICC 比其他中心静脉导管在感染并发症方面是否更安全提出了质疑。

关于输液港的导管相关血流感染率，有研究指出，当间歇性使用输液港时，CLABSI 的发生率较低；然而，连续性通路输液港的感染率与其他长期的中心静脉导管类似。PORT 感染风险很低与其完全埋于皮下的位置有关。一项对 200 篇前瞻性研究进行的系统回顾，隧道式及有袖套装置中心静脉导管血流感染发生率为 1.6/1000 导管置管日，而 PORT 血流感染发生率为 0.1/1000 导管置管日，仅为前者的 1/410。

3. 管腔数量

有研究发现，用于完全胃肠外营养的锁骨下静脉使用单腔导管的导管相关菌血症发生率为 2.6%，三腔导管发生率则高达 13.1%，因此不推荐常规使用三腔导管进行完全胃肠外营养的输注。一项研究显示，肿瘤患者使用 CVC 过程中，由于感染而导致的拔管率在使用单腔导管患者中为 14%，而双腔导管则为 21%；在发生感染的导管中，双腔导管发生感染时间更早；单腔导管的感染率(1 例/1210 导管置管日)明显低于双腔导管(1 例/496 导管置管日)。因此长期使用 CVC 的患者推荐选择单腔导管。一项前瞻性研究显示，中心静脉导管感染率与管腔数量有关，单腔导管感染率为 8%，而三腔导管感染率为 32%。一项关于锁骨下静脉单腔与三腔导管感染率的研究显示，单腔导管感染率为 0.4%(8/1936)，而三腔导管感染率为 6.9%(34/495)；针对输注完全胃肠外营养的患者，感染率分别为单腔导管 4.6%(3/65)，三腔导管 14.5%(25/172)。有研究显示，管腔数量与 PICC 导管发生导管相关血流感染具有强相关性。同时 PICC 管腔数量的风险比显著增加，提示多腔导管出现感染的时间更早(双腔导管 HR 4.08，95%CI 1.51~11.02；三腔导管 HR 8.52，95%CI 2.55~28.49)。基于以上证据，2011 版 CDC《导管相关血流感染控制指南》在 CVC 的选择中提出 IB 级推荐意见：在满足患者治疗需要的条件下选择管腔数量最少的导管。国内《血管导管相关感染预防与控制指南》(2021 版)提出的置管前预防措施中规定，选择能够满足病情和诊疗需要的管腔最少、管径最小的导管。

国内研究显示，导管口径也显著影响到 CLABSI 的发生率，为独立致病危险因素。血滤导管因其口径大、损伤明显增加，引起 CLABSI 的危险远高于普通中心静脉导管；血滤导管的感染率高于单腔导管和双腔导管（3.7% vs 2.2% 和 3.1%）。导管直径、硬度和各腔间的沟都可能导致感染的发生，因此在选择导管类型时应根据不同用途遵循如下原则：长期使用、老人、儿童选单腔管为宜；大口径管或多腔管使用时间应控制在 7 天以内。

【防控建议】

（1）根据治疗需要、血管条件、患者年龄、基础疾病、输液治疗史及患者意愿等因素，选择材质及类型适宜的导管。

（2）选择能够满足病情和诊疗需要的管腔最少、管径最小的导管。

三、最大无菌屏障

最大无菌屏障（maximal sterile barrier）是指进行中央导管插管时，操作人员戴无菌手套、穿无菌手术衣、戴口罩和帽子，患者全身覆盖无菌洞巾。微生物引起导管感染的方式之一为皮肤表面的细菌在穿刺时或之后，通过皮下导致导管皮内段至导管尖端的细菌定植，随后引起局部或全身感染。导管感染菌主要来源于皮肤表面的条件致病菌，医护人员在置管和术后护理过程中不注意局部皮肤的清洁消毒及护理，细菌经皮下隧道逆行入血，造成血管内感染。因此，置管过程中遵循最大无菌屏障，做好无菌防护至关重要。

【证据】

2002 年，美国将最大无菌屏障写入《血管内导管相关感染预防指南》。随后该指南于 2011 年及 2014 年均进行了更新，明确规定在 CVC 置管时以及导丝引导下更换导管时，应使用最大限度的消毒隔离防护措施（证据等级：Ⅱ）。我国《血管导管相关感染预防与控制指南（2021 年版）》明确要求置入中心静脉导管、PICC、中线导管、全植入式血管通路（输液港）时，必须遵守最大无菌屏障要求：戴工作圆帽、医用外科口罩，按《医务人员手卫生规范》有关要求执行手卫生并戴无菌手套、穿无菌手术衣或无菌隔离衣、铺覆盖患者全身的大无菌单。置管过程中，手套污染或破损时应立即更换。置管操作辅助人员应戴工作圆帽、医用外科口罩、执行手卫生。完全植入式导管（输液港）的植入与取出应在手术室进行。国际医院感染控制联盟（INICC）2017 年预防中央及外周导管相关性血流感染集束化措施要求在置入及拔除中央静脉导管时需保证最大无菌屏障。

1991 年，国外一项对置入 Swan-Ganz 肺动脉导管的患者进行的前瞻性研究显示：插入位点的重度定植（10 cfu/10 cm）（$RR = 5.5$，$P < 0.001$）、经皮插入颈静脉而不是锁骨下静脉（$RR = 4.3$，$P < 0.01$））、导管留置时间大于 3 天（（$RR = 3$，$P < 0.0101$）以及使用不严格 $RR = 4.3$ 的屏障预防措施（$RR = 2.1$，$P = 0.03$））可显著增加导管相关感染的风险。

1994 年，安德森癌症中心门诊成人患者中进行的一项前瞻性随机临床试验，最大无菌屏障预防组（176 例）发生 4 例导管相关感染，普通对照护理组（167 例，只戴无菌手套、小无菌巾）发生 12 例（$P = 0.03$，卡方检验）；导管相关败血症发病率普通对照护理组比最大无菌屏障预防组高 6.3 倍（$P = 0.06$，Fisher 精确检验）；在插管后 2 个月内，普通对照护理组导管相关感染发生率是 67%，而最大无菌屏障组导管相关感染发生率为 25%（$P < 0.01$，

Fisher 精确检验)。研究认为,非隧道中央导管插管遵循最大无菌屏障预防可显著减少导管相关感染风险。

2005 年,在内外科综合 ICU 内开展的一项前瞻性随机对照研究,比较了颈静脉部位进行非隧道中央导管插管时,使用最大无菌屏障预防和普通对照预防(口罩、帽子、无菌手套、小无菌巾)在预防导管相关血流感染方面的效果,共监测 107 个中央导管、750 个插管日,导管平均留置时间为(6.9±4.7)日,发现插管时使用普通对照预防(OR = 3.4)增加了皮肤定植的风险。这证实了最大无菌屏障在预防导管相关血流感染方面具有一定效果。

2006 年 1～8 月,在韩国梨花女子大学木洞医院急诊和 ICU 进行的一项前瞻性研究,共纳入 133 名置 CVC 的患者,其中有 42 名(31.6%)患者在置管时运用了最大无菌屏障,只有 1 名(2.4%)患者发生了导管相关血流感染;剩下的 91 名患者在置管时没有运用最大无菌屏障,有 14 名(15.4%)患者发生了导管相关血流感染($P = 0.036$)。对其进行多元回归分析,显示:最大无菌屏障(OR = 5.205,95%CI 0.015～1.136,$P = 0.023$)、戴口罩(OR = 4.707,OR = 4.70,95%CI 0.020～0.819,$P = 0.030$)与降低 CVC 相关血流感染有显著联系。

2004 年 3 月 14 日～2006 年 12 月 28 日,日本 9 个医疗中心普外科病房开展的一项多中心随机对照试验,将中央导管置管的患者随机分组至最大无菌屏障预防组($n = 211$)与标准无菌屏障预防组($n = 213$)。标准无菌屏障预防组进行中央导管置管时仅戴无菌手套和铺小无菌巾。结果显示,最大无菌屏障预防组和标准无菌屏障预防组的中位留置时间分别为 14 日(0～92 日)和 14 日(0～112 日),导管相关血流感染病例分别为 5 例(2.4%)和 6 例(2.8%)(RR = 0.84,95%CI 0.26～2.7,$P = 0.77$)),导管相关血流感染发病密度分别为 1.5 例/1000 导管置管日和 1.6 例/1000 导管置管日,导管相关感染病例分别为 8 例(3.8%)和 7 例(3.3%)(RR = 1.2;95%CI 0.43～3.1,$P = 0.78$)。但有研究者对其样本量、影响因素控制、随机方法、导管相关感染的监测定义、最大无菌屏障预防依从性数据、置管的地点、研究的可比性等提出了质疑,认为其研究结论缺乏事实依据。

国内研究显示,采用标准无菌屏障与最大无菌屏障措施时,患者在千日导管感染率、导管感染例次率比较中差异无统计学意义,提出 CLABSI 的预防应注重培养无菌观念、严格无菌操作,而不是简单地增加无菌面积。

综上所述,尽管目前最大无菌屏障预防策略在学者研究中存在一定的分歧,但由于导管相关血流感染带来的不良健康结局与经济后果,预防始终是非常重要的。因此,建议在日常进行中央导管插管时使用最大无菌屏障预防以及其他综合预防措施,以尽可能减少导管相关血流感染的发生。

【防控建议】

(1)在进行中央导管置管时使用最大无菌屏障,操作人员及助手都需要戴无菌手套、穿无菌手术衣、戴口罩和帽子,予患者全身覆盖无菌巾(同手术患者)。

(2)导丝引导下更换导管时,应使用最大无菌屏障措施。

四、穿刺部位的选择

中央导管穿刺部位的选择与 CLABSI 的发生密切相关，一方面是由于物理穿刺导致了血栓性静脉炎的发生，另一方面与局部皮肤菌落密度相关。2016 版美国 INS 输液指南指出，不同导管类型在穿刺部位选择时应该与根据医嘱的治疗要求所选择的导管外径和长度相匹配，还应包括以下方面的评估：患者身体状况、年龄、诊断和并发症；置管部位血管的条件；穿刺部位周围的情况；预期穿刺部位皮肤的条件；静脉穿刺和置管史；输液治疗的类型、持续时间和患者对穿刺部位选择的意愿。

【证据】

1. 中心静脉导管(central venous catheter，CVC)

成人非隧道式 CVC 的置管部位包括颈内静脉置管、锁骨下静脉置管、颈外静脉置管和股静脉置管，国内外多项研究均证实股静脉置管感染率最高，颈内静脉次之，锁骨下静脉置管最低。究其原因包括以下几点：股静脉靠近会阴部，皮肤寄生菌多，穿刺点周围皮肤有褶皱，在操作过程中难以彻底消毒，而且易受分泌物、尿液、粪便的污染。另外，股静脉置管后发生下肢静脉血栓的危险性较大，如果有其他选择，不推荐股静脉置管。而锁骨下静脉受肢体活动影响较小，置管后护理操作简便易行，所以感染率较股静脉置管低。锁骨下静脉由于解剖位置较复杂，对于不能耐受去枕平卧位或者颈部较短的患者，易导致血气胸等严重并发症，对穿刺技术要求高，所以置管前需充分了解穿刺部位的解剖结构，并合理摆放患者体位。颈外静脉至上腔静脉之间有静脉瓣，会影响中心静脉压(central venous pressure，CVP)的监测，对于需要频繁监测 CVP 的患者，临床不宜选择颈外静脉置管。

CVC 置管部位应远离开放的伤口，有研究显示，在邻近烧伤伤口处置管(与伤口面积重叠 25 cm)的细菌定植率为伤口较远处置管的 1.79 倍，与导管相关的菌血症发生率为 5.12 倍。另一项关于烧伤患者置管部位选择与感染的系统性回顾研究得出结论，在邻近或位于烧伤伤口处置管发生感染的概率大于远离伤口处置管。

2. 经外周静脉穿刺置入中心静脉导管(Peripherally Inserted Central Catheter，PICC)

PICC 置管从外周的贵要静脉、头静脉、正中静脉或肱静脉置入，对穿刺体位的要求较低，穿刺成功率高，操作简单，危险性小。但是 PICC 导管较长、较细，而外周静脉血管管腔细，血流慢，容易发生堵管。对于使用 PICC 的患者，在选择血管时为防止血栓发生、降低血栓发生率，应当尽量选择血流速度较快、静脉瓣较小、路径最短的置管位置。

由于不同静脉本身的解剖结构不同，置管后的血栓发生率不尽相同。贵要静脉主干是沿肱二头肌内侧缘上行，穿深筋膜后汇入腋静脉，属手和前臂尺侧浅静脉，静脉瓣较少。当手臂与躯体的夹角为 90°时，贵要静脉是汇入上腔静脉最短的途径。头静脉是沿肱二头肌外侧上行，经三角胸大肌沟，穿深筋膜注入锁骨下静脉或者腋静脉，属手和前臂桡侧掌面和背面的浅静脉，越靠近身体内侧由于分支较多、管径越细，而且在汇入腋静脉处常有静脉瓣，会对血流方向造成影响，是血栓的重要发病原因。在人群中肘正中静脉连接贵要静脉的约占54.9%，分别连接贵要静脉和头静脉，汇入头静脉处有瓣膜者占74.8%，也是血栓发生的高危因素。在人群中，右臂肌肉由于经常活动负重，较左侧的肌肉群发达，对静脉的挤压使静脉血液回流较快，静脉管径更为粗大，所以右侧贵要静脉是最理想的置管静脉选择。

关于PICC置管部位的选择，国外有研究分析了2056例置管患者，其中219例发生了浅静脉血栓，154例发生了深静脉血栓，上肢浅静脉血栓发生的穿刺部位比例分别为贵要静脉1.9%、头静脉7.2%、肱静脉0%，上肢深静脉血栓发生的穿刺部位比例分别为贵要静脉3.1%、肱静脉2.2%、头静脉0%。单因素分析显示，较大PICC直径、非头静脉置管、吸烟、并发恶性肿瘤、糖尿病和年龄与上肢深静脉血栓发生相关($P<0.05$)，多因素分析显示较大PICC直径和恶性肿瘤与上肢深静脉血栓发生相关($P<0.05$)）。一项研究使用模型来模拟PICC导管-静脉比例对血流速度的影响，结果显示，导管的置入会在很大程度上降低血液流速，而不同导管-静脉比例对血液流速的影响的比较具有统计学意义($P<0.0001$)。进一步研究显示，导管-静脉比例等于或小于45%时，发生静脉血栓的危险性最小；当导管-静脉比例大于45%时，发生静脉血栓的危险性增加13倍（相对风险13，$P=0.022$，$P=0.022$；95%CI 1.445~122.788）。因此对于成年人而言，建议选择导管-静脉比例等于或小于45%的静脉位置。

对于新生儿和儿童患者，其他可选择的PICC穿刺部位还包括腋静脉、颞静脉、头部的耳后静脉、下肢大隐静脉。有研究证实，对新生儿来说上肢和下肢的并发症发生率类似，不过在移除时位于上肢的PICC导管的尖端位置更容易发生移位（上肢15% vs 下肢4%）。

一项关于烧伤患者置管部位选择与感染的系统性回顾研究得出结论，在邻近或位于烧伤伤口处置管发生感染的概率大于远离伤口处置管。因此，PICC穿刺部位的选择应避开触诊疼痛的区域或有创伤的部位以及受损的血管（比如瘀斑、外渗、静脉炎、硬化、条索状或充血的血管）。

一项关于透析患者的病例对照研究显示，PICC置管史与动静脉瘘构建失败之间具有独立的强相关性（OR 3.2，95%CI 1.9~5.5，$P<0.00$）。因此，对慢性肾脏病患者需避免使用PICC导管，否则存在中心静脉狭窄和闭塞的风险。2015年发表的一项质量控制研究调查了美国一所教学医院在2010年5月至2012年5月期间的置管患者，虽然指南不建议在慢性肾患者群中使用PICC，但其调查结果显示PICC置管患者中超过30%患有慢性肾病，因此提出所有医护人员都应该参与慢性肾病患者的静脉血管保护。

还有研究显示，在置管过程中使用超声(US)辅助静脉识别和选择可减少不良事件和提高一次性成功率。

3. 隧道式CVC与植入式静脉输液港(venous port, VPA, 简称 PORT)

隧道式CVC因为袖套的存在限制了微生物移植至导管，其发生CLABSI的概率低于非隧道式CVC，PORT在所有中心静脉导管中感染率最低。

对于成人的PORT植入，有研究显示，X线引导下的锁骨下静脉穿刺与超声引导下的颈内静脉穿刺都是简便易行和安全的，但是在置管期间疼痛、放射线剂量，术后导管尖端位置及输液港功能的比较上，超声引导下的颈内静脉穿刺具有优势。对于儿童的 PORT 植入，有研究显示，右乳房下侧面穿刺比右乳房下正中和锁骨下穿刺，其并发症发生率、移位发生率明显增加（$P<0.001$），而导管使用时间明显缩短。因此 INS 输液指南建议，儿童使用锁骨下或乳房下侧部位以减少并发症的发生。

【防控建议】

（1）在成年患者中，推荐使用锁骨下静脉，而非颈静脉或者股静脉进行非隧道式 CVC 置管，并且避开有皮肤损伤或感染的部位。

（2）选择静脉直径足以支持 PICC 导管置管的静脉。对于成年人，建议选择导管-静脉比例等于或小于 45% 的静脉位置，如正中静脉、头静脉、贵要静脉和肱静脉，避免有损伤或创伤部位以及受损血管。

（3）超声引导静脉置管可提高置管成功率，从而降低因血管损伤造成的感染风险，应由经过此项技术专门培训的人员使用。

五、皮肤消毒

临床常用的皮肤消毒剂有乙醇、碘与聚维酮碘、葡萄糖氯己定乙醇、季铵盐类化合物。

（1）醇类制剂。醇类制剂具有可靠的杀菌作用，一般用于皮肤消毒的有乙醇、丙醇或异丙醇。对于最常用的乙醇而言，60% ~ 80% 是最有效浓度。由于蛋白质在缺水条件下不容易发生变性，因此更高的浓度反而会降低杀菌效果。乙醇用于皮肤时能快速杀菌，但是没有持久（残留）活性。然而使用乙醇手消毒液后，细菌在皮肤上繁殖很慢，可能由于乙醇对皮肤上的很多细菌有致命的杀灭作用。此外，乙醇与其他化学抗菌剂配伍具有协同抗菌作用。

（2）含碘制剂。碘分子能快速渗透细胞壁，通过形成氨基酸和不饱和脂肪酸，导致蛋白合成困难和改变细胞膜。临床常用的含碘制剂主要是碘酊（碘酒）和聚维酮碘（碘伏）。碘伏是当前最主要的含碘皮肤消毒剂，也是皮肤黏膜消毒剂，是碘与表面活性剂结合而成的不定型络合物。其所含表面活性成分能改变溶液对物体的湿润性，可在皮肤表面上形成一层极薄的杀菌薄膜，具有协助碘穿透有机物作用，并能乳化脂肪，缓慢但持久地释放有效碘，加强碘的杀菌作用。

（3）氯己定。氯己定属于双胍类抗菌剂，具有毒性低、刺激性小、抗菌谱广等特点，主要用于皮肤及黏膜的抗菌处理。氯己定本身难溶于水，但是葡萄糖酸的形式是水溶性的。其作用机制为吸附于细菌胞质膜的渗透屏障，使细胞内容物漏出而发挥抗菌作用，还具有很好的抗革兰氏阳性菌作用，但对革兰氏阴性菌和真菌的作用较弱，对分枝杆菌属作用小，对芽孢无效。

（4）季铵盐类化合物。季铵盐是一大类结构复杂多变的化合物。其中苯扎溴铵（烷基苯扎氯铵）已经在临床广泛使用。其他用作消毒剂的化合物包括苯扎氯铵、苯扎溴铵。其抗菌活性主要是吸附细胞胞质膜，随之出现低分子细胞质缺乏的情况。季铵盐类抗菌剂抑菌和杀菌浓度较低，毒性与刺激性小，使用方便，性质稳定，曾广泛应用于医疗卫生等各个领域。

【证据】

1. 消毒剂的选择

2015 年的一项研究里，随机把 5159 例置入血管导管患者分成 4 组：A 组是 2%葡萄糖氯己定乙醇 70%异丙醇组(消毒前用 4%葡萄糖氯己定乙醇先清洁)；B 组是 2%葡萄糖氯己定乙醇 70%异丙醇组(消毒前无清洁)；C 组是 5%聚维酮碘 69%乙醇组(消毒前用 5%聚维酮碘清洁)；D 组是 5%聚维酮碘 69%乙醇组。研究者发现葡萄糖氯己定乙醇组 CLABSI 发生率要比聚维酮碘组低。在 1991 年的一项研究中发现，2%葡萄糖氯己定乙醇水溶液比 10%的聚维酮碘或 70%乙醇更能有效降低 CLABSI。1996 年的一项研究中发现，0.25%葡萄糖酸葡萄糖氯己定乙醇加 0.025%苯扎氯铵加 4%苯甲醇进行皮肤消毒，比 10%聚维酮碘更能有效地减少导管定植和败血症的发生。因此，我们认为推荐使用>2%葡萄糖氯己定乙醇对皮肤进行消毒有足够的证据。

《血管导管相关感染预防与控制指南(2021 年版)》也建议采用含洗必泰醇浓度>0.5%的消毒液进行皮肤局部消毒。

2014 年有研究做了关于评价几种常用皮肤消毒剂消毒效果的试验：使用含碘消毒剂进行细菌定量灭杀试验和临床皮肤消毒试验。该试验选取了临床上使用最广泛的四种消毒剂，分别是碘酊、聚维酮碘、复合碘、葡萄糖氯己定加碘不含醇，并选择两种试验菌，分别是铜绿假单胞菌、金黄色葡萄球菌，准备好细菌悬液，制订好试验组，每个消毒剂以原液和 1∶10 稀释液为两个浓度，分别检测消毒 2~3 分钟的杀灭率。设置对照组：用稀释液替代消毒剂溶液，检验此组消毒剂的细菌灭杀效果，设定判断标准为杀灭对数值≥3 视为消毒合格。试验结果表明，在 1 秒以内达到细菌杀灭对数值≥3 的，只有含有醇的两种消毒剂，其余两种的≤3。临床皮肤消毒试验结果表明，两种含有醇的碘消毒剂对皮肤消毒区域的细菌杀灭率都在 90%左右，皮肤在 25 秒以内就可以干燥，而不含醇的含碘消毒剂杀灭率只有不到 60%，干燥时间在 100 秒以上。所以，相关技术要求在静脉注射用含碘 5000 mg/mL 的聚维酮碘在消毒皮肤时，必须再用 75%乙醇脱碘，进而保障消毒剂在短时间内干燥。此外，在临床运用中，为了保证消毒剂在最短的时间内干燥，不使消毒剂长时间停留在皮肤上，预防消毒剂进入皮肤内部，临床上可以采用必须含有乙醇且浓度为 65%以上的含碘消毒剂，只有这样才能保证消毒皮肤的质量。消毒剂中如果含有碘，则对芽孢、真菌、细菌、原虫等具有高效、迅速的灭杀作用，再加上乙醇具备很强的挥发性，能让皮肤在短时间内干燥，因此醇、碘结合的消毒剂能让消毒效果更佳。

另外，消毒皮肤的时候同时消毒导管。有报道称莫匹罗星软膏和乙醇会导致聚氨酯类导管变色、膨胀及断裂。因此，在进行穿刺部位维护时应选择与导管材料兼容的消毒产品。

2. 消毒方法

消毒剂作用效果受多种因素影响，包括温度、pH、作用时间、有机物、有效碘浓度、病原微生物的种类以及碘伏的载体等因素影响，其中温度和 pH 通过影响有效碘的含量来影响效果。在其他因素一定的条件下，张婕等在聚维酮碘溶液对术野皮肤消毒待干时间研究中发现，消毒剂作用时间即待干时间很重要，待干时间越长，消毒效果越好，因此需要充分待干。

建议当使用聚维酮碘用于进行术野皮肤消毒时，待干时间为 180 秒，过短达不到最佳的消毒效果，过长则增加患者的等待时间，增加患者的精神负担，并且可能发生再污染。有研究在比较医院常用消毒剂乙醇、三氯片、碘伏、戊二醛、爱护佳免洗手消毒剂对医院不同来源金黄色葡萄球菌的杀灭效果的研究中提出，这五种消毒剂作用 60 秒时，对金黄色葡萄球菌标准株杀灭率均为 100%。

对于消毒剂的量要注意控制，消毒剂蘸取过少，达不到消毒效果；蘸取过多，会延长待干时间，在临床操作中浪费时间。一项蘸取不同消毒剂量对消毒效果影响的研究指出，浸泡后的棉签不宜过湿或过干，应以消毒时皮肤上存在极薄一层消毒剂，而又不至于形成水滴滴下为宜。蘸取量为 1/2~2/3 棉签长度的碘伏消毒剂最为适宜，通过统计学分析，与蘸满棉签长度的碘伏消毒剂相比，其细菌培养结果不具有统计学差异。

3. 消毒范围

美国疾病预防控制中心与医院感染控制顾问委员会于 2011 年发布的《预防血管导管相关感染指南》中指出，在进行中心静脉置管时，应用消毒溶液对皮肤进行充分的消毒。2012 版《消毒技术规范》中对中心静脉导管留置的皮肤消毒范围作了明确规定，即大于 10 cm×12 cm×2 cm，消毒范围大于敷料面积。《输液治疗护理实践指南与实施细则》中指出经外周置入 PICC 时，以穿刺点为中心消毒皮肤，上下直径至少 10 cm，两侧至臂下方汇合。

一项皮肤消毒范围对预防中心静脉导管血流感染效果影响的研究结果显示，将中心静脉置管部位皮肤消毒范围由 5 cm×5 cm 扩大到 10 cm×12 cm，试验组患者的中心静脉置管穿刺及其周围皮肤和导管尖端细菌培养阳性率分别为 20.6%、24.7% 和 16.9%。消毒范围仍为 5 cm×5 cm 的对照组患者同部位细菌培养阳性率分别为 28.8%、32.5% 和 26.9%。试验组患者的导管相关性血流感染发生率为 1.56%，对照组患者的为 4.38%。所以，中心静脉置管部位皮肤扩大消毒范围对于防控中心静脉导管血流感染的发生具有明显效果。

【防控建议】

(1) 穿刺及维护时应选择合格的皮肤消毒剂，宜选用 2% 葡萄糖酸氯己定溶液 (年龄<2 个月的婴儿慎用)、有效碘浓度不低于 0.5% 的聚维酮碘 (碘伏) 或 2% 碘酊溶液和 75% 乙醇。

(2) 用消毒剂进行皮肤消毒，消毒范围大于敷料面积，消毒后须充分待干。

(3) PICC 置管时以穿刺点为中心消毒皮肤，直径≥20 cm。

(4) 确保置管部位维护时使用的消毒产品与导管材料兼容。

六、导管固定

在临床实践中发现，因固定不牢而出现的导管移动是发生导管相关感染的重要原因之一。为满足中心静脉导管长期使用的要求，减少并发症，选择最佳的方法对导管体外部分进行安全舒适的固定非常重要。导管的固定方法与导管类型相关，目前临床上常见的固定方法主要是采用胶条、缝线或思乐扣将体外的导管部分固定好，然后再覆盖纱布或透明敷料。但 2016 版 INS 输液指南指出，不能依赖敷料（透明膜敷料、纱布和胶带敷料）作为导管的固定方法。这三种导管固定方法各有优缺点，具体使用何种固定方法取决于导管类型和医务人员的偏好。除以上方法外，近年来国外还有一些新的导管固定方法，包括皮下导管固定装置及缝合钉。

【证据】

2011 年版 CDC《导管相关血流感染控制指南》指出，良好的导管固定可以减少静脉炎及导管移位和非计划性拔管（unplanned extubation，UEX）的发生，有利于预防 CLABSI。CLABSI 的发病机制之一是皮肤导管出口处的菌群移植。与缝线固定相比，使用无缝线固定装置避免了导管出口处周围组织的损伤，从而减轻了细菌定植的程度。无缝线固定装置还能减少医疗工作者发生针刺伤的风险。一项关于 PICC 不同固定方法的研究，将 170 名 PICC 患者随机分成思乐扣（无缝线固定装置）组（85 人）和缝线固定组（85 人），结果显示思乐扣组在总的导管并发症发生率上低于缝线固定组（42 vs 61），但差异无显著性；而思乐扣组 PICC 相关血流感染的概率明显低于缝线固定组（2 vs 10；$P = 0.032$）。另一项关于 PICC 使用思乐扣与传统固定方法的比较研究将 PICC 患者分成各 30 人的两组，得出以下结论，相对于缝线固定组（$n = 1616$，59.3%），思乐扣组明显降低了导管移位的发生率（$n = 8$，$P = 0.035$），而感染发生率和导管留置时间无显著差异。

国内相关指南指出，缺乏固定会造成导管活动增加，可能增加 CLABSI 发生率。有关静脉无缝线固定装置的研究结果显示，与胶带固定相比较，其留置时间明显延长，减少了针刺暴露的风险。

虽然研究表明无缝线固定装置在减少导管相关性感染方面与缝线等固定方法有差异，但其覆盖皮肤的范围较大、患者更易皮肤过敏、容易影响外观等问题也是不容忽视的，同时，其费用也是同种固定方法中较贵的一种。国内一项随机、对照、开放单中心临床研究比较了 PICC 体外固定方法中缝线固定方法、胶条固定方法、思乐扣固定技术的优劣，在安全性指标方面，三组之间导管漏液、静脉炎、PICC 相关性血栓、PICC 相关性血流感染（CLABSI）均无统计学差异（$P > 0.05$）；在固定方法的使用体验方面，思乐扣表现得较好。但是此研究在抽样方法、资料收集及思乐扣未在国内普及，易造成误操作等方面存在偏倚，因此还需要进一步开展这方面的研究工作来进行证实。

一项研究医用胶相关损伤时指出，应注意使用导管固定装置引起的与医用胶相关的皮肤损伤（MARSI）：①更换固定装置时应注意评估皮肤情况，注意因年龄、关节运动和水肿等情况所致皮肤损伤的潜在风险；②在黏贴固定装置的皮肤处使用防护液，以降低 MARSI

的风险。不推荐使用含苯的复合酊剂，因其能增加固定装置与皮肤之间的黏合力，进而增加 MARSI 的发生风险。在移除黏合性导管固定装置时，可能引起皮肤损伤。

有研究报道了 74 例颈内静脉置管患者使用皮下导管固定装置时，平均置管时间 3.1 天，期间未发生与导管固定装置相关的并发症。Egan GM 报道了 68 例 PICC 置管患者使用皮下导管固定装置，91.2%（62/68）的患者未出现与导管固定装置相关的功能异常及并发症。因此，皮下导管固定装置可用于成人患者的 PICC 导管和经颈内静脉置入的中心静脉通路装置（central venous access devices，CVADs）。这对于无论是患者的治疗效果还是置管者的满意度上都是值得肯定的，但对于其他中心静脉导管，则仍需要有更多的研究证据。

另有研究报道，使用缝合钉对 CVC 导管进行固定与使用缝线相比，固定所需时间明显缩短，可以避免发生针刺伤，但研究中有 3 例（共 10 例）使用缝合钉固定的 CVC 发生了脱管，故得出结论，缝合钉作为固定装置不能完全保护中央导管。一项在截肢后 24 小时内的肢体正常皮肤上的研究，分别使用缝线和缝合钉固定导管的固定翼，结果证明用 3-0 缝线比用 4 个 0.022 mm 直径缝合钉固定得更牢固，但与 4 个 0.025 mm 直径缝合钉固定作用相当。有研究在系统中使用特殊导管夹用于缝合钉的固定，显著缩短了在各个穿刺点固定血管通路装置的时间，且未发生导管相关并发症。因此，对于中心血管通路装置（中央导管）使用缝合钉作为替代缝合方法，可减少接触到污染锐器和缩短固定时间，但会增加置管和拔管时的疼痛，且不能完全保护中心血管通路装置。但是，在系统中使用特殊导管夹固定缝合钉，可显著缩短在各个穿刺点固定血管通路装置的时间，但仍需要更多有关血管通路装置预后情况的数据。

【防控建议】

（1）不能依赖敷料、弹性或非弹性绷带作为导管固定的方法。

（2）推荐使用无缝线固定装置，以减少中心静脉导管感染的风险。

（3）避免使用胶布、缝合线固定中心静脉导管。

（4）对于中心血管通路装置，使用缝合钉作为替代缝合方法，可减少接触到污染锐器和缩短固定时间，但可能存在脱管的风险，仍需要更多研究支持。

（5）每次更换敷料时要评估导管固定装置的完整性，并根据制造商的使用说明更换导管固定装置。

第三节　中央导管日常维护环节防控建议

置管后导管的评估和维护工作主要由护理人员负责，具体包括导管穿刺部位及导管功能的评估，敷料的使用与更换，冲、封管，导管的更换与拔除以及非使用期的日常护理。A-C-L（Assess-Clear-Lock，ACL）是导管维护的三部曲，A 代表评估（Assess），判断导管功能是否良好；C 代表冲洗（Clear），用以评估、保持导管通畅性、避免药物间的相互作用、维护导管功能；L 代表封管（Lock），即使用正确的封管手法、适当的封管溶液进行安全有效的封管。在维护导管功能的情况下，需每日评估导管留置的必要性，及时拔除导管，以减少导管感染的风险。这些措施将有利于保持及维护导管功能，从而有效预防 CLABSI。

一、日常评估

皮肤的定植菌(如表皮葡萄球菌)是导管相关感染最常见的病原菌，穿刺点是发生 CLABSI 的外源性途径，因此穿刺部位皮肤的消毒至关重要。同时，对穿刺点的观察有利于尽早发现感染征象，尽早给予护理干预，使危害减到最小。导管通畅性不良可能来源于导管相关性血栓的形成，由不相容药物相互作用的沉积物形成造成的导管堵塞，或导管曲折、夹闭综合征等导致的机械性堵塞，进而影响导管功能。研究表明，导管相关性血栓形成与导管相关性血流感染相关，原因可能为中心血管通路内或周围的血栓有利于细菌黏附，导致细菌定植。同样，纤维蛋白的沉积与肠外营养、葡萄糖等液体的输注或不相容药物的混合沉淀也可为微生物的定植提供条件，增加 CLABSI 发生的风险。CLABSI 和导管相关性血栓形成是中心血管通路最常见的两个并发症。目前已有研究显示，导管相关性血栓形成常常会引起 CLABSI。血栓形成往往会影响血管通路的通畅性。导管移出说明导管尖端的位置未达到最佳位置，这增加了导管相关性血栓形成的风险，从而有增加 CLABSI 发生的风险。

【证据】

1. 穿刺点周围情况的评估内容

《血管导管相关感染预防与控制指南》(2021 版)指出，应每天观察患者导管穿刺点与全身有无感染征象。评估的内容包括穿刺部位清洁度及完整性，有无血痂、脓性分泌物、红、肿、热、痛、渗血、渗液、硬结、破溃等。当穿刺部位出现红斑、肿胀、疼痛/压痛、皮温高、硬结、化脓、可触及静脉条索及相应症状，提示发生了静脉炎；当穿刺部位出现红斑、水肿、疼痛/压痛，有液体聚集在 PORT 的皮下囊袋或任何隧道导管的皮下隧道中，出口处或囊袋上方有硬结，自发性破裂和渗液，穿刺点的皮肤坏死，和(或)体温升高，包括但不限于以上几点则提示出现了感染；当患者主诉在穿刺部位上或附近、导管尖端位置或整个静脉路径上出现疼痛、灼热、刺痛和(或)肿胀时，通过观察、触诊、冲管阻力、抽回血等判断是否有内渗或外渗。此外，还需注意由于使用黏胶剂的导管固定装置而引起的医用胶相关的皮肤损伤。

2. 导管通畅性

有研究显示，CLABSI 与导管相关性血栓形成有相关性。有研究用超声监测 43 名血液病患者的颈内静脉导管相关的血栓形成情况，结果显示导管相关性血栓形成比感染的临床症状(红、肿、热)更能提示 CLABSI 的发生，在特异性相同(97%)的情况下，其敏感性远远高于临床症状(86% vs 57%)。有研究回顾了 3723 名置入 PICC 患者导管相关性血栓形成对 CLABSI 发生率的影响，结果显示应用组织纤溶酶原激活物的患者 CLABSI 的发生率是未使用患者的 3.59 倍(95%CI 1.86~6.94，P<0.001)。

3.导管体外部分的长度

导管移出说明导管尖端的位置未达到最佳位置，这增加了导管相关性血栓发生的风险。值得提出的是，当有导管脱位时，不能将脱出的导管重新置入血管内，需要在充分评估导管尖端位置、液体输注情况和其他影响因素的情况下，在现有位置上对导管进行固定，并进一步评估是否需要拔除导管，在其他部位重新穿刺并更换导管。

【防控建议】

(1)每班次评估穿刺点周围有无皮肤发红、触痛、肿胀、渗血、渗液，导管是否通畅，同时结合患者的主诉，如有无疼痛、感觉异常、麻木、刺痛感等。

(2)每班次评估并记录导管体外部分的长度，并将其与置入时的长度相比较，以便及时发现异常。导管体外部分长度的改变提示导管尖端可能发生位移，不应将导管的体外部分推进血管内，在充分评估导管尖端位置、液体输注情况和其他影响因素的情况下，可以在现有位置上对导管进行固定。

(3)每日评估中心血管通路的通畅性。

(4)每日评估导管留置的必要性。

二、敷料的选择、使用与更换

不论是否使用缝线、无缝线固定装置等固定导管，为了保持导管出口部位的无菌状态，减少细菌定植，穿刺后及每次换药后均需使用敷料对导管出口处及部分体外导管进行覆盖。最常用的为透明膜敷料及纱布敷料。与导管相关血流感染相关的因素包括敷料的选择及其更换频率。

【证据】

1.不同敷料对 CLABSI 发病率的影响

2011 版《CDC 导管相关血流感染控制指南》中，在描述敷料选择方案时指出，透明的、半渗透性的聚氨酯薄膜敷料能够持续观察导管出口处，并且与传统的纱布胶带敷料相比能够减少更换频次。在一项有关外周静脉导管敷料选择的大规模对照试验中，研究者统计了近 2000 例外周静脉导管使用纱布敷料与使用透明敷料相关的感染率，得出的结果如下：使用透明敷料发生的导管细菌定植率(5.7%)与使用纱布敷料发生的导管细菌定植率(4.6%)相当，并且导管出口处细菌定植或静脉炎在使用两种敷料时的临床表现也没有差别。而且，此研究数据还显示，透明敷料的使用没有增加血栓形成的风险。一项 Meta 分析对使用透明敷料与纱布敷料换药相关的 CLABSI 研究进行了评价，结果显示两组之间差异无统计学意义，指出敷料的使用可根据使用者的偏好来选择，一旦有出血或渗出，则优先使用纱布敷料。另一项研究对有关纱布胶带与透明敷料对比的随机对照试验进行了系统性回顾，发现这两类敷料对 CLABSI 的发生率、导管尖端细菌定植率和皮肤细菌定植率无显著差异。

一项具有前瞻性的随机对照试验使用纱布敷料与两种聚氨酯薄膜敷料对肺动脉导管进行换药，在导管并发症上进行比较的结果显示，揭除敷料时敷料下的皮肤细菌定植数量分别如下：纱布 10 菌落形成单位，高透性透明敷料 10 菌落形成单位，普通透明敷料 10 菌落形成单位，三组间在导管细菌定植和导管相关血流感染发生率上无显著统计学差异。相关研究一致认为，用于中心静脉导管的敷料应该保持干燥，故 2011 年版 CDC《导管相关血流感染控制指南》建议如果患者出汗多或导管出口处出血、渗出，使用纱布敷料直到以上问题得到解决。《血管相关导管感染预防与控制指南》(2021 版)亦建议对高热、出汗、穿刺点出血、渗出的患者可使用无菌纱布敷料覆盖。

综上所述，目前尚无研究表明某种类型的敷料在预防 CLABSI 方面优于其他类型，临床实际工作中应根据具体情况和各种敷料不同的优缺点进行选择。例如透明的、半透性聚氨酯敷贴便于发现导管穿刺点的炎性变化，可进行淋浴而不易受潮，减少更换频率；但是敷贴局部仍然可能较为潮湿，增加了定植和感染的机会。因此，对于高热、出汗较多的患者或导管置管处血液渗出较多者，宜首选纱布。但由于纱布需要胶带粘贴固定，故可能并不适用于儿童。

2. 敷料的更换频率对 CLABSI 发病率的影响

一项多中心随机对照研究针对骨髓移植患者不同换药间隔进行了比较，其中隧道式 CVC 每 5 天或 10 天换药一次，非隧道式 CVC 每 2 天或 5 天换药一次，结果显示，两组患者较长时间的换药间隔均未增加局部感染率，而每 2 天换药一次的患者出现局部皮肤损伤增多，同时较长时间换药还能节省医疗费用。另有一项研究针对葡萄糖氯己定乙醇敷料及不同换药间隔对预防导管相关感染的影响，结果显示导管细菌定植率分别如下：每 3 天更换一次敷料为 142/1657(7.8%)(10.4/1000 导管置管日)，每 7 天更换一次敷料为 168/1828(8.6%)(11.0/1000 导管置管日)，其平均绝对差为 0.8%(95% CI −1.78% ~ 2.15%)(HR0.99, 95% CI 0.77~1.28)，证实每 7 天更换一次敷料具有非劣性。因此 2011 版 CDC《导管相关血流感染控制指南》建议，短期使用的 CVC 若使用透明敷料固定，至少每 7 天更换一次。但是对于儿科患者，需权衡导管拔出的危险与更换敷料的益处。

相关研究一致认为，用于中心静脉导管的敷料应该保持干燥，敷料下皮肤一旦潮湿，更易发生细菌定植，故 2011 版 CDC《导管相关血流感染控制指南》建议，如果敷料潮湿、松动或污染需及时更换。国内《血管相关导管感染预防与控制指南》(2021 版)建议应当定期更换置管穿刺点覆盖的敷料。更换间隔时间：无菌纱布至少 1 次/2 天，无菌透明敷料至少 1 次/周，敷料出现潮湿、松动、可见污染时应当及时更换。

有关家庭带管患者的研究显示，对导管出口部位的观察能够发现早期感染的征象，而一旦有感染征象需要移除敷料，并对导管出口处进行彻底检查。故 2011 版 CDC《导管相关血流感染控制指南》建议，根据患者的医疗状况，每次更换敷料时观察或通过完整的敷料触诊导管出口处。如果患者发生导管出口处红肿，无明显来源的发热，其他局部或血流感染的征象，需将敷料移除，以彻底检查导管出口处。

【防控建议】

(1)使用无菌、透明的半透膜敷料或无菌纱布来覆盖导管出口处。

(2)对高热、出汗、穿刺点出血、渗出的患者可使用无菌纱布敷料覆盖。

(3)如果敷料潮湿、松散或污染,应重新进行皮肤消毒,维护导管后覆盖新的敷料。

(4)短期使用的 CVC 若使用纱布敷料,需每 2 天更换一次。如果透明敷料下放置纱布敷料,应被视为纱布敷料,每 2 天更换一次。

(5)短期使用的 CVC 若使用透明敷料,每 5~7 天更换一次。

(6)每次更换敷料时观察或通过完整的敷料触诊导管出口处。如果发生穿刺点处皮肤红肿、无明显来源的发热、其他局部或血流感染的征象,需将敷料移除,以彻底检查导管出口处。

三、冲、封管管理

冲管(flushing)是指将血管通路装置中的液体、药物、血液及血制品冲入血流中的过程,用于评估、保持导管通畅性,防止不相容药物相互作用导致的不溶物沉积。封管(locking)是将封管液注入血管通路装置,以保持导管通畅和(或)降低导管相关血流感染风险。冲、封管管理是预防导管堵塞及血流相关感染的重要环节之一。纤维蛋白的沉积与肠外营养、葡萄糖等液体的输注或不相容药物的混合沉淀均可导致的导管腔内堵塞,同时为微生物的附着定植提供条件,充分有效地冲管、封管可清除这些物质,从而预防导管堵塞,减少 CLABSI 发生的风险。

【证据】

1. 冲管方法

液流动力对冲管的影响至关重要。有研究表明,未冲管管路中金黄色葡萄球菌计数分别是脉冲式和连续冲管后的 20.71 倍和 6.42 倍,脉冲式冲管在减少腔内污染的效果至少是连续冲洗的 2 倍;另一项体外实验表明,脉冲式一推一停顿的冲管方式产生的湍流较连续冲洗产生的层流更易清除固体沉积物,可获得更好的冲管效果,同时证明除外液体流动特性,两次推注之间的停顿间隔也会影响冲管效果。

脉冲式冲管每次推注约 1 mL 冲管液体,两次推注之间间隔 0.4 秒。每次输液之前,需要进行冲管和抽吸导管回血,以评估导管的通畅性,冲管前慢慢抽回血,确定与全血颜色稠度是否一致,进行冲管时注意是否存在阻力。每次输液之后应该进行冲管,清除导管腔内的药物。在采取血标本前后也需要进行脉冲式冲管。

2. 冲、封管工具的选择

(1)为什么选用管径>10 mL 的注射器进行冲、封管?在冲、封管时,需仔细评估阻力的大小。导管内径决定了导管能承受的液体流速造成的压力,直径越小的注射器会产生越大的压力，当所使用的力度能够推动注射器时，可能导致管腔内压力增大并造成导管破裂。当中心血管通路的完整性遭到破坏，不再保持密闭和无菌时，会增加血流感染的风险。有研究指出，能够推动大多数预冲式注射器活塞的力度是 3.5PSI（24131.6 Pa）。以 3.5PSI（24131.6 Pa）的压力推动 3 mL 注射器活塞，约产生 29PSI（199948.0 Pa）的压力，10 mL 注射器约产生 11PSI（75842.3 Pa）。因此建议冲管时选用管径为 10 mL 及以上的注射器。不同材质的导管管壁厚度和内腔直径存在区别，如硅胶导管管壁相对较薄内腔直径小，而聚氨酯导管管壁相对较厚内腔直径大。但如果输注的是黏度较高的物质（如成分血、肠外营养、造影剂等），建议使用管径为 20 mL 的注射器进行冲管。

（2）为什么推荐使用预充式冲洗装置？

①注射器回弹易导致血液反流：使用传统注射器冲管时，可导致活塞尖端的压缩，当注射器与导管座分离时，护士的手从活塞上移开，此时被压缩的活塞尖端膨胀，导致血液反流入管腔内。使用为避免这种回弹问题而设计的预冲式注射器可增强管腔通畅性，同时减少血流相关感染的风险。有研究对使用预充式冲洗装置和传统注射器冲管进行比较，结果显示预充式冲洗装置组发生血流感染率为 2.7%，传统注射器组发生血流感染率为 6.3%，P 值为 0.016。一项随机对照试验中，干预组使用一次性预充式冲洗装置，对照组使用传统注射器，比较结果两组发生堵管情况无差异，但干预组 CLABSI 的发生率为 1.0/1000 导管置管日，干预组为 10.1/1000 导管置管日，存在差异。

②冲、封管时的污染风险：有研究对比使用传统一次性注射器与预充式注射器进行冲管的操作时间、无接触技术的依从性等，结果用一次性注射器手工抽吸冲管液操作环节多，增加了污染的风险，而使用预充式注射器既可节省冲管液准备时间，又可促进无菌的无接触技术（aseptic non-touch technique，ANTT）的实施，包括减少因工作人员手接触而造成的导管或液体污染。另外，使用预充式冲管可帮助促进冲管流程和操作指南的依从性，如：使用单剂量溶液及适当型号的注射器。一项研究通过对 168 支手工抽吸冲管液的注射器进行采样分析后，约有 8% 注射器受到污染，并且污染菌可能来自医务人员的手部。一项包含 734 例植入式中心静脉导管的单中心回顾性队列研究报告：与使用传统注射器相比，使用预充式冲洗注射器进行冲、封管可减少 CLABSI 发生的风险（OR 0.4，P=0.019），同样，该原因来源于操作流程上的差别。

（3）为什么首选单剂量药液进行冲、封管？ 有研究报告高达 25% 的多剂量药瓶会受到细菌污染，另外药瓶中含有苯甲醇作为防腐剂，苯甲醇只能抑菌，不能杀菌，对革兰氏阴性菌不敏感，对真菌及病毒无效。在 ISO5 级环境外操作配药时，用注射器抽吸袋装或瓶装无菌液体中的药液，并将该注射器为多个患者抽吸药液时，会增加注射器及药液被微生物污染的风险。

一项流行病学调查发现，某肿瘤诊所某段时间有 14 例中心静脉带管肿瘤患者发生了束村菌属（Tsukamurella）血流感染，发生该菌感染是由于暴发期间该诊所使用的生理盐水冲管液来源于同一袋生理盐水。一项循证安全操作指南中指出，制造商在输液袋上的标签明确标注供一次性、单剂量使用，表明输液袋开封后应立即使用，未用部分应弃去。

因此，要避免使用多剂量药瓶作为冲、封管液体来源，如必须使用，一个药瓶只用于一个患者。

(4)为什么采用正压封管技术？1987年，有学者提出使用正压封管技术预防CLABSI，即使用普通注射器(非预充式导管冲洗器)封管时，在注射器内剩余少量封管液(0.5～1 mL)，将注射器与输液接头分离完成正压封管。分离时封管液在体内导管端仍具有速度，可避免可能出现的注射器回弹问题，防止血液反流。如果使用具备防止血液反流设计的预充式导管冲洗器，可以减少和避免血液反流的发生。

3. 常规冲、封管液

国家发布的推荐性行业标准《静脉治疗护理技术操作标准》(WS/T 433—2023)要求给药前后宜用生理盐水脉冲式冲洗导管，输液完毕应用导管容积加延长管容积1.2倍以上的生理盐水或肝素盐水正压封管。PORT可用100 U/mL肝素盐水，PICC及CVC可用生理盐水或10 U/mL肝素盐水。肝素溶液常被用于封管以预防血栓形成，降低导管堵塞发生率。但肝素溶液的应用一直备受争议，尤其在临床上多次多剂量、肝素浓度无统一规范、无监管情况下的应用，可能与肝素相关性血小板减少症(heparin-induced thrombocytopenia, HIT)、变态反应、出血性并发症相关。

有研究对10 U/mL的肝素溶液与不含防腐剂的0.9%氯化钠溶液进行中心静脉导管冲管的双盲随机对照试验中，结果表明二者在维持导管通畅性方面无显著差异，然而鉴于肝素溶液在成本效益及并发症发生风险上的劣势，推荐使用不含防腐剂的0.9%氯化钠溶液对中心静脉导管进行冲管。一项对使用肝素溶液与0.9%氯化钠溶液实施中心静脉导管冲管对导管堵塞的影响的Meta分析，指出二者在安全性及有效性方面无显著差异，由于肝素溶液增加了医疗成本，亦推荐使用0.9%氯化钠溶液进行冲管。

目前尚无充分证据证明封管时使用肝素溶液与0.9%氯化钠溶液的优劣性，现有研究表明，二者的临床效果相等。选择冲、封管溶液时需根据患者的自身情况权衡利弊，结合正确的冲、封管手法是防止血液反流的重要手段，从而减少CLABSI发生的风险。

4. 抗菌液封管的使用

生物膜常形成于导管管腔内表面，若能阻止生物膜的形成则对CLABSI的预防有益。将含有抗菌成分的溶液注入中心血管导管中，并封管一段时间，使抗菌药物通过浓度梯度渗透入导管壁上生物膜内达到杀菌效果，因此可预防微生物定植及由此引发的感染，降低死亡率，延长导管使用时间。一项关于抗菌封管液用于预防新生儿导管相关血流感染的Meta分析显示，抗菌封管液可在新生儿群体中有效预防CLABSI，但对抗菌素溶液封管时间、剂量及是否导致耐药性没有进一步推荐意见。一项对抗菌封管液与肝素溶液的随机对照试验进行的Meta分析，评估抗菌封管治疗的有效性和安全性，发现应用抗菌封管液时CLABSI发生风险降低了69%。

抗菌封管液可降低血流相关感染的发生率，但可能存在全身毒性，同时广泛应用含抗菌成分的封管液存在引起细菌耐药性的风险，有研究报道应用庆大霉素封管的透析患者发生了由耐庆大霉素细菌引起的血流感染。一项体外实验表明乙醇封管液可能与中心静脉导管的血浆蛋白沉积有关，可能增加血栓形成的风险。虽抗菌封管液对预防CLABSI有效，但在非高风险情况下不推荐使用抗菌封管液，并且抗菌封管液可能导致全身毒性，庆大霉素有耳毒性，高剂量的柠檬酸盐曾出现致死性心律失常的报道，乙醇封管液引起面赤、眩晕及晕厥并具有肝毒性。若封管液进入血液，可增加不良事件发生的风险。

【防控建议】

（1）使用脉冲式冲管技术，更利于固体沉积物的清除；使用正压技术封管，以减少血液回流至血管通路腔。

（2）PICC、CVC、PORT 的冲管和封管应使用管径为 10 mL 及以上的注射器或一次性冲封管装置。

（3）给药前后宜用生理盐水脉冲式冲管技术冲洗导管。输液完毕 PORT 可用 100 U/mL 肝素盐水，PICC 及 CVC 可用生理盐水或 10 U/mL 肝素盐水正压封管。

（4）首选单剂量药液或预充式冲洗装置进行冲、封管。

（5）避免使用多剂量药瓶，如必须使用则一个药瓶只用于一个患者。

（6）适用抗菌封管液的患者包括使用长期中心血管通路、多次 CLABSI 感染史、感染高风险患者以及采取基本措施后 CLABSI 感染率仍无法下降的患者。

（7）根据无针输液接头类型，进行冲管、夹闭和断开的顺序，预防血液回流。

四、导管的更换与拔除

中心静脉导管留置时间的延长，会增加 CLABSI 发生的风险。美国医疗保健改进研究所（Institute for Healthcare Improvement，IHI）、美国 CDC、美国 INS 均将"尽早拔除不必要的导管"作为降低 CLABSI 的临床实践标准。因此，充分评估导管留置必要性对降低 CLABSI 具有重要意义。

近年来，相关指南对于血管通路的更换及拔除时间有不同的推荐建议。美国 INS 在 2006 年版《静脉输液护理实践指南》中推荐：非隧道式中心血管通路及输液港最长留置时间没有确定，应每日评估，当不再需要时拔除导管，以减少导管感染的风险。另外，出现不能解决的临床并发症时应拔除中心导管。

在判断是否拔除中心静脉导管之前，需要评估血管通路装置并发症的症状和体征，包括但不限于以下几种：①颈、胸或上腹部的疼痛或（和）触痛；②置入部位或周围皮肤的颜色变化（发红或发白）；③置入部位或周围皮肤的温度变化；④水肿；⑤异常的呼吸和神经系统病变；⑥穿刺部位渗出液体或脓液；⑦导管功能障碍；⑧导管功能的变化与手臂位置变化有关。

美国 CDC 在 2011 版《预防血管导管相关感染指南》中也建议尽早拔除不再使用的中心静脉导管（IA），未在严格无菌条件下置入的导管建议在 48 小时内拔除（IB）。

我国 2021 版《血管导管相关性感染预防与控制指南》建议不应当常规更换中心静脉导管、PICC 或肺动脉导管，以预防血管导管相关感染。2023 版《静脉治疗护理技术操作标准》对于血管通路更换的建议：应监测静脉导管穿刺部位，并根据患者病情、导管类型、留置时间、并发症等因素进行评估，尽早拔除。PICC 留置时间不宜超过一年或遵照产品说明书。

在 2016 版 INS《静脉治疗实践指南》中,关于更换及拔除导管的标准:通过日常评估确定是否需要继续留置外周静脉导管及非隧道式的中心静脉导管;血管通路装置是否拔除取决于是否有不能解决的并发症或是否需要继续输液治疗或护理;不能仅仅通过留置时间决定是否拔除导管,因为理想的留置时间尚未确定。

没有必要常规更换使用正常且无局部或全身并发症的中心导管。更换中心静脉通路之前,应首先对患者的风险利益进行评估,特别关注高危人群,如烧伤或移植患者、新生儿和婴儿、感染或疑似感染的患者。

【证据】

1. 应尽早拔除不必要的导管

随着留置时间的延长,发生 CLABSI 的风险增加;而随着导管的移除,被感染的风险减少。

有研究对 1819 名儿科患者的 2592 例 PICC 导管进行监测,CLABSI 发生率为 2.58/1000 导管置管日,其中,导管留置时间大于 21 天是 CLABSI 发生率增高的独立危险因素。

一项多中心的队列研究对 3967 名新生儿留置的 4797 例 PICC 导管进行监测,发现 PICC 导管留置 8~13 天、14~22 天以及大于 23 天的 CLABSI 发生风险与留置 7 天内的导管存在统计学差异(IRR 2.02,95%CI 3.27~2.71)。经过校正分析,显示 PICC 导管置入的两周内,可预测的 CLABSI 日均风险随留置时间持续增加。留置时间大于 12 天的 PICC 导管革兰氏阴性杆菌的 CLABSI 发生率显著升高(RR5.26,95%CI 2.40~10.66)。

在美国 IHI 及美国 CDC 关于中心静脉导管维护的集束化策略中都包括"尽早拔除不必要的导管",这一系列集束化策略已经成为降低导管感染发生率的临床实践标准。有研究证实,在使用集束化策略进行干预后,CLABSI 的发生率从 80/1000 导管置管日降至 14.9/1000 导管置管日。

2. 拔管指征

目前尚无证据说明中心静脉导管的最佳留置时间,因此,不能仅根据留置时间判断是否拔管,而应重视每日评估导管继续留置的必要性,根据治疗需要、导管相关症状和体征决定是否可以拔管。当治疗不再需要、出现导管相关并发症且未能解决时,应考虑拔管。值得一提的是,不建议单凭体温升高来拔除正常使用的中心静脉血管通路装置。另外,决定是否拔除导管前需要通过临床判断,鉴别是否有其他部位的感染或者非感染性因素导致的体温升高。临床发现,出现伴有或不伴有寒战的体温升高或者炎症以及穿刺部位有脓性分泌物并非是诊断血流感染的可靠指征。

3. 不建议常规定期更换中心静脉导管

诸多指南和研究显示,定期更换中心静脉导管并不能降低 CLABSI 发生率,不应将其作为预防 CLABSI 的措施。一项对留置在颈部的中心静脉导管的研究,将 160 名患者的 523 例导管随机分为两组,分别进行预防性定期更换导管和按照临床指征更换导管。结果证实,通过导丝常规更换导管或重新穿刺都没有降低感染并发症的发生率。一项 Meta 分析纳入了 12 个随机对照研究,结果显示与需要时更换相比,常规定期更换 CVC 并不能降低血流感染发生率。

【防控建议】

(1)每日评估留置导管的必要性,尽早拔除不再使用的血管导管。

(2)血管导管是否拔除取决于是否有不能解决的并发症或是否需要继续输液治疗或护理,不能仅仅通过留置时间决定是否拔除导管。

(3)不建议仅凭体温升高来拔除正常使用的中心静脉血管通路装置。

(4)中心静脉导管未出现异常情况时,不建议定期更换。

五、治疗间歇期中央导管的维护

PICC、PORT 用于中、长期静脉输液治疗,满足了长期反复静脉化疗、胃肠外营养对血管通路的需求。肿瘤患者会有 2~5 个化疗间歇期,每个间歇期为 2~3 周,此期间患者会携带 PICC 或 PORT 出院。CLABSI、血栓形成等是导管闲置期的主要并发症,化疗间歇期患者的中央导管能否得到正确的维护直接影响到导管可留置的时间和并发症的发生率。

【证据】

PICC 和 PORT 的长期使用中,最常见的并发症是中央导管血流感染和血栓形成。国外研究显示发生率为 0.05~0.52 例/1000 导管置管日。国内一项研究调查 912 位携带 PICC 置管患者,共 96307 导管置管日,结果显示,发生率为 0.05 例/1000 导管置管日,约 0.55%。针对输液港并发症的研究,国外研究多调查长期使用或晚期并发症的发生率,为 0.03~0.20 例/1000 导管置管日。国内一项研究调查了两年内 104 位居家携带 PORT 患者,结果显示 8 人(7.69%)发生输液港堵塞,3 人(2.88%)发生相关感染。PICC、PORT 治疗间歇期导管相关血流感染发生率不高,相关研究较少。但就国内目前 PICC、PORT 间歇期维护管理的现状而言,治疗间歇期的中央导管相关血流感染率仍需关注。

皮肤消毒、无菌敷料的覆盖能够减少穿刺处微生物的定植,从而减少 CLABSI 的发生。国外指南推荐 PICC 导管至少应 7 天维护一次,并未区分说明 PICC 导管在治疗间歇期维护的频率。国内 2021 版《血管导管相关感染预防与控制指南》要求,PORT 血管通路在治疗间隙期应当至少每 4 周维护一次;2023 版《静脉治疗护理技术操作标准》中规定,PORT 在治疗间歇期应至少每 4 周维护一次,PICC 导管在治疗间歇期间应至少 7 天维护一次。美国输液护理协会(INS)2016 版《静脉治疗实践标准》推荐需要间歇性长期输液治疗(如化疗等)的患者考虑使用植入式输液港。美国 CDC 肿瘤患者院外防控感染的基本防控计划中说明,PORT 血管通路的使用间歇期应根据产品说明书进行维护,通常是 4~8 周维护一次,以保证导管的通畅。

【防控建议】

(1)PICC 导管在治疗间歇期间应至少每周维护一次。

(2)PORT 血管通路在治疗间歇期应至少每 4 周维护一次。

第四节　其他感染防控建议

一、药液配置环节的感染防控建议

输入药液的污染是 CLABSI 的病原体来源途径之一。微生物与不溶性微粒是静脉输入药液质量的两个重要指标,药液配制的环境影响着药液质量。临床工作中,药液配制的过程存在可能引起药液感染的诸多因素,如配制药液环境不洁净、加药用注射器不洁净等均会增加药液中不溶性微粒。中心静脉导管广泛用于肠外营养支持,国外有研究报道肠外营养是 CLABSI 的独立危险因素。肠外营养液中丰富的糖类、脂质、氨基酸等营养物质是微生物良好的培养基,尤为需要注意配制时的无菌操作和环境。因而在配制药液过程中,应净化环境,保证操作环境的洁净,并严格遵守无菌操作。

【证据】

目前国内医院药液配制环境的水平不一,大部分医院尚未设立静脉用药调配中心(室)(pharmacy intravenous admixture service, PIVAS),药液配制是在各科室的治疗室中完成。治疗室人员出入频繁导致空气中细菌增加、操作台面擦拭不净、输液瓶或安瓿药物长时间裸露摆放,空气中的沉降使表面受到污染等是造成配液过程污染的重要因素。此外,护士在配液过程中没有严格遵守无菌操作,如忽略手卫生、安瓿切割前后未消毒、加药时橡胶瓶塞消毒不彻底、反复穿刺等,这会造成极高的污染概率。感染药液进入患者体内可引起急性细菌性感染,如严重的菌血症或败血症等;不溶性微粒经静脉输注入体内后,可造成血管堵塞、诱发静脉炎等,超出患者个体耐受的超量微粒还可引起变态反应和热原样反应。

国家卫生健康委发布的《静脉治疗护理技术操作标准》中规定静脉药物的配制和使用应在洁净的环境中完成,肠外营养液宜由经培训的医护人员在层流室或超净台内进行配制。环境洁净等级标准以洁净空间单位体积空气中,大于或等于 $0.5\,\mu m$ 粒径的粒子最大浓度限值进行划分;药品生产洁净室(区)的空气洁净度划分为百级、万级、十万级、三十万级四个等级。普通病房药液的配制在治疗室完成,但治疗室环境很难达到要求的洁净度,药液易受污染,目前,全国多家医院逐步设立静脉用药调配中心。我国卫生部办公厅2010 年印发《静脉用药集中调配质量管理规范》,其是静脉用药集中调配工作质量管理的基本要求,适用于肠外营养液、危害药品和其他静脉用药调剂的全过程。医疗机构其他部门开展集中或者分散临床静脉用药调配时,参照该规范执行。《静脉用药集中调配质量管理规范》规定"医疗机构采用集中调配和供应静脉用药的,应当设置静脉用药调配中心(室)。肠外营养液和危害药品静脉用药应当实行集中调配与供应。"规范静脉用药调配中心(室)应当配置百级生物安全柜,供抗菌药物类和危害药品静脉用药调配使用;设置营养药品调配间,配备百级水平层流洁净台,供肠外营养液和普通输液静脉用药调配使用。

《美国药典》第 797 章（United States Pharmacopeia <797>，USP<797>）为美国政府强制性的无菌配制规定，是对医院药房配制无菌药品的质量保证准则，其根据配制的环境、配制过程、操作等对静脉无菌配制药物进行了危险分级。低污染危险级别要求配制操作完全在 ISO5 级（相当于国内标准百级）或空气质量更高环境中进行，而无菌成分、设备和输液暴露于空气质量低于 IOS5 级的环境中（包括打开或部分使用过的无菌药物原料储存于空气质量低于 IOS5 级且无灭菌剂的环境）时，属于高污染危险等级。2015 版《中国药典》要求，静脉用注射液的操作环境应不得引入外来微粒，而且洁净工作台进行操作时，显微计数法监测要求 100 mL 以上静脉用注射液中，不溶性微粒每毫升中含 10 μm 以上的微粒不能超过 12 个，25 μm 以上的微粒不能超过 2 个。国内有研究考察了不同洁净级别对静脉配液后不溶性微粒的影响，分别在普通环境下（治疗室）、十万级净化环境下、万级局部百级净化环境下进行药液配制，对配制后的药液质量进行考察，结果显示随着配制洁净级别的提升，测定微粒的结果有显著性差异，在万级局部百级条件下所配药液中的微粒数最少，说明了配制环境的洁净度会对所配药液中的不溶性微粒数造成影响。类似研究同样显示随着配液环境洁净级别的提高，配液中可见异物及不溶性微粒的指标呈减少趋势。

USP<797>根据无菌配制药液（compounded sterile preparations，CSPs）的危险级别或根据某一特定的制剂化学测定方法决定储存时间。我国的静脉输液没有储存和失效期方面的规定，但配制完成的药液存放时间越长，药液被污染的概率将随之增加，因此一般都是即配即用。美国输液护理协会（INS）2016 版《静脉治疗实践标准》建议肠外营养液应避光、冷藏保存，以防止维生素氧化；我国原卫生部办公厅 2010 年印发《静脉用药集中调配质量管理规范》说明肠外营养（parenteral nutrition，PN）宜现用现配，在 24 小时内输注完毕，如需存放，应放在 4℃冰箱内，并应复温后再输注。

【防控建议】

（1）静脉药物的配制和使用应在洁净的环境中完成。

（2）肠外营养液应在超净台内进行配制。

（3）药液配制过程严格遵守无菌操作。

（4）肠外营养液宜现用现配，应在 24 小时内输注完毕。如需存放，应放在 4℃冰箱内，并应复温后再输注。

二、葡萄糖氯己定擦浴

葡萄糖氯己定（chlorhexidine gluconate，CHG）为双胍类消毒剂，是一种毒性、腐蚀性和刺激性都很低的安全消毒剂，对多数革兰氏阳性菌和革兰氏阴性菌具有杀灭作用，同时具有抑菌和杀菌作用。置管部位皮肤表面的微生物迁移至导管尖端或者接头是导管相关血流感染发生的重要危险因素。葡萄糖氯己定擦浴后可作用于皮肤的表面，形成一层保护膜，防止二次环境污染，减少皮肤表面的定植菌，因此最初葡萄糖氯己定主要用于 ICU 患者皮肤去定植，后来随着研究的不断发展，发现葡萄糖氯己定擦浴对于预防 VAP、CLABSI、CAUTI、手术部位感染（surgical site infection，SSI）等也具有一定的效果。其中葡萄糖氯己定擦浴对于 CLABSI 的预防研究最为广泛，效果也最佳，因此，很多指南均推荐将葡萄糖氯己定擦浴作为预防 CLABSI 的一项基本措施。

【证据】

1.葡萄糖氯己定擦浴与 CLABSI 预防

国外一项在 2 个相同床位的内科重症监护室(medical intensive care unit, MICU)进行的前瞻性交叉试验，MICU(A)使用浸有 2%葡萄糖氯己定的毛巾进行身体擦浴，MICU(B)使用肥皂和水进行身体擦浴，观察 28 周后 2 个 ICU 的患者都经过 2 周的肥皂和水洗浴身体(洗脱期)，之后 2 个 ICU 患者的洗浴方式互换，再进行 24 周洗浴观察。结果显示，2%葡萄糖氯己定组患者导管相关血流感染发病率较基线水平下降了 61%。

2004 年 9 月至 2006 年 10 月，在一大学医学中心对 ICU 患者进行葡萄糖氯己定擦浴的前后类试验。该试验于 2004 年 9 月—2005 年 10 月对 ICU 患者采用肥皂和水进行擦浴，回顾性获得 CLABSI 基线感染资料；2005 年 11 月—2006 年 10 月，采用葡萄糖氯己定进行擦浴，获得 CLABSI 感染资料。结果显示，采用葡萄糖氯己定擦浴后，CLABSI 发病率由 5.31 例/1000 导管置管日降至 0.69 例/1000 导管置管日。

孙建华等纳入文献 12 篇进行 Meta 分析，以系统地评价葡萄糖氯己定擦浴对降低 CLABSI 的疗效。结果显示，与采用肥皂和水擦浴相比，葡萄糖氯己定全身擦浴可降低 ICU 患者 CLABSI 的发生率[(RR=0.49, 95%Cl(0.40, 0.60)]。

革兰氏阳性球菌是 CLABSI 最主要的病原体，金黄色葡萄球菌曾是 CLABSI 最常见的病原菌。然而随着广谱抗生素应用日趋广泛，耐甲氧西林金黄色葡萄球菌、鲍曼不动杆菌、耐万古霉素肠球菌等多重耐药菌的发生率在逐步提高。氯己定是一种广谱杀菌剂，对革兰氏阳性和阴性菌均有抗菌作用。研究指出，采用氯己定擦浴可以有效抑制皮肤表面革兰氏阳性菌和阴性菌的滋生，降低条件致病菌浓度，显著减少耐甲氧西林金黄色葡萄球菌和耐万古霉素肠球菌等多重耐药菌的定植。

2.葡萄糖氯己定擦浴液的浓度选择

临床中，葡萄糖氯己定擦浴液浓度有 2%及 4%两种。在最近的一篇于 2016 年发表的有关葡萄糖氯己定擦浴对皮肤及环境影响的文献回顾中，共纳入了 14 篇文献，在这 14 篇文献中，仅 3 篇文献采用 4%葡萄糖氯己定溶液，其余试验浓度均为 2%。在 2016 年 2 月一项有关葡萄糖氯己定擦浴对预防 ICU 患者中心静脉导管相关血流感染的 Meta 分析中，共纳入了 12 篇文献，其中仅 1 篇使用 4%葡萄糖氯己定溶液，其余试验浓度均为 2%。在 2016 年 5 月发表的一篇有关葡萄糖氯己定擦浴对预防导尿管相关尿路感染的 Meta 分析中，共纳入了 8 篇文献，所有纳入文献的研究均使用 2%葡萄糖氯己定溶液进行擦浴。由此可见，无论预防何种感染，临床中多数使用 2%葡萄糖氯己定溶液进行擦浴，且取得了很好的阳性结果，且目前暂无相关研究显示 2%葡萄糖氯己定溶液和 4%葡萄糖氯己定溶液的擦浴效果具有统计学差异。考虑到高浓度的溶液对皮肤造成不良反应的概率更大，我们更推荐使用 2%葡萄糖氯己定溶液。

3. 葡萄糖氯己定擦浴的频次

根据 Cochrane Handbook(5.1.0)质量评价,质量在 B 级以上的文献中,除一项采用每 12 小时进行一次葡萄糖氯己定擦浴的研究外,其余文献均采用每日进行一次葡萄糖氯己定擦浴,有效降低了中心静脉导管相关血流感染。国外研究显示,葡萄糖氯己定皮肤表面浓度达到 18.75μg/mL 时,能够有效抑制细菌生长;当葡萄糖氯己定擦浴超过 24 小时后,皮肤表面浓度降低,保护效应减弱,证实葡萄糖氯己定的保护效应至少可以持续 24 小时。但目前尚未有研究证实,每日进行一次擦浴与每日进行多次擦浴是否有统计学意义,因此护理人员每日应对患者至少进行一次葡萄糖氯己定擦浴。

4. 是否所有患者都应进行葡萄糖氯己定擦浴

目前对于葡萄糖氯己定擦浴的研究主要在 ICU 患者中进行,国外一项研究是在一所拥有 70 张床位的长期急性护理医院进行的,但其中很高比例的患者都需要机械通气支持及留置中心静脉导管,患者类型与 ICU 的近似。一项研究对 8 个非 ICU 的外科手术病房患者每日进行葡萄糖氯己定擦浴,结果显示,8 个医疗单元中有 4 个单元中心静脉导管相关血流感染率下降,3 个单元改进前后感染率均为 0,1 个单元感染率上升,平均感染率由干预前的 1.46 例/1000 导管置管日降至 0.52 例/1000 导管置管日。但由于该文献存在高度偏移,所以葡萄糖氯己定擦浴对非 ICU 患者是否有效,有待进一步证实。

一项探讨葡萄糖氯己定擦浴在 ICU 成人患者中对降低各项感染的有效性的系统评价中,感染包括血流感染(BSI)、中心静脉导管相关血流感染(CLABSI)、呼吸机相关性肺炎(VAP)、导尿管相关尿路感染(CAUTI)、耐甲氧西林金黄色葡萄球菌(MRSA)、耐万古霉素肠球菌(VRE)和艰难梭菌(c-diff)。此项系统评价共纳入了 17 项研究,其中 7 项是随机分组交叉试验,其余 10 项为前后对照试验。结果显示:葡萄糖氯己定擦浴可减少 CLSBAI 和 MRSA 发生的风险,预计可降低 56% 的 CLABSI 感染风险,降低 41%MRSA 的定植及降低 36%MRSA 的感染。同时,该文章指出:葡萄糖氯己定擦浴的有效性可能取决于 ICU 单元中的潜在感染风险。当 ICU 单元 CLABSI 的感染风险为 5 例/1000 导管置管日,则需 360 名患者进行擦浴来预防这一事件;当 CLABSI 感染风险为 1 例/1000 导管置管日,则治疗人数需增加到 1780 人,建议临床医务人员根据各单位具体情况及感染风险,权衡利弊,决定是否进行葡萄糖氯己定擦浴。

美国食品和药物监督管理局(FDA)建议,葡萄糖氯己定的安全使用年龄为大于 2 个月。对于年龄<2 个月的新生儿,应慎重选择葡萄糖氯己定,详见本章第五节"特殊人群的感染防控建议"。

5. 葡萄糖氯己定擦浴方法

(1)如何选择擦洗工具? 对于卧床患者,葡萄糖氯己定擦浴在临床工作中实施困难,依从性差,同时考虑到毛巾及擦浴盆污染率高,所以在国外,一般直接使用独立包装的含有 2%葡萄糖氯己定成分的湿巾对患者进行擦浴。在国内,由于此类型的产品普及率不高,所以一般仍采用浸渍 2%葡萄糖氯己定溶液的毛巾或者棉布对患者进行擦浴。

（2）如何进行葡萄糖氯己定擦浴？目前，国内尚无葡萄糖氯己定擦浴实施的具体要求，美国卫生健康研究与质量管理局署（Agency for Healthcare Research and Quality，AHRQ）于2013年在官网上发布了葡萄糖氯己定擦浴的操作细则。具体方法介绍如下。

葡萄糖氯己定擦浴下颌以下的部位，第一步：擦拭颈部、双肩及胸部；第二步：擦拭双臂、双手和腋下；第三步：擦拭腹部及腹股沟；第四步：擦拭右下肢；第五步：擦拭左下肢；第六步：擦拭背部和臀部。每步之间，都要更换湿巾或毛巾。擦拭后，皮肤会有短暂的黏腻感，不要使用干毛巾或者清水擦洗掉，自然待干即可。

（3）葡萄糖氯己定擦拭操作注意事项。①请勿用葡萄糖氯己定擦拭面部及黏膜部位；②适用于完整皮肤，烧伤、压疮及伤口部位慎用；③擦拭过程中，不要同时使用其他皂液及洗剂，以免减弱葡萄糖氯己定作用；④擦拭后，不建议使用润肤品，如果要使用，请选择与葡萄糖氯己定相匹配的润肤品；⑤如使用一次性湿巾擦洗，用后直接丢弃，不要冲洗后反复使用；⑥如果患者尿失禁，应先使用温水进行清洁，再进行葡萄糖氯己定擦浴，不要使用肥皂做预先清洁；⑦葡萄糖氯己定对于管路、导线以及封闭的敷料也是安全的，带导管的患者全身擦浴完成后，使用葡萄糖氯己定擦拭导管外露部分至少20 cm（约6英寸），擦拭方向为从患者端向远端。

【防控建议】

（1）对于年龄大于2个月的ICU高感染风险的患者或CLABSI发生率高的ICU病房建议每日使用2%葡萄糖氯己定进行擦浴。对于年龄<2个月的新生儿，应慎重选择葡萄糖氯己定。

（2）使用含有葡萄糖氯己定成分的毛巾或一次性葡萄糖氯己定湿巾对患者进行下颌以下部位的全身擦浴。擦拭过程中，不要同时使用其他皂液及洗剂，带导管的患者完成全身擦浴后，使用葡萄糖氯己定擦拭导管外露部分至少20 cm（约6英寸），擦拭方向为从患者端向远端。

三、输液器、无针输液接头及附加装置的使用

输液的附加装置包括输液接头、三通、单腔多腔延长管、肝素帽、管路内过滤器、手动流速控制装置等。中华护理学会静脉治疗专业委员会发布的《输液治疗护理实践指南与实施细则》建议肝素帽可用于外周静脉留置导管，不建议用作CVC及PICC导管的输液接头装置。国内外预防CLABSI指南均指出，应尽量减少三通等附加装置的使用。

输液接头是连接输液器和导管的输液附加装置，主要用于保护导管接口，防止接口反复操作污染，可分为钢针连接和无针连接。无针连接是通过将给药装置和（或）注射器连接到血管通路装置接口或通路装置上进行间歇性输液，消除针头以及由此产生的针刺伤害，以此来保护医护人员。无针接头根据其内部机制的不同分为分隔膜接头（split septum connector）和机械阀（luer-activated mechanical valve）接头；根据其功能的不同，又可分为负压、恒压和正压接头。对于间断输液来说，为了防止接头和注射器/输液器断开时血液反流，对不同结构接头的操作要求也是不同的。

美国 CDC 2002 年版的输液指南已推荐使用无针系统连接静脉输液管。2014 年我国原卫生和计划生育委员会发布的《静脉治疗护理技术操作规范》指出，输液接头宜选用螺旋接口，2023 年修订版《静脉治疗护理技术标准》对这一点的要求没变。但随着技术的革新、临床问题的出现，无针输液接头及其消毒剂的种类也在逐渐增加。由于输液接头操作频繁，是置管后 7 日或更长时间导管管腔内细菌定植和导管相关血流感染潜在的微生物来源，因此临床医务人员应了解各种输液接头对导管相关血流感染发病率的影响，选择最安全的输液接头；并且在连接导管进行输液或给药前，应选择合适的消毒剂对输液接头进行全面的消毒，其对于减少导管相关血流感染发生的风险，具有重要的临床和流行病学意义。

【证据】

1. 输液接头的选择

(1)机械阀接头和分隔膜接头与导管相关血流感染的关系。一项 2005 年在美国内布拉斯卡医疗中心观察研究发现，多个病区出现血流感染率显著增高与使用无针机械阀接头显著相关。其中 8 个移植重症监护病房、9 个住院患者护理病区以及 2 个合作护理病区，所使用的机械阀接头和分隔膜接头相比，原发性血流感染率的发生分别上升了 2.82 倍（10.64 例/1000 导管置管日 vs 3.87 例/1000 导管置管日，$P<0.001$）、2.1 倍（7.3 例/1000 导管置管日 vs 3.47 例/1000 导管置管日，$P=0.02$）和 2.86 倍（15.18 例/千患者住院日 vs 5.31 例/千患者住院日，$P<0.001$）。

国外一项研究显示：机械阀无针接头使用期间的导管相关血流感染率明显高于分隔膜无针接头使用期，其发生率分别为 5.95 例/1000 导管置管日 vs1.79 例/1000 导管置管日，$P<0.001$；机械阀无针接头与分隔膜无针接头的革兰氏阴性微生物相关血流感染率为 39.5%，革兰氏阳性微生物相关血流感染率为 54.8%（54.8% vs 13.6%，$P=0.004$）。

有研究比较了 5 家医院（美国 3 家，澳大利亚 2 家）将分隔膜接头或有针接头换成机械阀无针接头后的情况，其中 16 个 ICU 的导管相关血流感染率显著上升（6.15 例/1000 导管置管日 vs 9.49 例/1000 导管置管日，$P<0.001$）。重新使用分隔膜接头后，其中 14 个 ICU 导管相关血流感染率显著下降（9.49 例/1000 导管置管日 vs 5.77 例/1000 导管置管日，$P<0.001$），表明医院血流感染率上升与机械阀无针接头使用有关。

然而，一项综合 ICU 中开展不同接头与导管相关血流感染的前瞻性随机对照研究中指出，使用无针接头导致导管相关血流感染增加，与没有遵循无针接头的操作指南或使用有关。有研究者也认为实践依从性差是血流感染率上升的主要原因。

基于上述一些临床研究发现，血流感染率显著增高可能与使用机械阀无针接头相关，2010 年美国食品药品监督管理局（U.S. Food and Drug Administration，FDA）申明：由于目前没有足够的信息确定机械阀正压接头与其他接头相比会增加血流感染（bloodstream infection，BSI）发生的风险，要求这些无针机械阀接头制造商进行上市后临床再验证来提供相关的风险评估。

(2)不同压力类型的无针接头与导管相关血流感染的关系。一项体外实验比较了四种细菌在五种不同商家、不同设计的无针接头（三个负压、一个正压、一个恒压）中的定植量，结果显示：细菌定植量由多到少依次为负压、正压、恒压无针接头，恒压接头可以更好地减少细菌进入血管通路。

另有一项研究比较了 8 种不同的无针接头（包括正压接头、负压接头、平衡压接头）与微生物侵入率之间差异的体外研究。无针接头接种金黄色葡萄球菌，对比采取 5 秒和 15 秒两种不同的消毒方案，然后进行 7 天的临床实践模拟（采血，推注和连续输注）。结论显示感染风险可能与无针接头本身结构有关，微生物计数可能与连接部位的形态相关，从而影响了接头消毒效果；有些无针接头在 5 秒和 15 秒消毒方案后回收的菌落数（colony forming unit，CFU）的中位数之间没有显著差异，表明延长消毒时间可能仍然不足以去除一些无针接头的微生物污染物，这可能与无针接头的设计相关。

一项对 2006 年 1 月至 2012 年 12 月发表的文献进行 Meta 分析：共纳入 7 篇研究，共 111255 个中央导管置管日，导管相关血流感染为 1.5 例/1000 导管置管日，其中正压无针接头共有 95383 个中央导管置管日，导管相关血流感染为 0.5 例/1000 导管置管日；合并计算可得，正压无针接头与导管相关血流感染发生的相对危险度为 0.37（95%CI 0.16～0.90）。

一项回顾性干预研究，探讨医务人员医院感染预防教育、增强意识和操作变化（包括使用一款新型设计的正压接头）的干预是否会降低小儿心脏重症监护病房的 CLABSI 发生率。最后结果显示，干预前估算平均 CLABSI 发生率为 7.8 例/1000 导管置管日，干预后 CLABSI 发生率为 2.3 例/1000 导管置管日。

一项前瞻性随机对照临床试验，将 160 名通过 PICC 或中央导管接受肠外营养的二级病房外科成人患者随机分为试验组与对照组，试验组使用正压机械阀无针接头，对照组使用无正压装置的标准帽。结果显示：试验组发生 2 例 CLABSI，且均发生在双腔 PICC；对照组未发生感染（$P = 0.497$），两种接头在 CLABSI 未见明显差异。不过有研究者认为出现这样的结果可能是由于样本量偏少。

(3) 新型无针接头与导管相关血流感染的关系。一项含纳米银无针接头的体外模拟临床实验研究，结果显示：含纳米银的无针接头能够杀死流体通道中的微生物，并防止内部生物膜的形成。

一项含银涂层无针接头的随机对照临床试验研究，对比 119 个含银涂层的接头与 117 个不含银涂层接头的外部硅胶封口和内部流体通路的微生物数量，结果显示：两组外部硅胶封口的微生物数量无差异（OR0.8，95%CI 0.47～1.39，$P = 0.49$）。内部流体通路的微生物数量存在显著差异（OR 0.4，95%CI 0.23～0.69，$P = 0.001$）。可见，含银涂层的无针接头可减少通过管腔内获得的导管相关血流感染发生的风险。

一项对含银涂层的抗菌无针接头进行前后对照观察性研究，共纳入 15845 例患者，140186 个导管置管日。结果显示：含银涂层的无针接头组的每千个插管日 CLABSI 发生率低于对照组（1.21 vs 1.79，发生率比 0.68，95%CI 0.52～0.89，$P = 0.005$），使用含银涂层的无针接头的 CLABSI 发生率降低了 32%。

虽然银离子具有抗菌性，但当其与蛋白类（如血液等）接触后可能影响其抗菌活性，因为蛋白质可以螯合银离子并中和或削弱其抗菌活性。一项体外实验室研究观察不同类型含银涂层接头与血液接触后的抗菌活性。结果显示：与血液接触后其抗菌活性明显下降，认为含银涂层无针接头并不能降低导管相关血流感染的发生率。

综上所述，鉴于研究设计、研究人群、研究方法等限制性，没有证据证明哪一种接头能更好地预防导管相关血流感染，且血流感染率与临床操作有关，还有待开展大样本的前瞻性随机临床试验进行评估。因此，医院感染专职人员日常中应加强血流感染率的持续监测，尤其是临床实践发生变化的时候，如使用新接头的同时督促护理人员遵循接头厂家的使用指南。

(4)哪种输液接头的血栓性堵管发生率低？血液回流到静脉导管或无针输液接头可增加导管阻塞和形成生物膜的风险，从而增加导管相关血流感染。一项为了评估不同类型的无针输液接头冲管后液体回流情况所做的实验研究显示：恒压接头液体回流量最少，负压接头液体回流量最多。一项对使用不同类型的输液接头与导管堵管发生情况进行随机临床试验研究，接头分别使用分隔膜、单向阀、正压阀。结果显示：单向阀组(2/149，1.3%)、正压阀组(5/150，3.3%)、正压阀组(生理盐水冲管)(6/150，4%)的完全堵管率均小于运用分隔膜组(19/150，12.7%)($P<0.05$)。一项前瞻性对照研究比较了住院儿科CVC置管患者运用正压机械阀无针接头与分隔膜接头在CVC堵管率方面的差异。第一阶段的151个CVC全部接分隔膜无针输液接头；第二阶段的161个CVC全部接正压机械阀接头。结果显示：正压机械阀组的导管完全堵管率(3.7%)小于分隔膜组(11.9%)($P=0.012$)。一项前瞻性随机研究，比较302位成人及儿科患者使用三种无针接头对PICC导管堵管的影响，结果显示：共9634个PICC导管置管日，堵管发生率(例/1000导管置管日)由高到低依次为负压机械阀(3.4)、正压机械阀(1.2)、近端带有三向瓣膜(PASV)的PICC(0.3)($P=0.005$)。对1998年11月至2000年4月居家护理中心的354位成人及儿童中央导管置管患者进行的一项回顾性研究显示：正压接头的堵管率(2/92，2.2%)小于无正压装置的标准接头(23/262，8.8%)($P=0.05$)，且导管维护和接头等费用支出正压接头远低于对照组。然而，一项前瞻性随机试验比较了正压阀无针接头与无正压装置标准帽的堵管发生情况，结果显示：正压阀组(6.95例/1000导管置管日)的堵管率大于标准帽组(1.3例/1000导管置管日)，但差异并没有统计学意义($P=>0.05$)。不过此研究中正压接头组的PICC导管腔数与置管时间均大于标准帽组($P=0.0033$)，加之样本量偏少，作者认为这些都可能会影响结果。一项对新型抗反流阀接头的临床研究，重症监护病房377位中央导管及外周导管置管患者进行的前瞻性观察研究，第一个月内运用负压机械阀接头并运用肝素及生理盐水冲管；第二个月内在机械阀的基础上添加抗反流阀，并用同样的冲管方案；第三个月将加有抗反流阀的机械阀接头的冲管方案改为只用生理盐水。结果显示：中央导管($n=189$)的堵管率明显从第一个月的30%下降到第二个月的7.6%和第三个月的12.5%($P<0.001$)。关于抗反流阀在导管血栓性堵管方面的情况仍需进一步研究。

国外一项回顾性观察性研究，观察不同无针接头设计对CVC堵塞影响，比较了接受家庭输液治疗患者应用两种不同设计的无针输液接头(平衡压无针接头、防逆流无针接头)堵管率的差异。结果显示：从使用平衡压无针接头的中心静脉导管的患者，转换到使用防逆流无针接头CVC的患者，CVC的堵管率降低了55.1%；从置管到首次发生堵管的平均导管留置时间分别为10天(平衡压无针接头)和15天(防逆流无针接头)，且每100个中心静脉导管日的阿替普酶总剂量和相关成本减少了 56.4%。

总之，由于研究在患者人群、治疗方案、导管类型、冲管方法等方面的限制性，且血栓性堵管与多重输液治疗、频繁通过导管抽取血样本、不恰当的冲管方式等相关，因此无法确定将血栓性堵管率降至最低的接头选择类型。但也有研究团队客观指出：鉴于持续输液与间歇输液、导管类型(带瓣膜与不带瓣膜)和导管的口径、输液环境(医院和家庭)等因素，难以确定性价比最佳的输液接头，建议根据具体情况选择最适合的输液接头。虽没有明确某种类型的输液接头在预防 CLABSI 方面优于另外一种，但表面光滑的输液接头容易消毒，结构透明的输液接头冲洗效果更可视，是值得推荐的。

2. 输液接头的消毒

一项前瞻性模拟实验室研究，对照观察 70%乙醇和新型 70%乙醇葡萄酸氯己定消毒帽用于无针接头的消毒效果。结果显示：未进行消毒直接连接的 15 个接头(100%)细菌传播(4500~10000 CFU)，30 个使用 70%乙醇消毒的接头中有 20 个(67%)细菌传播(442~25 000 CFU)，60 个使用新型含 70%乙醇葡萄酸氯己定的消毒帽的接头中只有 1 个接头有(1.6%)细菌传播。一项研究观察了导管接头使用 70%乙醇和 3.15%乙醇氯己定的消毒效果，结果显示，所有未消毒的接头细菌生长(金黄色葡萄球菌 400~500 CFU、表皮葡萄球菌 400~500 CFU、铜绿假单胞菌 50~100 CFU)，使用 70%乙醇和 3.15%乙醇氯己定消毒应用摩擦力擦拭 15 秒，保证无细菌生长。一项实验室研究模拟无针接头被细菌污染后，测试氯己定和乙醇不同的擦拭时间(5 秒、15 秒、30 秒)下残留的消毒剂活性。乙醇未能充分消毒，特别是被金黄色葡萄球菌或假单胞菌污染时。5 秒擦拭时间后两种消毒剂的效果相似，但氯己定残留消毒剂活性长达 24 小时。

国内一项研究将 510 例行 PICC 置管的肿瘤患者随机分为研究组和对照组，研究组采用独立包装的单片乙醇棉片消毒无针接头，方法为揉搓法，用力擦拭接头 15 秒；对照组采用 75%乙醇棉签消毒接头 15 秒。其结果是静脉炎发生率分别是 1.9%和 19.2%；导管细菌定植率分别是 0.4%和 6.0%，两组比较差异有统计学意义($P<0.01$)。另一项研究将 148 例行 PICC 置管治疗的肿瘤患者随机分为观察组和对照组，各 74 例。对照组采用传统的碘伏棉签消毒导管无针接头，观察组采用独立包装的乙醇棉片擦拭消毒无针接头。结果显示：观察组发生静脉炎 1 例，导管细菌定植 1 例，导管相关性感染发生率为 2.7%，明显低于对照组 14.86%($X^2=6.831$，$P<0.05$)。

2014 年，英国国家健康与临床优化研究院(National Institute for Health and Care Excellence, NICE)发布的指南中指出导管连接器的消毒可选用 70%乙醇、聚维酮碘(即碘伏)，或葡萄糖氯己定含量>0.5%的乙醇溶液。2014，美国 CDC 指南的更新版再次指出，无针连接器以及注射端口连接导管前用葡萄糖氯己定乙醇、70%的乙醇冲洗，且为了增强消毒效果，机械摩擦要不少于 5 秒。我国 2021 年版《血管导管相关感染预防与控制指南》指出，保持导管连接端口的清洁，每次连接及注射药物前应当用符合国家相关规定的消毒剂，按照消毒剂使用说明对端口周边进行消毒，待干后方可注射药物；如端口内有血迹等污染时，应当立即更换。2023 年，我国国家卫生健康委员会发布的《静脉治疗护理技术操作标准》(WS/T 433—2023)指出：经输液接头(或接口)进行输液及推注药液前，应使用消毒剂多方位擦拭各种接头(或接口)的横切面及外围并待干。

2015 年一篇关于无针接头消毒实践的系统评价,包含 140 项研究,34 个摘要。结果显示:尽管有推荐用 70%乙醇擦拭 5~60 秒,但目前尚无法确定最佳的消毒剂及消毒时间。研究还指出使用乙醇消毒帽可显著减少感染的发生(48%~86%),认为无针接头的消毒取决于接头表面粗糙度及存在的凹槽或间隙的位置及数量。

2017 年一项研究在实验室通过将 648 个无针接头分为两组,一组涂抹人血清,一组无处理,之后均暴露于金黄色葡萄球菌、铜绿假单胞菌、白念珠菌三种菌体中,并运用三种消毒方法:70%异丙醇帽、70%异丙醇棉片及葡萄糖酸氯己定各擦拭 5 秒、15 秒、30 秒。结果显示:葡萄糖酸氯己定擦拭 5 秒已优于其他方法的任何时间,最理想的接头消毒方法是用葡萄糖酸氯己定擦拭 30 秒。然而,一旦暴露于人血清,即便使用葡萄糖酸氯己定擦拭,微生物体的减少量也大大降低(>50%)。因此,无针接头在抽血或输血后应弃去,否则很难进行消毒。

综上所述,输液接头维护实践中,可接受的消毒试剂包括 70%乙醇、碘伏(即聚维酮碘),或葡萄糖氯己定含量>0.5%的乙醇溶液。涂擦消毒和待干的时长取决于无针接头的设计和消毒剂的属性。关于 70%的异丙醇,有报道提出涂擦时间为 5~60 秒,有效杀菌时间为消毒液尚未蒸发和完全待干时。关于其他试剂或组合试剂,因为关于最佳消毒时间的报告不一致,需要进行更多的研究。同时提醒医务人员在维护输液接头时应严格执行消毒技术,院感相关部门做好依从性监测。

3. 输液接头更换的频率和指征

输液接头是输液附加装置的一种,存在于整个输液的密闭系统内,减少对其密闭性的破坏和缩短导管开放时间可以预防导管相关血流感染。

有人对 2012 年 6 月以前发表的相关文献进行了一个系统评价,共纳入 18 篇研究,其中临床试验 16 项,病例 5001 人。研究设计分为三类,即比较每隔 24 小时与每隔 48 小时或更长时间更换输注装置、每 48 小时与至少每隔 72 小时更换输注装置、每隔 72 小时与每隔 96 小时更换输注装置的效果。结果显示:当延长输注装置的更换时间时,总体输注装置细菌定植危险(RR = 1.15, 95%CI 0.70~1.86)、导管细菌定植危险(RR = 1.08, 95%CI 0.94~1.24)、CLABSI 危险(RR = 1.06, 95%CI 0.67~1.69)、BSI 危险(RR = 0.67, 95%CI 0.27~1.70)均没有显著性差异。此研究给出建议:通过中心或外周动静脉输注不容易促进细菌生长的液体时(非血液制品、营养液),每 96 小时更换一次输液装置,包括二级装置和连接器等,是安全和经济的。

2014 年,美国 CDC 指南指出:不用于输注血液、血液制品或脂质的血管给药输液置更换时间应不超过 96 小时;在输注脂质及血液类时,输液装置更换时间应不超过 24 小时。因此,在连续性输液时为了确保输液装置的密闭性,无针接头的更换频率不应过于频繁,在更换输液装置时也应更换无针接头,一般每次不超过 96 小时。此外,在以下情况中应更换无针接头:任何原因下的无针接头被移除;发现无针接头中有残留血液或者其他残留物;从血管通路装置里抽取血液培养样本之前;确定受到污染的时候;按照组织政策、程序、和(或)实践指南的规定或按照生产商使用说明书规定的时候。在更换时,可根据生产商所提供的操作说明依次夹闭导管，最后分离无针接头，充分机械涂擦消毒剂，待干后更换上新的无针接头。

4.间断输液时无针输液接头的防护

间断输液的患者存在无针输液接头暴露在外的问题，会增加感染机会。国内研究显示，目前临床较多使用无菌纱布或输液贴进行包裹，还有研究使用静脉输液器的滴壶自制无针输液接头防护帽进行防尘。国外相关研究同样指出，不能将无菌输液接头暴露在外，应使用无菌接头保护帽等无菌防护装置。

5.附加装置的使用

为保持输液系统的完整性，应尽可能减少断开和操作而造成的感染风险，尽量减少附加装置的使用。临床使用时，优先使用最大化减少操作次数和减少多个附加装置的输液系统。

三通在连续密闭式输液系统中作为连接装置使用，能够减少输液接头的断开频率，保证输液系统的密闭性，在严格规范操作的情况下并不会增加感染的风险。如作为间断给药的输液连接，虽没有研究明确显示会增加感染，但考虑到三通内部结构的无效区会影响冲管、消毒效果，建议将三通用于密闭式输液系统中，并需要与无针输液接头连接使用，且严格遵守操作规范，减少频繁接触，与输液系统一同更换。

6.输液器的更换频率

2023年版《静脉治疗护理技术标准》指出，输液器应每隔24小时更换1次，如怀疑被污染或完整性受损时应立即更换；用于输注全血、成分血或生物制剂的输血器宜4小时更换1次。2021年版《血管导管相关感染预防与控制指南》建议输液1天或者停止输液后，应当及时更换输液管路；输血时，应在完成每个单位输血或每隔4小时更换给药装置和过滤器；单独输注静脉内脂肪剂(IVFE)时，应每隔12小时更换输液装置。

【防控建议】

(1)没有足够证据说明可有效预防CLABSI和减少血栓性堵管发生的输液接头类型。

(2)每次连接输液装置前，应对无针输液接头进行消毒，使用葡萄糖氯己定乙醇、70%的乙醇或碘伏全方位地用机械法强力擦拭接口5~60秒，具体时间和消毒剂的选择可遵循厂商说明。

(3)更换无针输液接头的频率不应过于频繁，一般5~7天更换一次；发现无针接头中有残留血液或者其他残留物、接头或其他附加装置被取下或怀疑污染时应立即更换无针接头。

(4)间断输液期间，当无针输液接头断开时，不能将接头暴露在外，以防输液接头污染。建议使用无菌保护装置(如无菌接头保护帽)保护无针接头端口。

(5)应限制三通等附加装置的使用，以减少操作次数，从而减少感染风险。

(6)输液器应每隔24小时更换1次，如怀疑被污染或完整性受到破坏时，应立即更换。用于输注全血、成分血或生物制剂的输血器宜4小时更换一次。输注丙泊酚时，每隔

12 小时更换 1 次输液器及药液。

（7）输液附加装置应和输液装置一并更换，在不使用时应保持密闭状态，其中任何一部分的完整性受损时都应及时更换。

（8）建议将三通用于密闭式输液系统中，并需要与无针输液接头连接使用，且严格遵守操作规范，减少频繁接触，与输液系统一同更换。

四、血标本采集环节的感染防控建议

随着医学的迅速发展，先进的检验手段为准确地诊断治疗提供了保障，一个有价值的检验结果需要护理人员、患者、检验人员多方面的密切配合才能完成。在实际工作中，检验前的质量控制易被忽视。研究发现检验前的血标本质量误差占 70.0%，国内一项研究通过设计一套规范化的血标本采集送检流程，在临床进行培训、试点，应用完善并在全院推广使用，使用后发现不合格标本率显著降低，血标本质量明显提升。因此，建立规范化的血标本采集及送检方法和流程尤为重要。

【证据】

1. 能否经中心静脉导管进行采血

经中心静脉导管采血以进行化验，应基于评估其利益和风险：①静脉穿刺的风险包括焦虑、疼痛、皮肤和附近的神经损伤、接受抗凝血剂或出血性疾病的患者发生血肿；②与使用血管通路装置（venous access devices，VAD）相关联的风险包括增加血管通路装置接口的操作和可能发生并发症。

避免使用中心血管通路装置获得血液样品进行培养，因为这些样品更容易产生假阳性结果。对此，使用中心血管通路装置管腔内污染，VAD 通畅率变化和与 VAD 输送药物的吸收相关的错误实验室值。应仅限于不存在外周静脉穿刺点时或当需要对导管相关的血流感染进行诊断时获得血液样品。当采集血液样品时应移除和丢弃使用过的无针输液接头，以减少假阳性血液培养结果的风险。

不要经常使用输注肠外营养的中心血管通路装置进行血液采集，因为这是引起导管相关血流感染的一个严重风险因素。一项对居家经中央导管进行胃肠外营养治疗的 125 名成人和 18 名儿童患者为期 6 年的研究显示，经输注胃肠外营养的中央导管进行采血是 CLABSI 的风险因素（$P<0.001$）。

INS 并未给出经中心静脉导管采血的适用人群，但提出对儿科患者、静脉采血困难的成年患者、存在出血性疾病的成年患者和需要系列试验的成年患者，考虑通过留置的外周静脉留置针获得血液样品。

2. 经中心静脉导管采血的方法与注意事项

一项对经中心静脉导管采集血标本技术的临床研究进展进行了综述，经中心静脉导管采集血标本的方法包括回输法、推送法、废弃血法和死腔法。1998 年，有研究者将丢弃的废血样本 50 份分为两组，一组废血刚从导管抽出时就立即过滤，另一组则放置 5 分钟后再过滤，发现前一组血样中 50% 有血栓，且多呈长度为 0.1~0.2 cm 的管形，还有长度为 1.6~2.8 mm 的圆形；后一组血样中 4% 有血栓，长度为 8.3~18.4 mm，为此学者建议不要使用回输法。故此处仅介绍后三种的操作方法。①推送法。推送法也叫混合法，操作方法具体描述如下：操作者首先用 10 mL 注射器抽取 5 mL 生理盐水冲洗中心静脉导管，冲洗完毕，仍用该 10 mL 注射器抽取 6 mL 血液，然后在不分离注射器和中心静脉导管管端的情况下，直接将抽取的 6 mL 血液推送至管道，再抽，再推，如此反复，总共进行 4 次循环；4 次循环结束后，弃去空注射器，重新取一无菌注射器连接中心静脉导管，抽取所要送检的血标本的血量；最后用 20 mL 生理盐水冲洗中心静脉导管。该方法的原理：通过 4 次推送中心静脉导管中血液的过程，将循环系统的血液与导管中的血液进行混合和交换，使得导管里的血液成分接近于循环系统的血液。一项研究对 28 例置管患者分别采用不同的标本采集的方法进行比较，结果发现推送法能够保证所抽取的血标本检验结果的准确性，不会造成血容量的丢失，使用器材较少，同时也减少了管道的污染和血液的暴露。推送法的缺点是要做到管道的血液与循环系统血液的充分交换较难，并且在推送血液过程中可能因为给血液带来震荡而导致溶血。②弃废血法。弃废血法的操作方法：操作者首先用 10 mL 注射器抽取 5 mL 生理盐水冲洗中心静脉导管，冲洗完毕，仍用该 10 mL 注射器抽取 6 mL 血液，并将抽取的 6 mL 血液废弃不要；重新取一无菌注射器连接中心静脉导管，抽取所要送检的血标本的血量；最后用 20 mL 生理盐水冲洗中心静脉导管。该方法的原理同回输法，但对最开始抽取的 6 mL 血液的处置方法不同。一项研究对 64 例置管患者采取弃废血法采集血标本，检验结果证明了弃废血法能够保证血标本检验结果的准确性，并且可以避免因废血回输而带来的危害。该方法的缺点是会导致血容量减少、血液暴露，并且同样存在混淆废弃血和送检血标本的隐患。③死腔法。其操作方法具体描述如下：操作者使用无菌注射器连接中心静脉导管管端，抽取中心静脉导管死腔容积 2 倍大小的量的血液，并将抽取的血液废弃不要；如果抽取前该中心静脉导管管腔是肝素化的或者所要抽取的血标本是行凝血方面的检查，则应抽取中心静脉导管死腔容积 6 倍大小的量的血液，弃之不要；重新取一无菌注射器连接中心静脉导管，抽取所要送检的血标本的血量；冲洗中心静脉导管。该方法认为在抽取血标本之前消除导管死腔容积，再抽取得到的血液成分与循环系统血液成分相同。一项研究分析了 254 份采用死腔法采集的血标本，发现检验结果的准确性是 98%，证明了死腔法的有效性。死腔法是弃废血法的延伸，该方法最大的优点是适用于不同型号和类型的中心静脉导管，并且减少了血液的浪费。

最佳的经中心静脉导管采集血标本方法是尽可能地减少导管堵塞、血栓形成、血容量丢失和感染的发生。弃废血法是临床上使用最多的采集血标本的方法，也是很多临床护理指南推荐的采血方法。但是在一些特殊病房，如儿科病房、重症监护病房、骨髓移植病房，反复多次使用弃废血法采集血标本会导致患者明显的血容量丢失，甚至导致贫血，增加患者输血次数。推送法虽然没有弃废血法应用广泛，但有多项研究表明推送法采集血标本与弃废血法采集血标本在实验室结果上差异无统计学意义，并且推送法没有提高溶血、血液稀释和感染的发生率，这为推送法的临床应用提供了循证依据。死腔法是最新提出的方法，其实质是对弃废血法的改进，该方法不但减少了血量的浪费，而且考虑了中心静脉导管的类型，适用于各种型号导管的采血，并被认为是目前最佳的采集血标本的方法，但该方法仍然没有摆脱丢失血容量的缺点。要找到既保证检验结果的准确性，又不对患者造成危害的采集血标本的方法，还需要研究者进一步探索。在现有的研究基础上，临床实践者应根据患者的实际情况及其主观愿望，选择合适的采集血标本的方法。

2016 版 INS 输液治疗实践标准对经中央导管采血提出的注意事项如下：确保所有员工均执行标准化协议，包括彻底冲洗 VAD 管腔（例如，10~20 mL 的 0.9%氯化钠溶液），在使用丢弃方法时废弃足够量的血液。

仔细评估从肝素化中心血管通路装置获得的血液样品的凝结值。在一个小型研究中，当以 10 mL 的 0.9%氯化钠溶液冲洗肝素化的经外周穿刺的中心静脉导管（PICC）且 6 mL 血液被丢弃时，凝结值与通过单独静脉穿刺获得的值关联，国际标准化比率（INR）除外。当对结果有疑问时，需要通过直接的静脉穿刺进行再测试。

在从中心血管通路装置采血前终止输液，使用不含防腐剂的 0.9%氯化钠溶液冲洗管腔。研究并未设立终止输液流的时长或冲洗液的量。一项研究表明在抽样前应停止输液，并等待 10 分钟。

对于多腔中心血管通路装置，使用最大的腔进行采样。对于含交错管腔出口位的中心血管通路装置，应选择出口位距离心脏最远的管腔来采血。一项研究表明，当与最小量（3 mL）相比时，最大量（10~20 mL）的冲洗溶液会提供更精准的抗菌药物峰值水平。

对于治疗性药物监测，从一个并非用于所监测药物输注的专用管腔抽取血样样品。当不使用专门的中心血管通路装置腔时，测试结果可能会被错误地拉高，如果剂量调整取决于测试结果的准确性时，需要仔细对其评估，可能需要通过直接的静脉穿刺再次进行测试。冲突研究表明了使用中心血管通路装置进行血液采集时抗菌药物水平升高，而其他的研究表明并无差异。通过以有机硅、聚氨酯和聚氨酯银构成的中心血管通路装置进行的体外和体内免疫抑制药物研究已表明了超高的药物水平。

【防控建议】

（1）不推荐常规使用中心静脉导管采集血标本。仅限于当外周静脉不存在穿刺点或需要对导管相关血流感染进行诊断时，可从中央静脉导管采集标本。

（2）当从中心静脉导管采集标本时，应移除正在使用的无针接头，采集完成后需更换新的输液接头。

五、健康教育环节的防控建议

欧美等发达国家出院患者导管的维护多由经过培训的社区护士完成。我国目前开展 PICC 置管及维护的多为二级以上医院，大部分患者化疗间歇期返回医院进行 PICC 维护，如 PICC 专科护理门诊；少部分偏远地区 PICC 置管患者选择居家护理；携带输液港的患者回医院进行维护。国内 2021 版 CLABSI 防控指南提出对患者及家属进行相关知识的培训；2023 年《静脉治疗护理技术操作标准》（WS/T433—2023）要求"应对患者和照顾者进行静脉治疗导管使用及维护等相关知识的教育"。因此，护士应对患者及家属做好静脉治疗导管，特别是导管间歇期维护注意事项的健康教育。

【证据】

留置 PICC 出院患者如导管维护不当，会造成并发症的发生。如出汗、沐浴等处理不当会造成敷料潮湿，更换不及时会引起穿刺部位感染；剧烈咳嗽、便秘等会使静脉压力增大，血流反流至导管，如未及时冲管可能会引起导管堵塞。因此，需对留置 PICC 出院的患者进行健康宣教，指导患者日常生活的活动限制和活动中管路的保护、每日评估、判断异常情况，并按时定期进行维护。有研究显示肿瘤患者 PICC 并发症发生率为 40.7%，实施包括患者教育在内的综合改进措施后并发症发生率下降到 15.9%；有研究认为实施个性化的患者教育能减少血液肿瘤患者 PICC 导管相关感染的发生。目前国内 PICC 专科护理门诊尚未完全建立，PICC 在县级以下医院开展得较少，条件受限的置管患者选择居家护理，由家中接受过指导的家属定期维护导管。但研究显示居家护理会增加患者导管并发症的发生，非专业人员维护明显会导致感染率提高，PICC 应由专业人士进行维护。国内一项研究指出 PICC 专科护理门诊能够减少并发症的发生，并发症发生率可由原来的 16.2% 下降到 7.0%。一项研究健康教育路径对 PICC 置管肿瘤患者自我护理能力和早期导管相关并发症的影响，得到的结论是健康教育路径模式可以提高患者导管维护的能力，减少患者带管期间并发症的发生。

植入输液港的患者出院后对输液港使用维护的知晓率低，大大增加了导管相关性感染、导管堵塞等并发症的发生。国内很多基层地区医院尚未开展此项技术，维护时患者必须返回置管医院。一项对输液港置入患者出院后维护现状调查的结果显示，34.62% 患者不知道维护对输液港留置时间的影响，39.42% 患者冲港时间超过 1 个月，7.69% 患者出现堵管，2.88% 患者出现感染。因而对出院患者及其看护者进行健康宣教，指导其治疗间歇期在家对输液港进行自我观察及护理是十分必要的。一项随机对照研究通过知识小册子等方式在植入输液港手术前对患者进行健康教育，结果显示这能明显提高患者对植入式输液港知识的掌握程度。一项研究显示对输液港维护进行规范培训，可提高患者对护士在输液港健康教育方面的满意度，减少并发症的发生，使输液港的使用更安全有效。

治疗间歇期 PICC 带管患者健康宣教的内容包括以下几点。

(1) 指导患者可以从事一般性的日常活动，如做饭、洗碗、扫地、拖地等，手臂可以弯曲、伸展、握拳等活动，但需避免进行剧烈活动或运动，如举重物、打球等，以免导致脱落和移位。告知患者避免重力撞击带管部位，避免在置管侧手臂上方扎止血带，测血压。

(2) 置管期间可以淋浴，不可游泳、盆浴、泡澡等。指导患者淋浴前可先用小毛巾包裹置管穿刺部位，再用塑料保鲜膜在肘部缠绕 2~3 圈，将上下边缘分别用胶布贴紧，淋浴后及时检查敷贴是否松动，如有异常立即就诊。

(3) 注意保持穿刺部位的清洁干燥，不可擅自撕下敷贴，发现敷贴有潮湿、卷边、污染或其他情况应及时去医院进行维护。

(4) 指导患者在家期间学会自行观察导管是否固定妥当，指导患者如何正确地穿脱衣服，避免意外拔管，指导患者在置管处可用弹力网状绷带或松紧适宜的丝袜加固保护。观察有无手臂的肿胀，学会测量臂围，每日 1 次并做好记录，观察有无穿刺点渗血、有无疼痛发红、有无瘙痒、有无脓性分泌物等异常情况，若有应及时就诊。

（5）注意保护PICC导管外露的接头，防止导管损伤和将导管拉出体外。注意衣服的袖口不宜过紧，穿脱衣服时要防止把导管带出。

（6）教会患者掌握发生异常情况，如导管断裂、敷料脱落、导管移位、导管中有血液反流等时的应急处理方法：①当透明敷料因洗澡后、出汗等而潮湿后，发生不完全性脱落时，可用无菌纱布覆盖包裹，并及时就诊；②如果患者不慎将PICC导管带出较长一段时，请不要盲目插入导管，应先用无菌透明敷料将带出的导管固定，并及时到医院就诊，由PICC专业护士根据情况对外露的导管进行修剪或更换；③当导管的接口处出现渗液、渗血时，应检查导管是否有破裂，一旦证实已发生导管破裂时，应不要再用力拉扯导管，保持导管的原来位，并用无菌透明敷料将带出的导管固定，然后及时到医院进行修复；④当发现PICC导管中有暗红色的血液时，应到医院请专业人员先将积血抽出（避免将血栓冲入），再彻底冲管。

植入输液港的患者或其看护应每天至少检查一次穿刺部位是否有异常及其敷料情况，在沐浴过程中保护穿刺部位，女性胸罩带没有在连接区域摩擦；如果穿刺部位有疼痛、烧灼感、刺痛或者剧痛等症状或体征应立即报告；如肩部、颈部出现疼痛及同侧上肢水肿或疼痛等症状，也应及时回医院检查。此外，还需告知患者按时返回医院进行维护。

另外，建议为治疗间歇期携带PICC或输液港的患者建立随访记录本，登记患者个人信息、置管信息、每次维护记录以及出现的异常情况等内容，以便对留置管路进行追踪维护。

【防控建议】

对携带PICC出院患者、携带输液港出院患者进行健康宣教，包括日常维护、观察等方面的内容。

六、医务人员的培训与教育

美国CDC、医疗感染控制措施咨询委员会（hospital infection control practices advisory committee，HICPAC）等推出的指南中明确指出，要对参与中心静脉导管相关操作（包括置管和维护）的人员进行培训和教育，以减少中心静脉导管相关性血流感染的发生。2021年，我国发布的《血管导管相关感染预防与控制指南》在2010年版指南的基础上，从依法执业与能力要求上增加了管理要求，"应当由取得医师、护士执业资格，并经过相应技术培训的医师、护士执行血管导管留置、维护与使用。""相关医务人员应当接受各类血管导管使用指征、置管方法、使用与维护、血管导管相关感染预防与控制措施的培训和教育，熟练掌握相关操作规程"。研究发现，建立专业化的医护队伍，如静脉治疗小组、导管评估小组以及导管维护小组并定期进行能力认证在导管相关性血流感染预防中占有非常重要的作用，可以有效提高医护人员对医院感染危险因素的认识和预防意识，减少导管相关性血流感染的发生。

【证据】

一项研究指出，由一些缺乏经验的医护人员进行导管穿刺和维护可能增加导管内细菌定植和导管血流感染的危险，而由指定的或专门培训的医护人员负责导管插管和导管的维护，可以有效减少导管相关性感染和医疗费用。国内一项研究通过对设立感染控制专科护士岗位前后导管使用率及感染发生率进行比较，结果发现在 ICU 设立感染控制专科护士后，导管使用率从 67.6% 降低到 62.8%，感染率从 4.29‰降低到 0。一项对照研究也得到了类似的研究结果，研究者将 2008 年行血管内置管者作为对照组，2009 年行血管内置管者作为观察组，通过加强对观察组 ICU 护士预防导管相关性血流感染相关知识和技能的培训、规范中心静脉导管敷料更换的流程，观察干预前后导管相关性血流感染发生率的变化。结果发现，加强临床医护人员的教育培训、规范中心静脉导管敷料更换的流程可以降低导管相关血流感染的发生率。

国外一项研究发现，定期对护士穿刺和维护的能力进行认证，建立专业化的医护队伍，如静脉治疗小组、导管评估小组以及导管敷料评估小组等在导管相关性血流感染预防中占有非常重要的作用。另有研究也表明，人员的定期培训考核可以有效提高医护人员对医院感染危险因素的认识和预防意识，从而减少导管相关血流性感染的发生。这说明人员的定期培训与考核对减少导管相关性血流感染的发生具有重要意义。然而一项针对 71 家医院进行的调查研究显示，对护士进行导管留置和维护的培训缺乏持续性，仅有 40.8% 的医院每年对护士置管和维护的能力进行培训。有研究发现，对 CVC 插入的最佳实践和维护进行培训能够有效减少中心静脉导管相关性血流感染的发生；另有研究也指出，专题的导管护理讲座的培训能够减少中心静脉导管相关性血流感染的发生。同时，也有研究提到要对导管相关性血流感染相关知识和技能、中心静脉导管敷料更换的规范流程进行培训，减少中心静脉导管相关血流感染的发生。

只有经过专业机构或专业人员培训并通过考核的医务人员才能熟练掌握中心静脉导管留置、拔除、护理、维护、监测的相关内容，并为置管后的患者提供正确的护理和规范化监测。

【推荐意见】

（1）实施静脉治疗护理技术操作的应为注册护士，且应定期进行静脉治疗所必需的专业知识及技能培训。

（2）PICC 置管操作应由经过 PICC 专业知识与技能培训、考核合格且有 5 年及以上临床工作经验的操作者完成。

（3）护理管理部门应对医护人员开展置管和维护的定期培训，并评估其对指南的知晓度和依从性。

七、质量管理

CLABSI 的防控需要临床科室、护理部与感染控制科等多部门协作，自上而下地统一管理与监控，包括建立健全相关制度、规范，提供相关培训，持续目标性监测和依从性监测，以及定期对发现的问题评价与反馈，实现闭环管理。

（1）建立健全相关制度、规范。①CVC/PICC/PORT 置管和维护的规范以及核查表；②不同输液接头使用的操作规范，冲、封管操作规范以及维护流程规范；③为临床提供标准化的记录格式，以便进行数据收集和质量评估。

（2）提供相关教育与培训。

（3）持续目标性监测和依从性监测。CLABSI 发生率虽然主要由院感科监测，但同样需要护理部、质控部门和临床护理管理者予以关注和重视，通过持续目标性监测发现科室感染率的变化动态，结合依从性监测，发现临床问题予以改进，同时加强临床护士对感染防控的意识和操作。监测过程中使用统一标准，如 CLABSI 的确诊标准，CLABSI 发生率分子、分母的统计标准等。

依从性监测主要了解临床实际工作情况，为护理管理者开展培训及教育提供依据，使其更具有针对性。置管时依从性监测内容：置管指征、置管部位、手卫生、最大无菌屏障、皮肤消毒等。导管维护的依从性监测内容：置管天数、每天评估导管留置的必要性、手卫生（接触导管前后、接触敷料前后、接触无针输液系统前后），以及敷料更换、无针输液接头相关操作、输液管路的更换、葡萄糖氯己定乙醇擦浴等。

核查表是依从性监测最普遍的工具。值得一提的是，考虑到置管者本人进行置管的过程中可能意识不到有违反标准的操作，因而由置管者本人填写核查表并不能保证置管过程中的依从性，所以核查表应由其他人而非置管者本人记录，在进行中央导管置入时，由护士、医生或其他接受过正确教育的医疗人员进行观察，确定保证无菌技术。一旦观察到有违反无菌技术的操作，监督者有权中止操作（具体见第三篇第一章第二节质量检查表）。

（4）定期进行评价和反馈。护理管理人员应定期将持续性目标监测和依从性监测的数据进行汇总反馈，以便识别高置管科室、高危感染科室及高危感染人群，发现操作中的问题，并及时将监测到的结果进行反馈，帮助临床科室发现问题，进行持续改进。

【推荐意见】

（1）建议护理管理部门制定 CLABSI 防控相关护理工作制度和操作流程，指导和规范临床护理实践。建立相关质量考核方法，以督导临床护理实践的落实。在中心静脉导管置入和维护过程中使用核查表，并设置专人依据核查表进行监督核查，对导管置入和维护过程进行质控记录。

（2）CLABSI 发生率为护理质量敏感指标之一，建议各级护理管理者或护理质控人员持续性监测感染率和护理实践依从性，进行数据汇总分析，并及时向临床护士反馈，协助临床科室发现问题并持续改进，预防与降低 CLABSI。

第五节　特殊人群的感染防控建议

一、新生儿

美国 NHSN 感染监测于 2013 年统计，新生儿 CLABSI 的发生率为 0.6‰~2.1‰。我国一项多中心研究报道新生儿重症监护室（neonatal intensive care unit，NICU）住院新生儿

CLABSI 发病率为 0.66‰。近年来，国内报道的新生儿 PICC 导管相关性血流感染发生率为 2.4‰~14.4‰。CLABSI 的发生对新生儿的医疗安全和生命质量造成严重威胁，因此临床上对新生儿 CLABSI 的监控需要十分重视。临床治疗中使用的静脉装置是新生儿发生 CLABSI 的一个明确的感染来源。儿童和早产儿发生 CLABSI 的内在风险包括胎龄、出生体重和免疫系统不成熟等，外在风险包括输液、采血等频繁的侵入性操作，置管位置和管路维护技术等。

【证据】

1. 皮肤消毒

(1) 新生儿为什么要选择合适的皮肤消毒剂？新生儿皮肤作为保护屏障，可以防止毒素和微生物入侵。足月儿通常有 10~20 层的角质层，早产儿的皮肤很薄，容易发生皮肤破损，而且早产儿发生皮肤撕裂、表皮剥脱和皮肤屏障不完整后引发的感染风险更高。因此，选择一种合适的皮肤消毒剂对感染预防和保护皮肤的完整性都是必不可少的。中国《静脉治疗护理技术操作规范》指出，穿刺及维护时应选择合格的皮肤消毒剂，宜选用 2% 葡萄糖酸氯己定乙醇溶液 (年龄<2 个月的婴儿慎用)、有效碘浓度不低于 0.5% 的碘伏或 2% 碘酊溶液和 75% 乙醇。使用碘制剂消毒新生儿皮肤时可能发生新生儿因经皮吸收而造成碘过量。相比足月儿，早产儿由于甲状腺发育不成熟、皮肤透过率高、肾脏排碘能力差等，更易受到外界碘的影响。英国国家处方集 (the british national formulary, BNF) 规定：小于 32 周，体重小于 1500g 的新生儿禁止使用碘制剂作为皮肤消毒剂。一篇系统综述回顾了 794 篇论文进行总结，证明极早产儿局部接触碘制剂会导致甲状腺功能紊乱，但目前没有评估其神经发育状态的研究。接触碘制剂的早产儿尿中碘含量明显增加，但通常促甲状腺激素水平不会显著升高，短暂性甲状腺功能减退的队列研究报道，其发生率为 12%~33%。因此，早产儿皮肤应用碘制剂消毒时应更慎重。

(2) 新生儿使用葡萄糖酸氯己定消毒的安全性。有研究报道，符合年龄和体重标准的新生儿应用氯己定乙醇消毒时，中心静脉置管 CLABSI 的发生率从 6‰ 下降到 1.92‰。随着氯己定乙醇减少住院新生儿感染风险的证据不断出现，很多研究扩大了使用年龄、胎龄和出生体重方面的适用范围，NICU 中常规使用氯己定乙醇的情况可能会越来越多。北卡罗来纳州的 13 家 NICU 置管集束化管理报道使用碘制剂，CHG 或乙醇进行皮肤消毒。美国妇产科和新生儿护士协会 (association of women's health, obstetric and neonatal nurses, AWHONN) 提供了早产儿皮肤护理和消毒的指南，并推荐机构自行选择使用 CHG 或者碘制剂作为皮肤消毒剂，并建议胎龄小于 28 周的早产儿用无菌盐水将 CHG 或碘制剂除去，以防止对其产品的吸收。目前的研究尚未明确新生儿可使用的最安全和最有效的消毒剂。

有研究报道，根据胎龄的不同，婴儿使用某种消毒剂可能会有烧伤皮肤的危险 (如 CHG)，或皮肤吸收的危险 (如碘制剂)。在 2013 年的一项研究中，对 20 名早产儿的局部皮肤应用 CHG 消毒后置入中心静脉导管，测量 CHG 连续血清浓度。有 10 名患儿血清中检测到了 CHG，但这一发现的临床意义尚不明确。尽管存在体外神经毒性，但 CHG 是否能穿过血脑屏障尚不清楚，还没有任何研究评估 CHG 微量的吸收能否到达中枢神经系统而引起毒性。研究期间有 24 例 CHG 不良反应报道均为皮肤病表现，通常为皮肤刺激或烧伤。有研究对早产儿使用 CHG 进行置管前皮肤消毒的研究报道，早产儿局部接触的 CHG 可以被吸收入血，吸收具有累积效应，大多数婴儿的血清 CHG 在接触 2~3 天后达到最高浓度，其影响尚不清楚。

有研究报道，2%氯己定醇和 70%异丙醇可用于导管接头的消毒和超过 28 周胎龄早产儿的皮肤消毒。一项关于美国新生儿学培训项目管理者的调研报道，2014 年调查的 50 个 NICU 中，有 32 个 NICU 对 CHG 应用有年龄和体重的限制，最普遍的年龄和体重要求为出生时超过 28 周，体重超过 1 千克。对胎龄 24~26 周的早产儿使用含乙醇的 CHG 消毒引起皮肤灼伤的情况，国外文献有过相应报道。虽然指南建议胎龄小于 28 周的早产儿使用氯己定乙醇消毒后，用生理盐水去除，可以减少皮肤刺激的风险，但即使在消毒后用生理盐水清洗皮肤也仍有烧伤的报道，且应用 CHG 之后立即洗掉对于是否能减少皮肤吸收，同时保持足够的抗菌性能还是未知的。因此对新生儿尤其是早产儿在使用前仍需谨慎选择。

2. 导管留置时间

许多研究表明，置管时间越长，包括 CLABSI 在内的导管相关并发症风险越高。延长置管时间可能会更容易形成细菌导管定植和生物膜，从而引起 CLABSI。

(1)置管时间延长会增加感染。多中心研究表明，在 PICC 置管两周后新生儿感染的风险不断增加，并随着置管时间的延长，危险逐渐增加。研究发现，PICC 置管时间>21 天时，发生 CLABSI 并发症的概率是短期置管的 1.5 倍。有研究证实，相对于置管 8~13 天、14~22 天和>23 天，新生儿 PICC 置管时间小于 7 天的感染发生率更低。一项对 141 个 NICU 的 13327 名置管婴儿进行的回顾性队列研究，结果显示，与第 1 周相比，在第 7 周和第 9 周的感染发生率显著提高。陈敏等人报道，导管留置时间是 CLABSI 的独立危险因素。导管的并发症常发生在置管中后期间，随着置管时间的延长，感染风险极速增加。

(2)拔管时间。一项在北卡罗来纳州 13 家 NICU 开展的多中心研究报道，每日评估中央导管使用具有必要性，无使用必要时应尽早拔管。参与研究的 NICU 中，婴儿拔管时喂养量在每天 100~150 mL/kg，专家推荐，婴儿肠内营养量达到每天 120 mL/kg 时可考虑拔管。一项研究也将婴儿肠内营养量达到每天 120 mL/kg 列为拔管推荐意见。

有报道称，留置脐静脉导管(umbilical vein catheter, UVC)平均 5 天后，晚发败血症的发生率会有所提高。一项在早产儿脐导管使用标准化的研究中，脐导管一般在生后几小时或几天内拔除(脐动脉导管<48 小时；脐静脉导管<5 天)。一项研究报道，无论何种类型的导管在最初 7 天里，留置时间是 CLABSI 发生的危险因素。还有一项研究报道，留置 UVC>7 天时 CLABSI 的风险增加，7 天后替代为 PICC，可以减少 CLABSI 的发生。研究也指出，临床实践中 UVC 在出生后 5 到 7 天拔除。

3. 输液接头的选择

(1)尽量选择小接头。大的接头帽可能引起一些意外问题，如压迫皮肤导致的皮肤完整性损伤，也可能由于大接头帽的重量和拉力引起中心静脉管路的意外移位。大的接头帽也可能对小婴儿或新生儿有其他安全隐患，因此，尽量选择小接头。

（2）选择表面光滑平整的接头。不规则的、凸起的或凹的表面可能会影响到消毒效力。

（3）选择需要较少冲洗量的接头。特别是对有液体限制的患者，或是不能控制液体量的患者（例如，极低出生体重儿、小婴儿和新生儿）。此外，儿科患者可能药物用量较小，因而不宜使用容量大的接头。

（4）选择能够用最少的液体冲管即可冲洗干净的接头。接头冲管后仍存留血液会引起感染的风险，因此，应该选择能够用最少的液体冲管即可冲洗干净血液的接头。

（5）选择可耐高压的接头。有时，患者可能需要较高的输液压力（如在急救快速输液时），因此，输液接头需要耐高压。

4. 敷料的更换

美国 CDC 在《中央导管相关感染的预防与治疗指南》中推荐：透明敷料至少 7 天更换 1 次。国内一项研究将新生儿 PICC 导管更换透明敷料分为每 3 天、5 天、7 天更换三组，比较穿刺部位感染率、导管病原菌定植发生率和导管相关性血流感染发生率，每 7 天更换透明敷料与其他两组相比较无明显差异。新生儿出生后不久，随着喂养和接触建立起皮肤正常菌群；住院护理过程中，皮肤菌群可能受影响发生改变，留置导管增加了感染的风险。新生儿皮肤薄嫩，且在缺血缺氧情况下更易发生破损。因此，应权衡导管脱出的风险、皮肤损伤的可能与更换敷料的益处确定更换的频率，每 7 天更换一次透明敷料为适宜，减少不必要的皮肤损伤，但在敷料出现松动潮湿、被污染或可疑被污染时应随时更换。

5. 置管位置

中心静脉置管的穿刺时间、穿刺次数和穿刺成功率是 CLABSI 发生的影响因素。一项研究报道，中心静脉置管时间延长可造成 CLABSI 感染率升高。国内一些研究报道，相比上肢静脉，下肢静脉置管有穿刺时间短、一次性穿刺成功率高等优点，这可能与下肢静脉分支少且较粗直有关，故而易选择下肢静脉置管。一项对 CSMott 儿童医院 NICU 在 2005—2012 年间中心静脉置管的研究报道，隐静脉和股静脉是最常见的置管位置（50.8%），其次是颈内静脉（20.1%），然后是锁骨下静脉（12.0%）、颈外静脉（9.0%），最后是面部静脉（8.2%）。但隐静脉和股静脉最易发生感染（10.2%），其次是颈外静脉（9.1%），颈内静脉感染率最低（2.7%）。

一项对新生儿 PICC 管路护理的系统综述报道，新生儿 PICC 最佳置管位置尚未达成共识，有证据表明，下肢静脉置管可延长全胃肠外营养（total parenteral nutrition，TPN）使用时间，然而，也有证据表明，股静脉或锁骨下静脉置管时血栓栓塞的发生率更高，因此，推荐选择颈静脉或上肢静脉。一项对 1516 例低出生体重儿不同 PICC 置管途径并发症的研究报道，静脉炎、血栓、导管栓塞及导管相关血流感染等并发症发生率中，经下肢静脉置管较高，其次是头静脉、正中静脉，经贵要静脉及腋静脉的发生率相对较低，建议将腋静脉、贵要静脉作为首选途径。国内一项回顾性分析报道，PICC 经贵要静脉置管的并发症最少，应作为首选。当肘部静脉被破坏时，可选择腋静脉或下肢静脉途径。

6.脐静脉置管

有一些研究认为，相比单独进行 PICC 置管，UVC 联合 PICC 置管在极低出生体重儿中具有更好的应用价值。国内 UVC 置管的报道中，早产儿胎龄在 26～37 周，入院时即进行 UVC 置管。一项报道胎龄<33 周早产儿血管通路的指导意见中，胎龄≥28 周的早产儿和建立外周静脉困难、通过气管插管进行人工通气、持续气道正压下吸入氧浓度>40%、血流动力学不稳定、需要输液或强心治疗的 29 周以上的早产儿推荐脐静脉置管。但 UVC 置管位置要引起重视，需采用超声或 X 线定位。一项研究显示，在胎龄<29 周的早产儿中，放置 UVC 位置过深会增加严重脑室出血的发生，导致死亡率提高。

国外一项研究中，UVC 与 PICC 的 CLABSI 发生率无显著性差异。另有一项研究也证实，PICC、UVC 和 UVC 联合 PICC 作为出生后主要静脉通路，在 CLABSI 发生率方面无显著性差异。

【防控建议】

(1)慎重使用氯己定乙醇消毒新生儿皮肤，尤其是早产儿、低出生体重儿和出生 14 天之内的新生儿。如果是胎龄小于 28 周的早产儿，使用葡萄糖氯己定乙醇消毒，30 秒后需要用生理盐水去除。

(2)穿刺及维护时应选择合格的皮肤消毒剂，宜选用 2%葡萄糖氯己定乙醇溶液(年龄>2 个月的婴儿)、有效碘浓度不低于 0.5%的碘伏或 2%碘酊溶液和 75%乙醇。

(3)应尽量选择小的、表面光滑平整、需要较少冲洗量、容量小、耐高压的无针输液接头。

(4)每日评估中央导管使用指征及必要性，尽快拔除。

(5)使用 CVC 给予肠外营养时，婴儿肠内营养量达到每天 120 mL/kg 可考虑拔除导管。

(6)脐静脉导管推荐留置 5～7 天后拔除。

(7)应权衡导管脱出的风险、皮肤损伤的可能与更换敷料的益处确定更换的频率，透明敷料宜每隔 7 天更换。

(8)PICC 置管部位推荐首选贵要静脉，其次为肘正中静脉和腋静脉。

(9)建立其他静脉通路困难的早产儿可选择脐静脉置管，使用前，应采用 X 线检查、超声波心动描记术或超声波检查法确定导管尖端位置。

二、肿瘤及免疫缺陷患者

CLABSI 与患者自身基础疾病和身体状况密切相关，如果患者机体免疫力低下、白细胞水平低、清蛋白降低、置管前体温升高或有严重基础疾病(如糖尿病)，会使 CLABSI 发生率明显提高，因此肿瘤及免疫缺陷患者更易发生 CLABSI。

应根据肿瘤患者病情及身体情况选择合适导管及穿刺部位。尽量选择使用前端带有瓣膜单腔导管，这样能有效防止血液反流造成的血管堵塞甚至避免发生导管血栓现象；在选择置管位置时应尽可能避免容易导致感染的部位,如股静脉、颈内静脉等,尽量选择上肢贵要静脉,使用赛丁格技术,以提高穿刺成功率,降低患者痛苦及并发症发生率。这是因为皮肤的防御能力会由于导管穿刺形成创伤而降低,一次性穿刺成功可以降低 CLABSI 的发生率。

肿瘤患者化疗后骨髓系统受抑制,白细胞减少,机体抵抗力下降,细菌容易进入体内引发感染。一些血液系统肿瘤,例如多发骨髓瘤等的患者体液免疫功能受损,加之长期应用抗菌药物、皮质激素,导致细胞免疫功能受损。肿瘤患者尤其血液系统肿瘤患者的血液处于高凝状态,易发生血栓或异常出血,导管表面比较粗糙时更容易使血液及蛋白黏附于导管,从而造成 CLABSI 感染的发生。

【证据】

导管位置的选择会影响 CLABSI 的发生,其发生与穿刺位置局部皮肤毛发的密度和皮肤易清洁度等因素有关。有回顾性观察研究显示,在颈内静脉穿刺的导管比在锁骨下穿刺的导管更容易发生 CLABSI。常用的穿刺部位(如颈部、腹股沟等)均是细菌密度较高的区域。

当间歇使用时,使用输液港的 CLABSI 发生率更低。

研究发现导管留置时间长是引起 CLABSI 的主要危险因素之一,导管留置时间越长,感染率越高。

一项对 151 例中心静脉置管患者的研究结果发现,置管 10 天后的感染发生率明显高于 10 天内。也有研究显示一般中心静脉导管没有明确留置期限,但每日需检查患者是否需要保留导管,当不再需要保留导管时,应立即将其拔除。因此,当导管不再有临床使用的必要或导管已出现感染症状时,应立即拔管。

美国 CDC 报道,最常见的导管感染病原体为凝固酶阴性葡萄球菌、金黄色葡萄球菌、肠球菌和白色假丝酵母菌。国内有研究显示,CLABSI 的病原体与国外报道基本一致。这些病原体广泛分布在自然界以及人的体表,通常情况下对正常人体无致病性,当人体免疫力低下或接受侵入性医疗操作时,病原体迁移到非正常寄居部位就会导致多种感染,其中以表皮葡萄球菌和腐生葡萄球菌的感染最为常见。

肿瘤及免疫缺陷患者有可能应用肠外营养,有调查结果显示 PICC 输入 TPN 时较其他液体感染发生率高,因 PICC 输入 TPN 时,高浓度的糖、脂肪乳剂利于细菌繁殖,TPN 的溶质含量高,易引起血栓性静脉炎,溶质黏附于导管壁易堵塞管腔,使细菌感染更易发生。

有体外和体内研究表明,纳米银抗菌导管具有强效广谱、持久稳定的抗菌能力,并且采用纳米银抗菌技术对静脉留置针进行处理后,微生物菌落生长速度减缓,长期留置患者的感染率明显降低。

有研究显示,在肿瘤患者的中心静脉导管使用时配合应用含有抗微生物的接头,可以预防 CLABSI,并且可以延长导管的留置时间。

【防控建议】

(1)当肿瘤患者的预计静脉输液治疗>6 天,尤其是应用化疗药物的患者,应使用经外周中心静脉导管(PICC)。

(2)对于预期需要进行间歇性输液治疗(如抗肿瘤治疗)的患者,可以考虑使用植入式输液港;对于预期需要长期间歇性或持续性输液治疗(例如抗肿瘤治疗、肠外营养)患者,可以考虑隧道式导管。

(3)成人应选择上肢作为插管的部位。对于留置在下肢的导管,需尽快在上肢重新置管,儿童可选择上肢、下肢或头皮(新生儿或小婴儿)进行插管。

(4)避免在做过腋窝淋巴结切除、淋巴水肿一侧的上肢静脉和放射治疗区域的静脉穿刺置管。

(5)每日与肿瘤患者的医疗团队一起评估和讨论继续使用非隧道式中心血管通路装置的需求,在不再需要时拔除中心血管通路装置。

(6)针对存在更高感染风险的肿瘤患者(中性粒细胞减少、移植手术、危重症患者),若采用综合措施仍不能降低 CLABSI 发生率,则推荐对预计导管留置>5 天的患者使用氯己定/磺胺嘧啶银或米诺环素/利福平包被的导管。

三、血液透析患者

血液透析(hemodialysis)是终末期肾病肾脏病(end stage renal disease, ESRD)患者替代疗法之一,在我国 80%以上的终末期肾脏病患者接受血液透析。作为血液透析患者一种可选择的血管通路,CVC 引起的血流感染是血液透析患者死亡的主要原因之一。很多研究显示,CVC 的感染风险远远高于自体动静脉内瘘(arterial venous fistula, AVF),在最近的研究中,CVC 的感染风险是 AVF 的 11.2 倍。我国上海的研究有类似结果,在一年的观察中,虽然 CVC 感染率只有 0.07 次/1000 导管置管日,但是 AVF 没有感染发生。研究显示,高龄、合并糖尿病、留置时间长等都是 CVC 相关血流感染的危险因素。透析质量与实践模式研究(dialysis outcomes and practice patterns study, DOPPS)的 1 份报告表明,新接受血液透析患者如果由最初的中心静脉导管改为其他血管通路如 AVF 或者移植物内瘘,相较于坚持使用中心静脉导管的患者,其校正死亡率要降低 30%。一项针对 79545 例维持血液透析患者至少大于 4 个月的队列研究也得出了相同的结论。

【证据】

1.血液透析患者血管通路的选择原则

目前尚无绝对理想的血管通路类型,由于 CVC 的感染风险,同时参照国际上一些指南建议,血液透析长期性血管通路应该首选自体动静脉内瘘(arterio venous fistula, AVF)。当自体 AVF 无法建立的时候,次选应该为移植物内瘘(arterial venous graft, AVG),CVC 应作为最后的选择。目前我国多数地区的一些统计显示,自体 AVF 是我国维持性血液透析患者的主要血管通路类型,但 CVC 已经成为第二位的通路类型,AVG 所占比例最低。国际和国内的一些研究分析表明,目前超过 60%的血液透析患者的第一次透析所采用的通路类型为各种 CVC。肾内科医护人员在慢性肾脏病(chronic kidney disease, CKD)患者的管理过程中应该强化血管通路的管理，医护人员和患者都应该了解并遵循"内瘘第一"的原则，减少使用不必要的 CVC。

从 CKD3 期开始，医护人员就需要教育患者上肢血管保护的知识，包括：建议外周静脉输液使用手背静脉、中心静脉插管选择颈内静脉、避免锁骨下静脉置管、颈外静脉可以选作静脉通路、避免 PICC 置管等。

2. 血液透析 CVC 部位的选择原则

血液透析 CVC 分为无隧道无涤纶套导管（也叫非隧道导管 non-tunneled catheter，NTC，或无涤纶套导管 non-cuffed catheter，NCC，或称临时导管）和带隧道带涤纶套导管（tunneled cuffed catheter，TCC，或称长期导管），临床上必须根据患者病情、医生的水平合理选择导管。锁骨下静脉置管中心静脉狭窄的风险增加，而一侧的中心静脉狭窄将使同侧的所有上肢静脉不能再用作血管通路来使用。因此，对于肾脏病的患者来说，要避免临时的锁骨下静脉置管。在一项 150 人的回顾性研究中，上臂 PICC 置管和 PORT 患者中有 7% 发生中心静脉狭窄和堵塞，上肢静脉血栓发生率在 11%~85%，这些合并症也会使相应的静脉丧失作为动静脉内瘘的机会。为了避免上臂静脉血管资源的丧失和 PICC 造成的中心静脉狭窄，强烈建议 CKD 患者避免放置 PICC。很多研究指出，和颈部静脉相比，股静脉置管感染的风险增加。《血管导管相关感染预防与控制指南》（2021 版）建议血液透析导管首选颈内静脉置管。

置管选择次序如下：①右颈内静脉；②左颈内静脉；③右股静脉；④左股静脉；⑤锁骨下静脉。血液透析 CVC 只能用于血液净化治疗，不能用于输液、取血等。

3. 封管液的选择

关于预防性使用抗菌药物封管的研究近年来已经有很多，包括一些 Meta 分析，涉及药物有庆大霉素、万古霉素、利奈唑胺、头孢唑啉及头孢噻肟钠等。尽管大部分研究观察到相对于单纯肝素封管，抗菌药物封管在短期内（多为 6 个月内）可以降低 CLABSI 的发生率，但长期使用抗菌药物封管带来的细菌耐药风险不容忽视。已有关于庆大霉素封管超过 25 天，使耐药风险大大增加的报道。

有关其他非抗菌药物封管液的选择，中低浓度枸橼酸（4%~40%）和乙二胺四乙酸（ethylene diaminetetraacetic acid，EDTA）被认为并不优于肝素。在一项研究中，70% 的乙醇封管 CLABSI 发生率（0.28 次/1000 导管置管日）低于肝素封管（0.85 次/1000 导管置管日），但是差异没有统计学意义（$P = 0.12$）。高浓度盐水封管也是近年来研究的另一种封管液，研究发现高浓度盐水封管和肝素封管的 CLABSI 发生率没有差异，但是高浓度盐水体外实验显示出对 G 杆菌的抗菌作用。对于有出血风险的患者，高浓度盐水可以作为封管液的选择之一。

关于肝素封管液的浓度，不同的研究有不同结果。最近的一篇 Meta 分析认为，低浓度肝素（小于 5000 U/mL）和高浓度肝素（≥5000 U/mL）相比，对 CVC 的通畅率没有影响，且能减少血流感染风险。

2016 版 INS 输液治疗实践标准对于血透导管给出的推荐意见如下：以 1000 IU/mL 的

肝素封管溶液，4%的柠檬酸或抗菌药物封管溶液来对血液透析中心血管通路装置封管。使用重组的组织纤溶酶原激活剂（t-PA）每周进行一次血液透析导管的封管，作为降低导管相关的血流感染的策略。而《中国血液透析用血管通路专家共识》（第1版）对于封管液的建议如下：①普通肝素封管建议采用10 mg/mL的普通肝素溶液封管，有出血倾向的患者建议使用低浓度的肝素溶液封管；②普通肝素有不良反应患者可以采用低分子肝素封管，常规推荐1000~1250 IU/mL；③活动性出血、严重出血倾向、肝素过敏或有肝素诱导的血栓性血小板减少症患者可以采用4%~46%的枸橼酸钠或10%生理盐水封管；④根据感染的病原学资料选择敏感抗菌药物封管。抗菌药物必须加用抗凝剂封管，间歇性血液透析患者可以在每次透析时更换封管液，为了保持有效抗菌药物浓度，建议不超过48小时。选择抗菌药物和肝素时需要注意配伍禁忌，头孢类抗菌药物最适合与肝素混合封管，一般头孢类封管液浓度10~20 mg/mL，氨基苷类与肝素溶液混合出现浑浊，但是低浓度的庆大霉素（<4 mg/mL）可以用于封管，也可用枸橼酸溶液与抗菌药物混合封管，不推荐使用抗菌药物封管用于预防导管相关感染。导管腔内感染时，抗菌药物封管必须2周以上，延长1~2周的封管可巩固疗效。无发热和全身症状的导管腔内感染，可以单独使用封管治疗；有发热和全身症状的，必须全身静脉使用抗菌药物或抗真菌药物。国内目前尚未有常规每周一次使用t-PA封管，仅在导管发生流量不畅或上机时导管抽吸困难，需要采用尿激酶导管内溶栓。《中国血液透析用血管通路专家共识》（第1版）建议采用至少5000 IU/mL的尿激酶。尿激酶溶栓时在导管内保持25~30分钟，也可以保留10分钟后每隔3~5分钟推注尿激酶溶液0.3 mL；还可以采用t-PA溶栓，根据药品或器械厂家的说明书处理。反复发生血栓和流量不畅时通常需要尿激酶持续滴注，建议方案为尿激酶25 000~50 000 IU/48 mL生理盐水浓度以2~4 mL/h流量经每只透析导管缓慢注入，持续时间至少6小时以上。

4. 出口处及其他护理技术

有一些研究认为在导管出口处涂抹抗菌药膏可以减少CVC感染的风险，尤其对莫匹罗星软膏是研究最多的。但是考虑到长时间应用抗菌软膏的耐药问题，一些指南建议在导管出口处成熟之前可以短期应用抗菌软膏以预防感染，但是不建议在出口处成熟之后长期应用。另外，还需注意油性药膏如百多邦等对导管材质的影响。导管出口处建议用无菌干纱布或其他透气性敷料覆盖。国内有研究发现应用聚维酮碘帽可以降低CLABSI的发生率，其和腹膜透析导管的碘伏帽很类似，但是需要进一步的研究证实。

但是，所有的措施都不能替代医护人员严格的无菌技术。很多研究显示集束化管理可以降低CLABSI的发生率。医护人员需要严格注意手卫生、戴外科口罩和手套操作导管，颈部置管的患者也应戴口罩。上机时严格消毒导管口，尽量减少开放状态的导管长时暴露于空气中。导管动静脉接头部位采用碘伏/安尔碘/葡萄糖氯己定乙醇或其他消毒剂消毒，注意不同材质的导管对使用消毒剂成分的要求需要参考说明书。每次使用前应检查导管出口处皮肤有无炎症表现，无炎症状态的出口处用生理盐水清洁，有炎症表现的导管出口可以采用消毒液清洗并更换敷料，使用后进行导管维护。此外，要教育患者注意日常清洁，妥善固定和保护导管，避免牵拉受损。

【防控建议】

(1)血管通路应该首选自体 AVF,尽量减少使用不必要的 CVC。

(2)如有必要使用 CVC,置管部位首选右颈内静脉。

(3)CKD 患者避免放置 PICC。

(4)肝素封管仍然是常规封管液选择,建议采用 1000 U/mL 的肝素溶液封管;少数高凝患者可以采用更高浓度的肝素溶液,甚至纯肝素溶液。

(5)肝素过敏或有活动性出血、严重出血倾向的患者,可以选择 4%~46% 的枸橼酸钠或 10% 生理盐水封管。

(6)不推荐预防性使用抗菌药物封管。如已发生感染需要使用抗菌药物封管时,根据病原学资料选择敏感抗生素,抗生素必须加抗凝剂封管,选择抗菌药物和肝素时需要注意配伍禁忌。

(7)每次使用导管后更换敷料,进行导管维护。

(8)对血液透析导管穿刺点使用抗菌软膏之前请确认这些药物是否与插入的导管材料兼容(某些制造商已经明确软膏中的二醇成分不应该用于聚氨酯导管),使用频率参考产品说明书。

(9)导管动静脉接头部位采用聚维酮碘(碘伏)/安尔碘/葡萄糖氯己定乙醇或其他消毒剂消毒,注意不同材质的导管对使用消毒剂的成分的要求需要参考说明书。

第六节　集束化干预策略

由于临床实践中 CLABSI 的发生与很多因素有关,控制某一项措施并不能很好地降低 CLABSI 的发生率,集束化干预策略应运而生。集束化干预策略(bundle of care),也称集束化护理措施,是指经循证实践证明能改善患者医疗护理过程和结果的一组干预措施,一般由 3~5 个元素组成,简洁、明了、可操作,每个元素均经过临床实践证实能改善患者的病情,而且其共同实施比单独执行更有利。最初由美国 IHI 于 2001 年延伸至医学领域,目的是帮助医务人员为患者提供尽可能优化的医疗护理服务和护理结局,集束化护理理念的形成是将循证理念引入床边管理并为重症患者普遍存在的某种疾病创造最佳的实践指南。

IHI 最初提出的预防 CLABSI 集束化包括手卫生,穿刺前最大无菌屏障,使用葡萄糖氯己定乙醇溶液进行皮肤消毒,选择最佳穿刺部位(成人患者避免股静脉穿刺),每天评估导管留置的必要性、非必要导管立即拔除等 5 条措施。

【证据】

1. 不同国家的集束化干预策略

IHI 方案的提出带动了各地集束化干预的开展与研究,并得到了充分的肯定,很多国家、政府部门以及学术团体将其作为预防 CLABSI 的一项重要策略。但由于各国医疗保健政策以及循证实践结果的不同，预防 CLABSI 的集束化策略也不尽相同，即使在同一国家，不同学术团体的指南中强调的集束化干预策略也不全一致。

英国国家卫生部高级干预中心 (united kingdom department of health high impact intervention) 公布的集束化干预策略：①合适的导管型号、穿刺部位的选择；②最大无菌屏障；③皮肤葡萄糖氯己定乙醇溶液消毒待干；④手卫生；⑤无菌透明贴膜；⑥安全处置锐器；⑦文件记录等方面。

而英国卫生保健感染学会 (the healthcare infection society) 颁布的《国家卫生保健相关感染循证指南》2013 年版中没有明确提出集束化干预策略，但对静脉通道器材相关感染提出了以下预防措施，包括患者及医务人员的教育、无菌技术、选择导管型号、选择合适的穿刺部位、最大的无菌屏障、皮肤消毒、导管及穿刺点的维护、导管更换策略、导管维护原则等，这些措施也是对 IHI 方案的补充。

苏格兰政府健康部门、英国国民健康保险制度 (NHS) 质量改进部门、重症监护学会以及医疗保健促进协会于 2008 年联合进行了一个关于患者安全改进项目 (the scottish patient safety programme，SPSP2008)，其中提出了关于 CLABSI 的集束化护理方案：①穿刺时使用核查表；②CVC 穿刺时严格手卫生，穿手术衣，戴手套、口罩和帽子；③避免股静脉穿刺，如果使用股静脉要标明原因；④使用含 2% 葡萄糖氯己定乙醇和 70% 乙醇溶液消毒皮肤，使用棉签用力擦拭 30 秒；⑤置管时，使用最大无菌屏障、无菌巾从头到脚完全覆盖患者，只暴露穿刺区域。

加拿大患者安全协会 (canadian patient safety institute，CPSI) 在指南中呼吁通过集束化护理方案降低 CLABSI 发生率，其中集束化穿刺护理方案：①手卫生；②最大无菌屏障；③使用葡萄糖氯己定乙醇皮肤消毒；④选择最佳的导管型号及穿刺部位；⑤避免成人股静脉穿刺、锁骨下穿刺感染机会最小、儿童穿刺部位个体化 (较多选择颈内静脉和股静脉)。

亚太感染控制学会 (Asia Pacific Society of Infection Control，APSIC) 预防 CLABSI 指南 (2013 年) 中指出，使用穿刺以及维护集束化护理方案，可以有效降低 CLABSI 发生率。穿刺集束化护理方案包括选择最佳的穿刺部位、手卫生、葡萄糖氯己定乙醇消毒皮肤、最大无菌化屏障等 4 条措施。

美国是提出集束化方案最早的国家，除 IHI5 条外，美国 APIC 预防 CLABSI 指南 (2015 年) 中指出集束化护理方案只有在完全落实的基础上才能够改善患者的病情，同时推荐使用核查表保证集束化方案的效果。APIC 提倡的集束化护理方案：①执行手卫生；②适当的皮肤消毒剂 (60 天以上的人员使用葡萄糖酸氯己定，小于 60 天的儿童使用聚维酮碘、乙醇)；③穿刺前皮肤完全待干；④最大无菌屏障 (无菌帽子、口罩、手套、手术衣、无菌单巾) 等；⑤成立专业置管团队和使用超声引导下穿刺也在推荐之中。美国 INS2016 年指南中明确提出放置中心血管通路装置时使用中心静脉集束化护理方案，包括手卫生、使用葡萄糖氯己定乙醇溶液消毒皮肤、最大无菌化屏障、对成人肥胖患者在计划性置管时避免使用股静脉穿刺等 (I 级推荐)。

中国关于 CLABSI 预防中虽然没有明确提出集束化护理方案，但在中华护理学会 2009 年颁布的《输液治疗护理实践指南与实施细则》，以及原卫生和计划生育委员会在 2013 年颁布的《静脉治疗护理技术操作规范》中均提到相关的预防措施，强调最大无菌化以及手卫生，推荐使用葡萄糖氯己定乙醇溶液消毒皮肤，选择合适的导管以及置管部位等。

2.导管置入环节的集束化干预策略

虽然各国集束化方案不全一致，但其内容基本围绕 IHI5 条［穿刺前最大无菌屏障；使用葡萄糖氯己定乙醇进行皮肤消毒；选择最佳穿刺部位（成人患者避免股静脉穿刺）；每天评估导管留置的必要性、非必要导管立即拔除）］展开，根据各国、各地区医疗保健政策允许的范围以及国民医疗保健的基本情况，增减相应的项目，包括穿刺核查表的使用、患者教育、成立专业置管团队、使用 B 超引导下穿刺等。这些集束化措施均经过临床实践的证实，对降低 CLABSI 发生率有确切效果。

早期最著名的研究为美国 2003 年开始的密歇根项目，在 IHI5 条集束化护理方案基础上增加了核查表以及患者安全文化教育，并对密歇根州 108 家 ICU 进行为期 18 个月的干预研究，结果显示 CLABSI 发生率明显下降，0~3 个月时 OR 0.62，95%CI 0.47~0.81，而 16~18 个月时 OR0.34，95%CI 0.23~0.50，经过 18 个月的干预，CLABSI 总体发生率下降了 66%。

除了多中心大样本的队列研究，近期 2 篇系统评价以及 Meta 分析研究结果也证明了穿刺集束化方案对 CLABSI 的干预效果。一项对成人 ICU 中 CLABSI 质量改进干预措施的效果进行了系统综述与 Meta 分析，检索 1995—2012 年 6 月期间发表的相关文献，共有 634 篇研究被检出，其中 43 篇有全文的文献纳入 Meta 分析，涉及 584 个 ICU，其中有 11 篇研究采取 2~5 条 IHI 集束化护理方案（手卫生、葡萄糖氯己定乙醇皮肤消毒、最大无菌屏障、最佳的穿刺部位、每天评估带管的必要性），结果总体 CLABS 发生率明显下降（OR 0.39，95%CI 0.33~0.46，$P<0.001$））,在含有集束化护理方案或者核查表的研究中，效果更明显（$P=0.03$），Meta 分析显示经过 3 个月干预 CLABS 发生率就开始下降（OR0.30，95%CI 0.10~0.88，$P=0.03$），基线感染率高低对 CLABS 发生率的降低没有差异（$P=0.18$）。研究表明质量改进干预措施对预防 CLABSI 是有效的，集束化护理方案和核查表的作用更明显。另一项对中央导管集束化管理与 CLABSI 的关系进行的 Meta 分析，检索了 MEDLINE 上 2014 年 9 月之前发表的文献，集束化护理方案包括手卫生、葡萄糖氯己定乙醇皮肤消毒、最大无菌屏障、最佳穿刺部位以及每天评估导管留置的必要性等 5 条 IHI 措施。共检索到 491 篇文献，其中有 59 篇全文纳入分析，总体使用集束化护理方案使 CLABSI 下降了 56%（RR 0.44，95%CI 0.39~0.50）；但是异质性在亚组分析中明显，存在偏倚，只有 6 篇文章（10%）较好控制偏倚，分析这 6 篇高质量的文献发现 CLABSI 下降了 52%（95%CI32%~66%）。

3.导管维护环节的集束化干预策略

随着研究的进展，IHI 集束化护理方案不断得到补充，但由于一个集束化方案只能包含 3~5 条措施，条目的增多也会影响集束化方案的执行，如何增加医护人员的依从性以及维护过程中的与穿刺集束化护理方案联合使用确保预防效果，需进一步研究。

有前后对照研究显示使用手卫生、适时更换敷料（透明敷料 7 天，纱布敷料 3 天，使用葡萄糖氯己定乙醇溶液消毒皮肤)、适时更换输液管路(密闭输液96小时,脂肪乳、血制品24小时)、葡萄糖氯己定乙醇擦浴或者淋浴、适当的连接中心导管(尽量减少接头的数量、保持输液系统密闭、每次连接接头均使用乙醇擦拭15秒)等维护集束化方案后,儿童肿瘤患者的CLABSI发生率由干预前的6个月8例减少到6个月2例。

有一项在30个长期急性照顾医院参与的多中心研究显示,使用维护集束化护理方案可以将CLABSI发生率由14个月前的1.28/1000导管置管日下降到0.96/1000导管置管日,方案包括组织一个训练有素的团队;进入团队前的能力评估;集束化方案培训;导管维护相关知识的评估;每天核查是否需要导管;手卫生和无菌技术;戴手套更换贴膜;使用无菌纱布或者透明贴膜;至少7天更换一次透明贴膜;患者有出汗/渗血/渗液时纱布敷料每隔48小时更换一次;每班评估穿刺点有无红、肿、热、痛以及分泌物;导管接头使用乙醇保护帽;敷料有污染、潮湿、松散时及时更换;使用葡萄糖氯己定乙醇浸渍的敷料等。

也有一些研究中维护方案和穿刺集束化方案一起进行,共同显示效果,以队列研究或者单中心的病例对照研究为主,比如一项研究在对儿童CLABSI相关研究文献进行的系统评价的基础上制订本医院PICU预防CLABSI集束化护理方案,包括穿刺方案(2%葡萄糖氯己定乙醇皮肤消毒,最大无菌化,手卫生,尽早拔除导管,依从性核查)以及维护方案(手卫生,保持闭合系统,接头的擦拭消毒,敷料的更换)。通过以上集束化护理方案的实施,CLABSI由2008年的4.9/1000导管置管日降至2009年的1.5/1000导管置管日,下降了69%。

有些国家的指南中已经明确提出维护集束化护理方案,比如加拿大患者安全协会(CPSI)指南中提出的维护集束化护理方案:①每天评估导管留置的必要性,不需要的导管立刻拔除;②保持通路管腔无菌;③穿刺点以及导管的维护。这些措施和穿刺集束化方案一起在加拿大ICU推广5年后取得了较好的成效。Sir-Mortimer B Davis-Jewish总医院经过15个月就使CLABSI降到0,并且获得了100%的依从性。埃德蒙顿市斯托勒里儿童医院(Stollery Childen′s Hospital)在儿科ICU经过10个月的推广CLABSI降低了55%。

亚太感染控制学会(APSIC)预防CLABSI指南中提出的维护集束化护理方案包括每天评估导管留置或者更换的必要性、手卫生、接头的消毒、更换敷料时严格无菌、给药装置更换标准化等5条措施。为了保证集束化护理方案的施行效果,APSIC建议使用PDSA(Plan Do Study Act)方法增强医务人员的依从性,并推荐使用穿刺以及维护核查表督查集束化措施的落实。

关于维护集束化护理方案的具体措施尚不明确,还需要更多高质量的研究结果证实,目前没有系统评价或者更多中心随机对照研究结果。美国卫生保健流行病学学会/美国传染病学会(Society for Healthcare Epidemiology of America, Infectious Diseases Society of America, SHEA/IDSA)急重症医疗机构CLABSI策略预防(2014版)中也提到越来越多的证据表明集束化护理方案对降低CLABSI是有效的,导管置入后的维护集束化护理方案也有利于得到最佳的导管护理,但还需要更多的研究来证明哪些措施对降低风险来说是最必要的。

亚太地区关于CLABSI的研究整体均比较少,中国对集束化的研究也比较局限,主要是单中心研究、样本量小、集束化护理方案不明确。国内一项对2015年2月之前有关中心静脉集束化干预策略预防导管相关性血流感染文献进行的 Meta 分析，共纳入 11 篇（10 篇中文，1 篇英文）符合条件的全文，对 7531 例导管进行研究，结果显示集束化干预策略可降低中心静脉导管 CLABSI 的发生率和病原菌数（OR = 0.40，95% CI 0.31 ~ 0.50，$P <$ 0.01），但是研究中没有提到具体的集束化护理方案内容，也没有交代 CLABSI 发生率的情况。

各医院可以根据当地医保政策以及医疗资源、患者来源、就医条件等选择有循证依据的有效措施组成相关的集束化护理方案，预防 CLABSI 的发生，同时也可以提供大量实践研究结果，为我国相关指南的修订提供证据。

【防控建议】

（1）预防 CLABSI 导管置入环节集束化干预策略包括严格执行手卫生；置管时使用最大无菌屏障（无菌帽、无菌口罩、无菌手套、无菌手术衣、无菌单巾）；评估选择最佳穿刺部位；使用 2% 葡萄糖氯己定乙醇消毒剂或其他符合标准的皮肤消毒剂进行皮肤消毒。

（2）鼓励各医疗机构结合自身情况，开展预防 CLABSI 导管维护的集束化干预策略。

第三章

呼吸机相关性肺炎感染防控建议

第一节　概述

一、概念

呼吸机相关性肺炎(ventilator-associated pneumonia，VAP)是建立人工气道(气管插管或气管切开)并接受机械通气时发生的肺炎，包括发生肺炎48 h内曾经使用人工气道进行机械通气者。VAP将明显延长患者的机械通气时间和住院时间，增加病死率和医疗负担。

VAP的临床表现、影像学、实验室检查诊断特异性均较低，目前尚无临床诊断"金标准"。加拿大胸科协会联合发布的《成人医院获得性肺炎和呼吸机相关性肺炎临床诊治指南》推荐采用临床肺部感染评分协助诊断医院获得性肺炎(hospital acquired pneumonia，HAP)/VAP。《中国成人医院获得性肺炎与呼吸机相关性肺炎诊断和治疗指南(2018年版)》推荐首先观察HAP/VAP的临床表现，肺炎相关临床表现满足的条件越多，临床诊断的准确性越高；其次根据HAP/VAP的病原学诊断指导精准治疗(包括对抗生素的选择)；然后评估病情严重程度以对疗程及预后作出初步判断。2013年，中华医学会重症医学分会制定并颁布了VAP的诊治指南，以规范临床治疗。临床诊断要素包括插管48小时后胸部X线影像可见新发生的或进展性的浸润阴影，同时存在以下两种以上症状：体温≥38℃或<36℃；外周血白细胞计数>$10×10^9$/L或<$4×10^9$/L；气管支气管内出现脓性分泌物时，需除外肺水肿、急性呼吸窘迫综合征、肺结核、肺栓塞等疾病。

根据VAP的发病时间，可将VAP分为早发性VAP和晚发性VAP。早发性VAP即气管插管或人工气道建立<5天发生者，多与对抗生素敏感的口咽部定植菌(包括苯唑西林敏感金黄色葡萄球菌、嗜血流感杆菌、肺炎链球菌)误吸和气管插管时这些细菌被引入下呼吸道有关。晚发性VAP即气管插管或人工气道建立≥5天后发生者，多与咽部或胃、十二指肠定植菌的吸入有关，且致病菌多为耐药菌，包括耐药金黄色葡萄球菌、铜绿假单胞菌和不动杆菌属等。

二、流行病学、发病机制与危险因素

机械通气作为急危重症患者重要的生命支持手段，ICU 中 50%～70% 患者需接受机械通气治疗以维持呼吸功能。然而，机械通气技术在挽救患者生命的同时也引起相应并发症，其中 VAP 是最常见的并发症之一。VAP 的发生可导致患者住院时间延长，病死率增高，严重威胁患者安全，同时增加患者、医院及医疗保健系统的经济负担。

【发病率】

根据国际医院感染控制联盟 2012 年至 2017 年发布的数据，涵盖 45 个国家 523 所 ICU 的 VAP 发生率为 14.1 例/1000 个机械通气日；另有报道，VAP 的患病率为 6%～52% 或 1.6～52.7 例/1000 机械通气日。我国国家护理质量数据平台结果显示，2014 年至 2019 年三甲医院 VAP 发生率为 2.96～8.08/1000 个机械通气日。近年来，我国 VAP 发生率虽呈现一定下降趋势，但仍高于美国等发达国家 1～2.5 例/1000 个机械通气日的发生率。受新型冠状病毒感染疫情的影响，VAP 发病率与死亡率上升。一项针对 20 项研究的 Meta 分析，发现新型冠状病毒感染患者 VAP 发病率高于非新型冠状病毒感染患者。

【疾病负担】

VAP 一旦发生，便会增加患者的脱机难度，造成呼吸机依赖，影响疾病治疗效果，甚至导致患者治疗失败而死亡。国外报道 VAP 感染病死率为 14%～50%；若病原菌是多重耐药菌或泛耐药菌，病死率可达 76%，归因死亡率为 20%～30%。2016 年国内研究者调查发现，VAP 患者死亡率高达 50%。我国 2018 版《VAP 诊断预防和治疗指南》指出，发生 VAP 的患者机械通气时间平均延长 5～14 天，ICU 住院时间平均延长 6～17 天，其死亡风险是没有发生 VAP 患者的 3～10 倍，且因 VAP 平均增加的医疗费用超 2 万元。在美国，VAP 导致住院费用增加，平均每次住院超过 4000 美金。

【发病机制】

VAP 的发生主要与口腔内细菌繁殖、吸入及胃内容物和定植菌反流误吸有关。一方面，气管插管使口腔黏膜直接暴露于空气中，唾液分泌减少，口腔自净能力降低，口咽部防御机制减弱，同时气管插管的存在使口腔护理难度加大，口咽部细菌大量定植并繁殖。含有大量细菌的口腔分泌物在重力作用下，沿着气管壁下移通过气囊间隙进入下呼吸道导致肺部感染。另一方面，由于机械通气患者常需经鼻胃管行肠内营养，并使用抑酸剂减少胃酸的分泌、碱化胃液，而碱性环境容易使胃内细菌繁殖，长期留置胃管又使贲门括约肌功能异常，在体位变动或腹内压增高时胃内容物极易反流导致大量细菌上移至口腔，连同口腔内定植菌一同进入下呼吸道发生反流物误吸，从而导致肺部发生感染。由此可见，减少口腔及胃内细菌定植，尽可能避免反流和误吸是预防 VAP 的关键，而床头抬高是能够有效减少反流和误吸的重要策略之一。当患者采取仰卧位时，食管水平，胃内容物反流机会加大，而将患者床头抬高后，胃内容物在重力作用下能够顺利下行，使反流风险减少，从而减少 VAP 发生的风险。另外，气管插管可直接损伤咽喉部，气道的自然防御功能受到破坏，同时还削弱了纤毛系统的清除细菌的能力，抑制了咳嗽机制，因而易导致下呼吸道感染。再者，气管内导管（ETTs）生物膜形成是机械通气患者早期常见的事件，生物膜被认为是感染微生物的蓄水池，一旦在气管内导管表面形成就很难根除，是导致 VAP 发生或反复的因素之一。以上均为内源性 VAP 感染的重要途径。

医护人员不严格执行感染控制措施、无菌技术操作不严、病房环境消毒不彻底等很容易引起外源性 VAP，如呼吸器械消毒不严密，如吸氧管道、湿化器与雾化器、呼吸活瓣与呼吸机管道等均可以成为致病菌的来源及传播途径。另外，医务人员手卫生意识差，操作不规范也是患者交叉感染的重要因素。

【危险因素】

VAP 发生的危险因素大致分为两类：第一类为患者自身的原因包括年龄、原有基础疾病的严重程度、是否合并其他疾病或并发症等，一般来说患者年龄越大，APACHE 评分越高就越容易发生 VAP；第二类为医源性因素，如医疗操作技术、治疗方法以及药物因素等，通常机械通气持续时间越长越容易发生 VAP。另外，气管导管的气囊压较低、一些镇静肌松药的使用、脱机失败后再次气管插管、以前使用过抗生素、留置鼻胃管、长期全胃肠外营养、长期处于仰卧位等都是 VAP 发生的危险因素。

第二节　预防误吸的防控建议

一、床头抬高

体位与 VAP 发生之间的关系在 20 世纪 90 年代开始就已受到关注。1992 年，Torres 等人采用放射性物质 Tc-99m 标记胃内容物，发现半卧位期间获得的支气管内膜样本放射性计数低于仰卧位，证明了半卧位能够减少误吸的发生。1993 年，一项 277 名患者参与的队列研究，发现平卧位是发生 VAP 的独立危险因素，首次明确提出体位和 VAP 之间的关系。1999 年，Drakulovic MB 首次通过随机对照研究（randomized controlled trial, RCT），证明了相比平卧位，床头抬高 45° 对降低 VAP 发病率有显著效果。自此，体位与 VAP 的相关研究成为 VAP 防控研究的重要部分。世界卫生组织在 2002 年推出的《医院获得性感染预防指南》中，就将床头抬高作为一项基本策略。随后，在美国胸科协会（American Thoracic Society, ATS）、美国疾病预防及控制中心（Center for Disease Control and Prevention, CDC）、中华医学会重症学分会等机构推出的指南中，均将这一措施作为预防 VAP 的一项基础措施。我国发布的行业标准《重症监护病房医院感染预防与控制规范》（WS/T 509—2016）、《中国成人医院获得性肺炎与呼吸机相关性肺炎诊断和治疗指南（2018 版）》也有规定，若无禁忌证，应将患者头胸部抬高 30°~45°。

【证据】

1. 为什么要抬高床头？

患者的体位是影响 VAP 发病率的重要因素，当患者处于仰卧位时，胃内容物容易从胃部反流至口咽部和肺发生误吸，胃内容物的反流增加了细菌进入肺部的风险。有研究通过检测气管内分泌物中的胃蛋白酶，来判断患者胃内容物误吸发生率，14 份胃蛋白酶检测阳性的样本均是从 5 例 VAP 患者气道中检出，且这 14 份样本中有 13 份(92.9%)来自仰卧位患者。有研究发现，仰卧位及其保持仰卧位的时间是导致胃内容物误吸的潜在危险，该结论至今仍被广泛应用。一项队列研究同样显示，机械通气的最初 24 小时，仰卧位是 VAP 发病率和死亡率相关独立危险因素之一。因此，对于能够耐受半卧位的患者，抬高床头可减少误吸的风险，是一种既简单又无成本的预防措施。

2. 床头抬高与 VAP 预防

前期的随机对照试验评估不同床头抬高角度对于 VAP 预防的影响。一项试验表明床头抬高 45°($n=39$)较平卧位可使 VAP 发生率降低 76%，比较了床头抬高 45°($n=17$))和床头抬高 25°($n=13$)对于 VAP 发生的影响，发现两组无明显的统计学差异。另一项试验计划比较床头抬高 45°及 10°对 VAP 发生的影响，但其发现在 85%的观察时间内患者都无法达到床头抬高 45°的程度，平均抬高角度仅为 28°，其随后比较了 28°($n=112$)及 10°($n=109$)对于 VAP 发生率的影响，发现没有统计学意义。但值得关注的是，这两项阴性结果的研究中，干预组和对照组床头抬高的角度差别相对较小，因而可能对研究床头抬高对 VAP 的影响有所局限。

有研究对 7 项有关体位与呼吸机相关性肺炎的随机对照研究进行了系统评价，结果显示相比平卧位，45°的半坐卧位能够显著降低临床 VAP 的发生率，而床头抬高 15°~30°并不能显著减少 VAP 的发生。另外两项 Meta 分析也表明，相比≤30°，床头抬高>30°对降低 VAP 的效果更佳(OR=0.42，$P=0.02$)。还有研究者研究 30°和 45°半卧位对新入 ICU 患者 VAP 发展的影响，并与床头抬高<30°进行比较，结果显示，33%的患者(20/60)在超过 5 天后发生 VAP，<30°组 VAP 发生率高于 45°组；30°和 45°研究组之间的差异不显著；同样，30°和<30°研究组在 VAP 发生率方面也没有显著差异。因此，指南及相关研究提出可通过抬高床头 30~45°来预防 VAP 的发生。

然而，近年来也有研究对床头抬高 30~45°预防 VAP 的效果提出质疑。国外一项随机对照试验对比了床头抬高 45°与 25°对 VAP 的影响，发现两组 VAP 发生率的差异并不显著，但由于该研究样本量小，且未提供体位维持和角度监测的相关资料，结果尚存争议。国外研究者结合德尔菲法咨询了来自 11 个国家的 22 名重症监护医学专家的意见，专家表示床头抬高 45°对临床疑似 VAP、微生物学诊断 VAP 和死亡率的影响及 24 小时持续 45°体位的可行性和对血流动力学的影响都是不确定的。国内研究结果表示床头抬高 45°相比 25°~30°对降低机械通气患者 VAP 发病率并无明显优势，床头抬高>30°的高位反流比例相比床头抬高<30°反而增加，误吸风险增大，对此提出对于高腹内压的患者，25°~30°的体

位可能更有益。另一位研究者也得出了床头抬高 20°与 30°在 VAP 发病率方面无显著差别的结论。

美国 SHEA2《急重症医院呼吸机相关性肺炎预防策略(2014 版)》指出,床头抬高是唯一一项低质量的基本建议(证据质量:Ⅲ)。该指南指出关于床头抬高与呼吸机相关性肺炎发病率的研究有限,目前尚缺乏高质量的 RCT 证明 30°~45°对预防 VAP 的效果,同时,还没有充分的证据表明床头抬高对机械通气持续时间及死亡率的影响。2022 版指南鉴于该措施的简便性、普遍性、风险低、花费少以及其他的益处,依旧将其归类为重要实践。

所以,根据现有的数据,机械通气患者应以半卧位为目标,尽可能接近 45°,除非有医学禁忌,床头高度应尽量避免低于 30°。

3.床头抬高的依从性

床头抬高 30°~45°作为 VAP 预防的一项基本策略,其临床执行的依从性直接影响这一措施是否有效。一项在法国 72 家医院及加拿大 31 家医院的横断面调查显示,床头抬高的依从性只有 58.3%和 30.0%。在国内,这一情况也普遍存在,在我国 34 个三级甲等医院 ICU 中对 314 例患者进行的调查,每日进行 4 次床头抬高角度的测量,床头抬高≥30°的次数仅为 27.79%。因此,通过采取有效的措施,增强床头抬高的依从性,十分有必要。

(1)床头抬高依从性的影响因素。在临床实践中,床头抬高的依从性低受到多方面的影响,从患者方面,床头抬高≥30°为非正常睡眠体位,某些清醒患者会感到不舒适,或由于个人的生活习惯而要求护理人员将床头放低;意识不清、躁动的患者体位也难以维持,调查显示,意识烦躁患者对床头抬高的依从性仅为 7.85%。从护理人员方面,床头抬高可导致患者不舒适而主动变换体位以及由于重力作用使患者身体下滑,因此需要护理人员频繁纠正体位,在一定程度上增加了护理工作量。有调查显示,增加护理工作量是引起床头抬高依从性不足的主要原因,持此观点的受调查护理人员更是高达 75.2%。同时,护理人员对床头抬高的重要性认识不足,担心体位变化会影响患者血流动力学的变化,增加患者坠床、意外拔管和压疮事件的发生也会对床头抬高的依从性造成影响。从管理方面,相关监督、管理机制不完善,缺乏精确的床头抬高角度测量工具,未形成床头抬高相关操作规范,缺少对依从性的反馈等原因都会使床头抬高的执行力下降。

(2)增强依从性的策略。对于如何增强临床医务人员对机械通气患者保持床头抬高 30°~45°的依从性,美国 IHI 建议可以从 5 个方面来做:在患者床头的墙上张贴半卧位的提醒海报;对半卧位的依从性定期进行反馈;将床头抬高添加到患者每日目标核查表中;在床头抬高 45°附近做上标记;在 ICU 记录上标明床头抬高。

2000 年,一项在 3 家大学附属医院 ICU 采用半结构式访谈和小组讨论的方式进行的一项定性研究,了解半卧位的决定因素和因果关系。此研究共调查了 93 位 ICU 临床医务人员,包括 ICU 床旁护士、呼吸治疗师、理疗师、营养师、住院医师、研究生和重症专科医师。结果显示,护士认为床头抬高的主要决定因素是医嘱,而重症专科医师认为主要决定因素是护理的偏好。对此,提倡通过教育、指南、提醒、督查和反馈、绘图和持续质量改进的方式增强床头抬高的依从性。一项在美国一家三级教学医院的内科和外科 ICU 开展的干预研究,干预措施包括增加标准化的医嘱以及对医护人员进行床头抬高重要性的教育培训。结果显示,实施标准化医嘱 2 个月后,平均床头抬高度数从 24°上升至 35°($P<0.05$);床头抬高>45°的百分率由 3%上升至 16%。教育培训实施 2 个月后,平均床头抬高的度数为 34°,床头抬高>45°的百分率为 29%。一项调查发现,护理人员总是倾向于低估床头角度,角度测量工具的应用和相关的教育措施能够增强依从性。另有研究表明,采用护士易于接受的教育形式(包括一对一的形式,每次通过提供一个 10~15 分钟演示,使学习变得轻松和方便,进行 10 分钟的提问和互动)和使用床头角度报警装置,并且深入接触观察护士行为,可以使床头抬高依从性从 33%提高到 79%。国内一项在 2012 年 1 月至 2013 年 3 月对 204 例有创机械通气患者实施集束干预策略的研究,通过对 18 名护士培训并改善工作条件、张贴宣传画、对患者进行宣教等措施,使得床头抬高 30°~45°的依从性由干预前的 21.5%上升至 47.6%。

【防控建议】

(1)如无禁忌,床头抬高 30°~45°。

(2)提倡通过教育培训、标准化医嘱、提醒、督查和反馈、品管圈等多种方式增强护士床头抬高的依从性。

(3)因临床工作需要,在降低患者床头前,如翻身改变体位、转运检查、行中心静脉穿刺操作等前,应先进行吸痰及囊上分泌物吸引,并尽快恢复床头抬高位。

二、声门下分泌物引流

声门下分泌物的微吸入是 VAP 的主要致病机制,使用气管插管时气囊和声门下形成死腔,积聚一定的分泌物,可因呼吸、气囊压力不足移行至下呼吸道导致 VAP 的发生。有研究显示,VAP 患者气囊上滞留物和下呼吸道病原菌之间的符合率达 50%以上。声门下分泌物引流(subglottic secretion drainage, SSD,又称气囊上滞留物引流),是指通过应用附带于气管导管壁内的引流管对气囊上滞留物进行持续或间断负压引流的操作技术。一项 Meta 分析纳入了 20 项随机对照试验,发现声门下分泌物引流显著降低了呼吸机相关性肺炎的发生率,但没有改善住院时间和机械通气时间。2003 年,美国疾控中心(CDC)发布的医院获得性肺炎预防指南中就将声门下引流作为一项基本预防措施,随后,美国胸科学会(American Thoracic Society, ATS)、加拿大感染病和临床微生物学会(Association of Medical Microbiology and Infectious Disease Canada, AMMI)、中华医学会重症医学分会、美国卫生保健流行病学学会(SHEA)等机构推出的指南中,均将这一措施作为预防 VAP 的一项基本措施。

【证据】

1. 适用对象

通过对气管插管气囊上分泌物的吸引,可以减少分泌物吸入的风险,从而降低 VAP 的发生率。目前已经设计使用带有声门下分泌物吸引的气管插管(SSD 导管),一项 Meta 分析研究表明，在预计需要超过 48~72 小时的机械通气的患者中使用声门下分泌物引流，其机械通气持续时间的缩短较明显（Level 2）。因此不是所有患者使用后均能获益，需要在医院内紧急插管的患者和有延长机械通气风险的术前患者才是合理的候选对象。国内外指南均建议对在预测有创通气时间超过 48 小时或 72 小时的患者使用带有声门下分泌物吸引的气管插管（B 级推荐），但不建议给预拔管患者重新放置声门下分泌物吸引的气管插管（Level5），重新插管是发生 VAP 的独立危险因素。

2. 声门下分泌物引流与 VAP 预防

国内外大量研究结果证实声门下分泌物与早发 VAP 的相关性，进行声门下分泌物引流，无论是持续还是间断引流均可降低 VAP 发生率。但对于晚发 VAP，仅有两项研究证实声门下引流可以同样降低晚发 VAP 发生率。针对声门下分泌物引流对预防晚发 VAP 的作用还有待进一步研究。17 项 RCT 研究的 Meta 分析发现，声门分泌物引流能够降低 58% 的 VAP 发生率，而对机械通气时间、ICU 住院时间、总住院时间及死亡率没有影响，这些研究中的纳入人群主要为机械通气时间大于 48~72 小时的患者。

3. 声门下分泌物引流的方式

声门下分泌物引流根据不同的吸引方式，分为持续声门下吸引（continuousaspirationof subglottic secretion，CASS）与间断声门下吸引（intermittent aspiration of subglottic secretion，IASS）。持续声门下吸引（CASS）是将声门下吸引引流管腔接口连接负压吸引装置对声门下分泌物进行引流，持续时间 ≥6 h，中间不出现间断。间断声门下吸引（IASS）为间断进行分泌物的引流，连接方法有 10 mL 注射器手动抽吸、间歇负压吸引泵吸引及间断中心负压吸引三种。

一项比较两种声门下分泌物引流方式在预防 VAP 风险中的功效的 Meta 分析，纳入 18 项随机对照试验，总共 2537 名插管患者。研究发现声门下分泌物引流与较低的 VAP 风险相关（RR1.44；95%CI；1.20~1.73；$P<0.0001$），间断法和持续法两组在预防 VAP 方面没有统计学显著差异（$P=0.28$）。

国内一项 Meta 分析，共纳入 9 项研究，865 例患者，结果显示与间断声门下吸引相比，持续声门下吸引 VAP 发生率、机械通气时间、ICU 住院时间和病死率方面，差异均无统计学意义，持续与间断声门下吸引在预防 VAP 效果方面无差异，但持续声门下吸引较易致气管黏膜损伤。另一篇随机对照试验的 Meta 分析，结果表明在 VAP 发生率、机械通气时长、ICU 住院时长、死亡率等方面二者无明显差异，但其并未提及黏膜损伤发生差异情况。

此外一项比较持续性声门下吸引（CASS）、间断性声门下吸引（IASS）、无声门下分泌物引流（SSD）3 种方式与黏膜损伤发生情况的 RCT 研究结果显示，CASS 组和 IASS 组的早发性和晚发性 VAP 发病率及发生时间相似，CASS 组和 IASS 组 VAP 的发病率及发生时间均低于无 SSD 吸引组，IASS 组的气囊上方吸引液潜血阳性率低于 CASS 组，提示 IASS 有更低的气道黏膜损伤风险（Level 1）。一项动物实验也表明在相同压力下，持续吸引与间断吸引相比较，虽然持续吸引的效果好于间断吸引，但对气道的损伤更严重（Level 5）。

综上所述，在治疗条件允许的情况下，声门下吸引方式宜选择间断性吸引较为安全有效。

4. 声门下分泌物引流的负压选择

目前关于声门下分泌物引流的吸引负在压国内外没有形成统一的标准。而吸引负压的选择对保证吸引的安全性和有效性起着至关重要的作用，若吸引负压压力不足，则不能有效地清除滞留物，达不到预期吸引效果；若吸引负压压力过大，则易导致气管黏膜损伤、引流管堵塞和呛咳等并发症的发生。国外实践指南指出，持续声门下吸引使用 20 mmHg 负压，间歇声门下吸引使用 100~150 mmHg 负压（B 级推荐）。

1 项比较 2 种吸引方式造成黏膜损伤的前瞻性随机对照试验中发现，当患者随机接受 20 mmHg 的持续声门下负压吸引治疗或 100 mmHg 的间歇声门下负压吸引治疗时，气管黏膜损伤在持续声门下吸引和间断声门下吸引之间并无差异，但间断吸引患者的吸引量较高，误吸的可能性较低（Level 1）。而国内对于 2 种声门下吸引方式的压力值暂无定论，其中 1 项随机对照试验探讨持续声门下负压吸引对不同黏稠度分泌物的吸引效果，结果表明，Ⅰ度（稀痰）分泌物使用 20~40 mmHg，Ⅱ度（中度黏痰）、Ⅲ度（重度黏痰）分泌物选用 40~60 mmHg 负压进行声门下吸引，不仅能保证吸引的有效性，还能够有效避免吸引并发症的发生，减轻患者的痛苦，增加舒适度（Level 1）。另外一项动物试验研究发现持续声门下吸引负压为 40~60 mmHg 时对气道损伤最小，且间歇 6 h，在负压 80~100 mmHg 下行声门下吸引既能保证患者的安全，又能保证吸引达到最大化，但由于其采用的是动物试验，安全性有待进一步研究证实（Level 5）。

有研究者认为，负压抽吸会造成气道黏膜部分区域纤毛断裂、稀疏、参差不齐，甚至出现大片纤毛脱落现象，当气道黏膜损伤到一定程度时就会引起气道出血。一项体外研究中，对实验动物羊给予<20 mmHg 的负压进行持续吸引，在进行 72 小时的机械通气后进行尸检，发现气囊上方的气道黏膜均发生了不同程度的溃疡、坏死和出血。在临床研究中，长期机械通气患者进行半坐位和声门下吸引的研究表明，进行持续声门下吸引的患者会发生咽部水肿，导致造成的再次插管率高达到 40%，而在正常情况下拔管后咽部水肿的发生率只有 2%~7%。有研究发现间断声门下吸引与未吸引组相比，再插管率及咽部水肿发生率并没有明显差别，约为 12%。

鉴于出现黏膜损伤、咽部水肿等的病例主要见于持续声门下吸引，因此，目前更倾向于使用间断声门下吸引。

5. 间断声门下吸引的频率

间断声门下吸引频率的相关文献报道各有不同。国外文献中部分采用 10 mL 注射器每小时抽吸，但注射器抽吸负压强度无法估计，不推荐常规应用。也有部分使用间歇负压吸引泵，国外文献使用 125 mmHg 的负压每隔 20 秒吸引 8 秒，或使用 125 mmHg 的负压每隔 25 秒进行 15 秒的吸引。国内文献多采用每隔 2 小时间断中心负压吸引。

6. 气流冲击法

气流冲击的原理是充分根据呼吸力学原理，利用医用简易呼吸器配合气囊充放气操作，实现患者潮式呼吸的呼气流量人为加大而形成气流冲击状态。气流冲击技术在具体操作中基于声门下间歇吸引，在患者吸气末时，间接给予的大潮气量使肺充分地膨胀扩张达至最大值，当肺泡扩张并维持一定程度后给予气囊快速放气，呼气瞬间在气道大的助力反弹下，使气流从气管内壁与气管插管外壁之间间隙冲出，从而将气囊上的滞留物完全冲击至口咽位置，此时用吸痰管吸尽分泌物，以降低声门下细菌密度。此法可以克服声门下分泌物引流导管导致分泌物吸引不充分或暂时滞留的弊端，最大限度地减少了 VAP 病原菌的重要来源。但是，气囊上滞留物冲击至口咽部后，若未及时吸出，分泌物可能流回气道，所以需要在送气末即刻将气囊充气防止分泌物重新流入下呼吸道。简易呼吸囊联合人工手法操作要点：①在患者吸气末呼气初用了挤压简易呼吸器，产生高流速大通气量送气；②气囊在送气开始的同时放气，在送气末重新充气。

目前，气流冲击法清除囊上分泌物仅在国内部分单位应用，高质量的可参考文献不多。一项随机对照试验表明，采用气流冲击法清除声门下分泌物安全有效，仰卧位和高峰值流量提高了清除效率，能有效地排出大部分分泌物（Level 1）。另一项随机对照试验也表明气流冲击法联合间歇声门下吸引能够更有效地将聚集在气管插管气囊上方的声门下分泌物清除，从而降低 VAP 的发生率，缩短患者的机械通气时间和 ICU 住院时间（Level 1）。以上两项研究均是运用简易呼吸囊进行气流冲击，二项随机对照试验探讨呼吸机吸气屏气键联合气囊充放气法和简易呼吸囊联合人工手法两种气流冲击法在清除气管插管患者气囊上滞留物中的效果，结果表明两种气流冲击法均可以有效地降低 VAP 的发生率，但呼吸机吸气屏气键联合气囊充放气对生命体征影响更小，患者更易耐受，医护人员更容易掌握与配合（Level 1）。

国内研究者探讨气流冲击法清除气囊上滞留物对重症脑出血患者颅内压及脑灌注压的影响，了解此操作用于颅内压增高风险患者的可行性，结果显示，气流冲击法清除气囊上滞留物可引起重症脑出血患者短暂颅内压波动及脉搏氧饱和度、心率、平均动脉压变化，但均在正常范围内波动，脑灌注压基本保持不变，说明气流冲击法操作短期内不会影响脑氧合及脑灌注量。可能存在以下问题：①气流冲击法需两人配合，如配合不好，分泌物有重新流入下呼吸道的可能；②对氧合指数不好、呼吸机依赖程度高、血流动力学不稳定及气胸患者慎用。

【防控建议】

（1）预期插管时间可能大于 48~72 小时的患者，建议使用带声门下分泌物引流的气管导管。

（2）为预防黏膜损伤，建议应用间断声门下吸引，可采用 10 mL 注射器每小时抽吸或每隔 2 小时 100~150 mmHg 的间断中心负压吸引。

（3）气囊冲击法清除囊上滞留分泌物操作较复杂，其安全性及有效性有待进一步评估，临床使用需权衡利弊。

三、气囊压力监测

建立人工气道进行机械通气时，导管气囊充气的作用：①有效固定导管，防止导管移位、意外脱管和拔管；②有效封闭气道，保持正压通气；③防止口鼻部和胃部分泌物的反流和误吸，避免 VAP 的发生。导管气囊能否成功截留滞留物又不损伤气管黏膜包括两个要素：一是导管气囊有效封闭气道；二是导管气囊压力持续在安全范围内。《中国成人医院获得性肺炎与呼吸机相关性肺炎诊断和治疗指南(2018 年版)》推荐气囊压力的安全范围为 $25\sim30$ $cmH_2O(1$ $cmH_2O=0.098$ $kPa)$，如果气囊过度充气，气管壁长期受压可导致黏膜缺血坏死、气管狭窄甚至气管食管瘘等严重并发症；气囊充气不足则会造成气道泄漏，气囊上含致病菌的滞留物可坠入下呼吸道，一旦突破宿主的防御机制，在肺部繁殖并引起侵袭性损伤，可导致 VAP 的发生。美国《急重症医院呼吸机相关性肺炎预防策略(2014版)》认为，有效的气囊管理是预防呼吸机相关性肺炎的有效方法。《呼吸机相关性肺炎诊断、预防和治疗指南(2013 版)》也推荐气囊管理作为呼吸机相关性肺炎的预防措施。因此，加强气囊管理，保持导管气囊安全有效的封闭压力是预防呼吸机相关性肺炎发生的重要手段之一。气囊压力除了与气囊充气量有关，还与气囊的材质和形状、机械通气时的参数和模式以及吸痰、翻身等操作有关。气囊压力随着时间的延长，气囊发生微漏气，压力出现下趋势，因此，应定期进行气囊压力的监测。

【证据】

1. 最佳气囊压力的维持

有研究对 40 例患者通过改变气囊压力，采用内镜成像技术来评估气管黏膜血流量的变化，研究结果显示，当气囊压力>30 cmH_2O 时，黏膜毛细血管血流开始减少，可造成缺血性损伤；当气囊压力>50 cmH_2O 时，气道黏膜血流完全被阻断，持续的高压将出现声音嘶哑、咽喉痛、溃疡、坏死、气管食管瘘、气管破裂等严重并发症。一项回顾性研究发现，监测气囊压力，使之保持在 20 cmH_2O 以上可降低 VAP 的发病率(23.5/1000 机械通气日降至 14.9/1000 机械通气日，$P<0.0001$)。一项研究结果显示，患者在接受气管插管前 8 天内，气囊压力低于 20 cmH_2O，导致误吸率明显上升，成为发生 VAP 的独立危险因素，VAP 的发生率提高 4.23 倍($RR=4.23$，95%CI $1.12\sim15.92$)。也有研究发现，持续监测气囊压力使目标控制在 25cmH_2O，可有效降低 VAP 的发病率。

国外众多研究将气囊压力的正常范围设置在 $20\sim30$ cm H_2O，但国内外指南与专家共识多推荐将气囊压力维持在 $25\sim30$ cm H_2O，以确保通气以及防止分泌物的误吸。由此，现普遍建议最佳压力维持在 $25\sim30$ cmH_2O。

2. 气囊压力监测的方法

常用的气囊压力监测的方法包括间断气囊压力监测技术与持续气囊压力监测技术两大类。间断气囊压力监测技术常见有指触法、定量充气法、最小闭合容量技术、最小漏气法、气囊测压表监测法等；持续气囊压力监测技术有一次性压力传感器持续监测法、自动装置持续压力监测法等。

(1)指触法(touch judge method, TJM)。用手指感觉气囊的硬度，以"比鼻尖软，比口唇硬"的程度为宜，此方法虽然技术简单、省力且不昂贵，但由于个体感觉不同，结果存在较大差异，准确性低，30%～98%的气囊压力超出正常范围。不推荐常规使用。

（2）定量充气法（predetermined volume technique，PVT）。一般用注射器向气囊内充气5～12 mL，但因个体和导管型号不同，气囊充气量亦不相同，测量不准确。

（3）最小闭合容量技术（minimal occlusive volume，MOV）。最小闭合技术是根据气囊充气防止漏气的原理，患者气管插管连接呼吸机辅助通气后，当气囊充气不足以封闭气道时，在患者喉部可闻及漏气声，此时将听诊器放于该处，边向气囊内缓慢注气边听漏气声，直至听不到漏气声为止。虽然该技术可使气囊刚好封闭气道且充气量最小，但操作烦琐，听诊时易受外部环境的影响，无法保证准确性，不能有效预防微误吸的发生。研究结果显示，最小闭合容量技术大部分患者的气囊压力低于 20 cmH$_2$O。《人工气道气囊的管理专家共识（草案）》建议，不宜常规采用最小闭合容积法给予气囊充气，在无法测量气囊压力的情况下可临时采用。

（4）最小漏气技术（minimum leak technique，MLT）。最小漏气技术与最小闭合容量技术都是属于听诊法，是通过听诊病人喉部吸气末少量的漏气声来决定向气囊内注入空气量的方法。该方法与 MOV 操作步骤类似，允许气道有少量漏气，可减少气管黏膜损伤风险，但不能完全封闭气道，易提高肺部感染发生率，且测量结果同样不准确，易导致充气不足或过度。一项横断面观察研究，使用最小漏气法进行气囊充气，发现 55%的病人气囊压力不合格。

（5）气囊测压表测量法（cuffpressure gauge measurement，CPGM）。手动气囊测压表测压是将引导球囊连接到校准的气囊测压表来监测气囊压力，该方法科学、准确，且操作简单，已经成为测量气囊压力的标准测量技术，被中华医学会推荐用于气囊压力的监测，也是国内目前临床应用最为广泛的技术。

（6）一次性压力传感器持续监测法。该装置由气管导管气囊、三通接头、气囊测压表、一次性压力传感器以及心电监护仪组成。研究指出，该装置可准确、持续地监测气囊压力，且能通过警信号及时将气囊压力校正至正常范围内，国内一项随机对照试验，将该方法和气囊测压表结合指触法进行比较，结果显示持续监测组的 VAP 发生率低于对照组（7.14%与 28.57%，$P<0.05$），气囊压力维持在理想水平的比例高于对照组（99.96%与55.10%，$P<0.001$），目前该方法可增强护士气囊压力监测的依从性。国外研究者指出一次性压力传感器持续监测法具有良好的有效性和可替代性，且能有效降低成本。但目前尚未检索到有研究探讨一次性压力传感器持续监测法对误吸、机械通气时间、ICU 住院时间及死亡率等临床结局的影响。

（7）自动控制持续监测法。由于气囊测压表定期测量可导致压力损失，增加临床护理人员工作负担，国内外开始使用自动调节气囊压力装置对气囊压力进行持续监测，主要包括电动装置、气动装置。电动装置由电源驱动，设置一定的气囊压力范围，当气囊压力超出设定范围时，会触发放气或充气，以维持理想的气囊压力。目前临床应用该方法较多。对于气动装置，不同国家采用的装置有所不同。国内外研究表明，电动装置和气动装置都能有效地将气囊压力控制在正常范围内。一项随机对照试验将电动装置持续监测法与气囊测压表定期监测法进行比较，结果显示电动装置持续监测组 24 小时气囊压力达标率高于对照组（100.0%与 59.5%，$P = 0.003$），气道分泌物胃蛋白酶阳性比例（16.7%与

38.1%，$P < 0.05$）和 VAP 发生率（22.9% 与 47.6%，$P = 0.032$）均低于对照组。而另一项随机对照试验表明，采用电动装置虽能显著减小 24 小时内充气不足或充气过度的时间占比 [0.8（0.1，2.0）与 20.9（3.1，40.1），$P = 0.000\ 9$]，但胃蛋白酶含量与对照组比较差异无统计学意义。以上研究都未对两种监测方法反复充放气导致气管壁缺血再灌注的损伤进行探讨。一项在体外试验的基础上进行临床随机对照试验，将 122 例机械通气病人随机分为两组，干预组采用气动装置，对照组采用气囊测压表，结果显示干预组误吸发生率（18% 与 46%，$P = 0.002$）、VAP 发生率（9.8% 与 26.2%，$P = 0.032$）及气道细菌浓度 [（1.6±2.4）log10 cfu/mL 与（3.1±3.7）log10 cfu/mL，$P = 0.014$]均低于对照组，但提示两组在气管黏膜损伤发生率方面差异无统计学意义。

一篇 Meta 分析显示，与定期监测气囊压力相比，自动控制气囊压力装置持续监测可将气囊压力维持在 20~30 cmH_2O，降低大量误吸发生率 [$RR = 0.53$，95%CI（0.40，0.69）]及 VAP 发生率 [$RR = 0.56$，95%CI（0.42，0.75）]，但并未明显改善机械通气时间、ICU 住院时间、病死率等预后。最近两项大型多中心随机对照研究显示，使用自动控制气囊压力气管导管与 3 次/d 手动监测气囊压力气管导管的患者在 VAP 发生率、抗菌药物使用、机械通气时间、ICU 住院时间和死亡率方面无显著差异。一项单中心前瞻性研究显示，频繁监测套囊压力与不频繁监测相比无显著优势。也有观察性研究显示，手动测量套囊压力就可有效减少套囊压力的泄漏以及套囊周围分泌物的渗漏。美国 SHEA《急症医院的呼吸机相关性肺炎和呼吸机相关性事件的预防策略（2022 版）》将自动控制气囊压力的气管导管与可频繁监测气囊压力的气管导管列为不常规预防 VAP 的措施。

3. 间断气囊测压间隔时间

目前气囊压力间断测量的最佳间隔时间国内外尚未达成一致。澳大利亚新南威尔士州临床创新署发布的《急性护理机构成人气管切开患者的护理》临床实践指南中提出气囊压力至少 8 小时校正 1 次。国外研究多采取 8~12 小时校正 1 次。而国内专家共识则推荐应每隔 6~8 小时测量并校正气囊压力 1 次。研究者对 ICU 气管插管病人选择 6 小时为气囊压力测量最佳频率进行循证实践，结果显示，相比于传统的 8 小时测量 1 次的频率，每隔 6 小时测量气囊压降低了病人呼吸机相关性肺炎的发生率、气囊平均漏气量以及呼吸机漏气报警率。有研究对 488 例患者气囊压力分析研究结果显示，采用气囊测压表进行手动测气囊压力，连接气囊指示球阀门时会出现漏气的情况，每次测量后气囊压力下降约 2cmH_2O，因此每次手动测压时充气压力宜高于理想值 2 cmH_2O。

研究者发现，机械通气模式和气道压力对气囊的密闭性有影响。一项体外实验显示，气道压力与气囊压力存在显著相关性（$r > 0.94$）。呼气末正压（positive end expiratory pressure，PEEP）与气囊上液体渗漏量密切相关，高 PEEP 值（10 cmH_2O）比无/低 PEEP 值（0/5 cmH_2O）能更好地减少气囊上液体渗漏，PEEP 值越高，气道压力越大，气压力则越大，气道密闭性越好，渗漏量则越少。有学者则指出 PEEP 值至少需 ≥5 cmH_2O 以降低 VAP 发生率。此外，另有研究表明当设置的机械通气模式和呼吸机参数不同时，气囊的封闭效果也各不相同。因此，建议在改变机械通气模式或调节呼吸机参数后，重新测量并校正气囊压力。

临床护理操作或体位改变可导致气囊压力发生变化，但各研究中不同临床因素对气囊压力影响的结果并不一致，目前尚未明确临床护理操作前后气囊压力的变化规律。国外学者观察了 12 例患者 16 种体位改变对气囊压力的影响，在半卧位 30°时调节气囊压力为 25 cmH$_2$O，当体位改变后采用经校准的压力监测器持续监测呼气末的气囊压力值，结果显示共测量 192 次，40.6%的气囊压力高于 30 cmH$_2$O，无气囊压力低于 20 cmH$_2$O。另有研究者采用德国 VBM 气囊测压表间断监测床上擦浴、吸痰、口腔护理以及床头抬高 0°、30°、60°等护理操作前后气囊压力的变化，结果显示床上擦浴以及床头抬高 30°两项护理操作前后气囊压力变化最大。国内学者采用一次性压力传感器持续监测机械通气患者吸痰翻身、口腔护理、吞咽 4 种临床因素改变前后气囊压力的变化，结果显示吸痰时、吸痰后 5 分钟、翻身时、翻身后 5 分钟、口腔护理时以及吞咽时的气囊压力均高于活动前，差异均有统计学意义（$P<0.05$）。由此提出以上 4 种临床因素会造成气囊压力的一过性升高，15 分钟内恢复到活动前水平。另有学者建议在翻身、吸痰、口腔护理等操作后 10 分钟左右再进行气囊测压并给予补气。吞咽、雾化吸入和管道更换虽然对气囊压力有影响但相对缓和，建议在操作 20~30 分钟后进行气囊压力监测。综上所述，建议在进行上述护理操作后重新测量气囊压力。

【防控建议】

（1）应使气囊充气后压力维持在 25~30 cmH$_2$O。

（2）不能采用根据经验判定充气的指触法给予气囊充气，可采用自动充气泵维持气囊压力。

（3）采用气囊测压表进行间断气囊压力监测时，应每隔 6~8 小时重新测量，每次测量时充气压力宜高于理想值 20 cmH$_2$O。

（4）当吸痰后或清理测压管内的积水后、患者体位改变后，宜重新测量气囊压力。

（5）不宜常规采用最小闭合技术给予气囊充气，在无法测量气囊压力的情况下，可临时采用最小闭合技术充气。

四、肠内营养

肠内营养（enteral nutrition，EN）指将一些只需化学性消化或不需化学性消化就能吸收的营养液通过口服或管饲注入患者的胃肠道内，从而提供患者所需要的营养素。机体的营养、免疫状态和呼吸机相关性肺炎的发生具有相关性，且两者相互影响，即患者营养不良、免疫状态低下易并发呼吸机相关性肺炎。分析可能是因机械通气患者高应激、高代谢状态易出现营养不良，影响到机体组织器官的结构和功能；且部分患者呈现高瘦素水平，其作为免疫调节因子通过各种途径平衡了 CD4+/CD8+比例，最终介导了呼吸机相关性肺炎的发生。营养不良在我国重症患者中发生率高达 80%，基于此种现状，进行合理的营养干预既能够改善机体的免疫状况，又能缩短机械通气时间，提高脱机成功率，从而阻滞呼吸机相关性肺炎的发生和发展。在 2015 年美国 CDC 发布的《预防呼吸机相关性肺炎指南》中，明确将肠内营养作为预防 VAP 集束化策略的重要措施之一。危重患者大多呼吸功能差、神经肌肉功能损伤、胃肠运动功能受损及对肠内营养耐受性降低,常见胃液及营养液反流等并发症,增加了呼吸机相关性肺炎发生的危险。研究证实,由于肠内营养不当导致的胃内容物反流、误吸是危重症患者发生 VAP 的独立危险因素。

研究指出,肠内营养的每个环节,如输注方式(间断喂养与持续喂养)、持续营养过程中管路位置的判断、胃肠道耐受性的评估、输注途径的选择(经胃或经小肠)、床头抬高的角度、胃潴留的监测等管理不当都会造成患者胃内容物反流和误吸的出现,从而导致患者 VAP 的发生,因此科学规范的肠内营养护理是预防危重症患者 VAP 发生的重要举措。

【证据】

1. 肠内营养时机

(1)早期肠内营养。国内研究者在早期肠内营养支持对危重症机械通气患者炎症因子和免疫功能的影响的研究中发现,患者在机械通气 24 小时内给予肠内营养支持,其白细胞介素 6 和 α 肿瘤坏死因子水平、外周血 T 淋巴细胞和自然杀伤细胞比例较治疗前均升高,而 CD_4+、CD_8+ 和 CD_4+/CD_8+ 水平均较治疗前明显降低,表明早期肠内营养干预能够显著改善机体的细胞免疫功能及增强非特异性免疫功能。另有研究机械通气 48 小时内开始肠内营养干预的老年患者的机械通气时间和住院时间明显短于非早期肠内营养组,同时降低了呼吸机相关性肺炎的发生率和病死率。国外一项 Meta 分析显示在患者创伤或入住 ICU 24 小时内即进行标准化的肠内营养能够显著降低患者死亡率和肺炎发生率,若将肠内营养启动时间延长至 60 小时或 72 小时则会削减患者在 24 小时窗口期内死亡率降低的益处。美国 SHEA《急症医院的呼吸机相关性肺炎和呼吸机相关性事件的预防策略(2022版)》将"尽早提供肠内营养"作为预防成人 VAP 与 VAE 的重要实践(证据质量:高)。

(2)晚期肠内营养。有研究者认为进行早期肠内营养的患者有 30%～70% 会发生呕吐,若发生反流误吸等情况可导致呼吸机相关性肺炎。尽管危重症患者的早期喂养易于接受更多的热量和蛋白质,但也有学者认为危重患者的营养不良带来的危害要低于营养供给过剩。除此之外,一项大型前瞻性多中心试验同样选择将机械通气作为早期营养开始的标志,在排除干扰因素后发现,早期肠内营养会增加患者呼吸机相关性肺炎发生风险,并且这种影响会随时间变化而更加显著,在开始 7 天内风险达最高,因此该研究不建议机械通气患者早期进行肠内营养。

2. 肠内营养途径

(1)经鼻胃管营养。经鼻胃管营养干预的操作简单且费用低,在控制营养速度和总量并排除反流因素的情况下,该干预措施的肠道耐受性相对较好。但因其减弱了食管下端括约肌功能和吞咽反射,呕吐、误吸发生概率更高,目前多数研究已确定其为呼吸机相关性肺炎的高危因素,故经鼻胃管营养干预仅适用于短期需要肠内营养支持且无呼吸机相关性肺炎高危因素的机械通气患者。

(2)经小肠管营养。据报道,经小肠喂养时因营养管跨越幽门直接将营养液送入十二指肠或者空肠内,避免了输注过程中因胃瘫导致的胃食管反流;而小肠的紧张性收缩、分节运动、蠕动等运动形式加速了食糜的推进,使其被充分消化和吸收,避免了小肠内容物的反流,降低了误吸发生率。一项研究对 474 名患者进行试验发现胃管插入远端小肠较胃管插入常规长度时误吸发生率降低 50%。患者国外一项 RCT 试验结果发现,经幽门后较经胃给予肠内营养发生误吸的概率低(3.9% vs 7.5%)。尽管尚未有证据支持经小肠与经胃营养在死亡率和住院时间上有所差异,将营养输注的部位从胃内转移到小肠已被证实可显著降低反流、误吸和肺炎的发生率。国内学者针对机械通气患者肠内营养置管采取随机对照方法,鼻腔肠管(25 例)和鼻胃管(25 例),发现前者呕吐误吸、呼吸机相关性肺炎发生率均显著低于后者($P<0.05$)。另有研究肠内营养不同途径干预对呼吸机相关性肺炎影响的 Meta 分析结果显示:①与胃内营养相比,小肠内营养可减少胃储留、误吸等并发症;②小肠内营养能降低呼吸机相关性肺炎的患病率(RR = 0.55,95% CI:0.46~0.67,$P<$ 0.01),并缩短机械通气时间和入住 ICU 的天数;③二者在病死率方面差异无统计意义($P>0.05$)。关于经胃及小肠喂养,各指南也均给出了推荐意见。2013 年,加拿大重症监护营养指南中指出,如果条件允许,建议对于危重症患者常规进行小肠营养;如果条件限制,对于存在误吸和反流高风险,以及不耐受胃营养的患者,建议行小肠营养。2016 年,美国危重病医学学会和美国肠内肠外营养学共同发布指南中推荐,误吸风险高的患者使用幽门后营养通路进行喂养。

(3)经胃/肠造瘘管营养。胃/肠造口是新兴的一项肠内营养新技术,该技术使营养管远离患者鼻咽部,克服了经鼻置管造成的胃肠道黏膜出血的缺点,同时也减少了消化液反流和误吸的风险,目前应用于临床以来,其适应证不断扩大。国外学者研究经皮内镜胃造口营养干预的患者胃液内致病菌检出率及空腹胃液 pH 均低于经鼻营养干预组($P<0.05$),可减少呼吸机相关性肺炎发生的风险。有研究针对脑卒中以及头部损伤行机械通气患者进行随机对照试验,发现经胃造口营养组呼吸机相关性肺炎发生率明显低于经鼻胃管组。另有一项不同肠内营养途径对 ICU 机械通气患者呼吸机相关性肺炎影响的网状 Meta 分析,结果显示:在降低 VAP 发生率方面,鼻肠管、胃肠双腔管、胃空肠造瘘管、胃造瘘管均优于鼻胃管(均 $P<0.05$),胃造瘘管排序最优,其次为胃空肠造瘘管和胃肠双腔管;在缩短机械通气时间方面,鼻肠管、胃肠双腔管、胃造瘘管均优于鼻胃管(均 $P<0.05$);在缩短 ICU 住院时间方面,鼻肠管、胃造瘘管均优于鼻胃管(均 $P<0.05$);在缩短机械通气和住院时间方面,胃造瘘管排序均为最优,其次均为鼻肠管和胃空肠造瘘管。以上可见在无禁忌的情况下,对需要长时间进行肠内营养患者,考虑行经皮内镜胃肠造瘘管术进行营养支持。

2022 版指南建议"对于胃部进食不耐受、误吸风险高的患者,可考虑幽门后喂养"。与胃管进食相比,幽门后置管更少发生误吸和肺炎。然而 Meta 分析结果显示,幽门后置管是否能减少呼吸机使用时间、ICU 停留时间和/或住院时间存在争议。此外,需注意的是,幽门后置管操作需要特殊的专业知识,并非所有医疗机构都能完成,同时也可能导致置管时间的延迟,且患者对幽门后喂养的生理适应性比鼻胃管喂养更差。但对鼻胃管不耐受或误吸风险高的患者应采用幽门后喂养。

3. 肠内营养方式

肠内营养的输注方式按给予时间是否持续可以分为间歇喂养和连续喂养。间歇喂养可分为间歇推注法和间歇滴注法。间歇推注法指使用注射器，间隔一定时间将营养液注入胃肠道的方法，通常每次推注量为200~300 mL。间歇滴注法指24小时循环滴注，滴注数小时后休息，循环重复。连续输注指不间断地连续输注，通常用于无法活动的危重症患者。

2013年，加拿大临床实践指南指出：尚无足够数据推荐危重症患者肠内营养采用持续喂养还是其他方式喂养。但更多的研究结果倾向于持续喂养，一项随机对照试验对50例患者研究发现，持续泵入营养液可以减少反流的发生。有国内研究比较注射器间断灌注、持续泵注、持续重力滴注三种方式对危重患者胃内容物反流率的影响，结果显示注射器间断灌注法所致胃内容物反流率高达15%，持续泵注法最低，为2.9%。一项随机对照试验显示持续喂养能够降低患者死亡率(间断喂养13.9% vs 持续喂养7.4%，$P = 0.18$)。然而另有研究认为，持续输注时间较长，胃肠道未能充分休息，因此导致出现胃潴留和误吸的发生率更高。一项研究显示：粗暴推注的潜在危害就是导致吸入性肺炎的发生率提高。因持续泵注法比注射器灌注法和持续重力滴注法安全，胃内容物反流的发生率和呼吸机相关性肺炎的发生率均较低，注射器灌注增加胃潴留，易加重腹胀、呕吐，持续重力滴注式鼻饲速度容易受胃内压的影响不能匀速滴入，导致胃反流增加。因此，对于危重症患者更推荐持续泵注给予肠内营养。

4. 持续喂养的注意事项

(1)置管前正确选择合适管径。鼻饲管径对胃内容物反流和误吸有一定影响，一项样本量为68的RCT研究表明，管径越粗，对食管下端括约肌的扩张作用越大，发生胃内容物反流的机会亦会增加，误吸也更易发生。因此建议选择管径大小适宜的胃管进行鼻饲：成人可选择14Fr胃管，考虑到亚洲人的种族、体质等与欧美人不同，推荐我国成人采用10Fr胃管。

(2)营养支持前准确判断置管位置。喂养管放置位置的正确性，能够最小化误吸风险，如果置管位置错误，管饲误吸风险增加。日常喂养中，喂养管位置错位很常见。一项研究中调查了201位危重症患者，116例使用小肠喂养管的患者中有24例患者的喂养管上行进入胃以上(其中，23例在胃里，1例在食管)，因此定时评估鼻饲管位置很重要。美国2016年在《危重症护理学会ICU误吸预防指南》中推荐，鼻饲患者鼻饲期间评估置管位置，1次/4小时。研究报道成人鼻胃管的置管位置错误率为1.3%~50%不等。位置太浅、太深或误入气道均会降低营养支持的有效性。因此，在给予肠内营养前应准确判断管路的位置。

复旦大学循证护理中心基于"位置太浅、太深或误入气道均会降低营养支持的有效性"发表了判断胃管位置的循证证据。证据指出，对于机械通气的成年患者，推荐使用二氧化碳分析仪或比色式二氧化碳测定来确定胃管的置管位置。当患者未服用抑酸药物时，肉眼观察胃管内抽出物的外观特点并测量pH，可以帮助判断胃管是否在胃内，检测胃管内抽出物 pH 及生化指标也是临床常用的验证方法，不宜单独采取听诊气过水声、石蕊试纸检测酸碱度或者肉眼观察胃内抽出物等方法。此外，消化道内镜检查与 X 线透视检查能够准确确定胃管位置，但是由于费用高昂及后者的射线暴露带来的风险，不常规使用。2014 版 ASPEN 指南明确指出，胃管位置判断的金标准为腹部 X 线。盲插的任何型号胃管在首次喂养或首次给药前均要进行 X 线检查，确保胃管位置正确。

（3）床头抬高。2013 年，加拿大危重症疾病营养支持指南推荐，危重症患者在接受肠内营养时采取床头与床尾成 30°~45°角，若不能达到，则尽量抬高床头。国外已有大量证据显示仰卧位（床头抬高 0°）会增加胃食管反流和误吸的发生。一项研究使用有放射性物质作为标记物，当床头抬高为 0°的时候，支气管内放射性物质计数显著高于半卧位（床头抬高 45°）。有研究证实，抬高床头 30°~45°可使 VAP 的发生率从 23%降低到 5%。一项研究对 15 例患者 1263 例次鼻饲采取不同床头角度观察发现，床头角度<30°比床头角度≥30°发生呛咳的概率显著增高。一项 RCT 试验纳入 474 名患者，历时 6 年研究发现，抬高床头鼻饲时发生误吸的概率（12%）显著低于后仰位或平卧位发生误吸的概率（61%）。也有研究报道，左侧卧位时患者胃食管反流减少，因而建议鼻饲时取左侧卧位。因持续后仰位或平卧位及床头角度过低，重力作用导致营养液反流都会增加反流物流入呼吸道的机会。2021 年发布的中华护理学会团体标准《成人肠内营养支持的护理》指出：在进行肠内营养喂养时，无特殊体位禁忌时，喂养时应抬高床头 30°~45°。

此外，有研究指出，在鼻饲过程中和鼻饲后 30~60 分钟，尽可能保持患者体位相对稳定，避免翻身、叩背，以减少发生反流及误吸的可能，如果必须放低床头，应提前停止喂养 30~60 分钟。

（4）胃残余量与胃耐受性监测。2014 年的一项比较每隔 8 小时或 4 小时监测一次胃残余量在影响患者营养结局和包括死亡率、VAP 发生率、ICU 入住时间在内的临床结局没有区别。研究显示，胃残余量在 200~500 mL 需要提高关注，并且提示做一些减少误吸风险的措施，但是应避免胃残余量<500 mL 并且缺少其他不耐受的表现时暂停肠内营养。三项研究显示取消胃残余量的监测使患者肠内营养的输注提高，并且未对患者产生不良影响。国内有学者推荐通常需要每隔 6 小时抽吸一次胃残留量，如果胃潴留量小于 200 mL，维持原速度；如果胃潴留量小于 100 mL，增加输注速度 20 mL/h；如果残留量大于 200 mL，应暂停输注或降低输液速度。美国麻省总医院危重症手册推荐，每隔 4 小时监测胃残余量，如超过 250 mL 或喂养量的 50%，可维持管饲速度，1 小时后再次监测。如胃残余量仍多，将管饲速度减少 25 mL/h 直至胃残余量达到可以接受的范围内。2016 年，美国危重病医学会和美国肠内肠外营养学共同发布指南中仍建议监测胃残留量，如果胃残留量<500 mL 且没有其他不耐受表现，应避免停用肠内营养。2017 年，欧洲危重病医学会（european society of intensive care medicine，ESICM）危重患者早期肠内营养指南中指出单次胃残余量较多应给予胃动力药物并重新评价，但不要长时间停止肠内营养。建议成人重症患者若连续 6 小时胃残余量大于 500 mL，则需延迟胃肠营养。SHEA2022 版指南认为在监测患者反流和呕吐的基础上，是否增加对胃残余容量的监测对 VAP 的发生率、机械通气时间和死亡率的影响无差异，不推荐作为预防措施。

胃液处置：2015 年，CCPGs 指出没有足够的证据证明危重患者的胃残留是回输还是丢弃。基于 2009 年的一项研究，高达 250 mL 的胃残留回输或丢弃都是可以接受的。这项研究显示，与丢弃相比，将抽吸的高达 250 mL 胃残留回输并没有增加胃排空的延迟、高血糖、腹泻和腹胀等胃肠道并发症的风险。

有研究指出，护理人员对于胃肠道耐受性的监测并不全面，研究报道，超过 97% 的受访护士评估胃肠道耐受性仅仅通过测量胃残余量。胃肠道耐受性还可以通过胃肠胀气和大便情况、放射科检查等方法判断，应关注患者关于腹痛或腹胀的主诉。胃肠道不耐受通常定义为呕吐、腹胀等主诉不适、胃肠道入量过多、胃残留量过多、腹泻、便秘，或腹部放射检查异常。2009 年，美国危重病医学学会和美国肠内肠外营养学共同发布指南，推荐每天监测胃肠道耐受性，提示腹胀和主诉腹痛的肠道喂养患者监测耐受性，应观察排气和排便，监测胃残余量。

【防控建议】

(1)对于开放小肠通路可行性高的机构，推荐首选小肠营养。

(2)对于开放小肠通路有一定困难的机构，推荐对不耐受胃营养(如持续应用镇静剂，麻醉剂及胃潴留量较多)及反流高风险人群(如俯卧位)应用小肠营养。

(3)对于开放小肠通路不可行的机构，推荐通过胃的途径早期喂养更能使患者受益。

(4)危重症患者肠内营养采用持续喂养较间断喂养更能减少胃内容物反流及误吸风险，从而减少 VAP 的发生。

(5)肠内营养管首次置入后，要明确判断管路的位置，采用腹部 X 线检查，不宜单独采用肉眼观察抽取液性状、听诊气过水声或 pH 试纸检测酸碱度的方法来判断置管位置。

(6)应选择适宜管径大小的胃管进行鼻饲，成人建议使用 10Fr 号胃管。

(7)鼻饲时若病情允许应抬高床头 30° 或更高，并在鼻饲结束后保持半卧位 30~60 分钟。若不能达到抬高床头 30°，则尽量抬高床头。

(8)左侧卧位较右侧卧位的胃内容物反流减少，建议鼻饲时取左侧卧位。

(9)对于 VAP 的发生率、机械通气的持续时间和死亡率来说，单独监测胃反流和呕吐与监测胃反流、呕吐和残余胃容量同样有效。对于接受肠内营养的无症状患者，不推荐常规监测胃残余量。

(10)危重患者应每天监测胃肠道耐受性，关注患者腹痛腹胀、排气、排便情况。

第三节　减少定植的防控建议

一、口腔护理

目前普遍认为口腔卫生状况的好坏与呼吸机相关性肺炎的发生有直接的关系，建立人工气道在一定程度上破坏了机械通气患者口腔、鼻腔对细菌的天然屏障作用，增加了患者口腔感染的风险，因此对机械通气患者进行严格有效的口腔卫生护理是对气道的重要保护，也是呼吸机相关性肺炎预防策略的重要环节之一。尽管口腔护理在 ICU 中已被视作一项常规的护理措施，且其重要性也已得到广泛的认可，但实际上由于 VAP 患者气管插管占位的存在，兼顾考虑脱管及插管移位的危险，护士往往采取快速擦洗危重患者口腔的做法，忽略了口腔护理的效果。选择适当的口腔护理液、规范口腔护理的具体操作流程及操作时间和频率对保持口腔卫生减少 VAP 的发生至关重要。

【证据】

1. 口腔护理的时机与频率

(1)为何需要为机械通气患者进行口腔护理？国内许多学者通过研究发现，科学的口腔护理能有效降低口腔内细菌繁殖。美国 2014 年发布的《急性病医院呼吸机相关性肺炎预防策略》中指出口腔护理可能降低 VAP 的感染率。机械通气患者由于疾病或治疗，经口进食困难，加之唾液分泌减少，口腔自洁能力下降，牙面附着细菌数随通气时间延长明显增加，是引起患者口腔、肺部感染的重要因素之一。口咽部定植菌误吸是 VAP 发生的重要机制。研究提示，0.01 mL 的口咽分泌物有 106～108 个细菌，而下呼吸道细菌培养约 67% 与口腔细菌相同。气管插管患者口腔内微环境通常受到不同程度的破坏，这是由于气管插管时的侵袭性操作破坏了上呼吸道屏障，削弱了纤毛清除运动和咳嗽反射功能；气管导管和牙垫的存在使得传统的口腔护理方法无法彻底清除口腔内分泌物；危重患者口腔自净能力、黏膜保护作用、pH 均下降，而插管后口腔长期处于持续性开放状态，容易造成患者口腔黏膜干燥、唾液减少，使得大量牙菌斑聚集，增加了细菌繁殖和感染的机会。口腔护理是机械通气患者日常护理工作中的一项重要内容，能帮助患者保持良好的口腔卫生，减少感染的发生。

(2)口腔护理是否能有效预防 VAP？国外学者报道，高质量的口腔护理干预可以使 VAP 发生率降低 33.3%。为了有效预防 VAP，各个国家分别制定了一系列预防 VAP 指南，其中一项重要的措施是口腔护理。加强机械通气患者口腔护理，改善口腔卫生，对降低口腔内革兰氏阴性菌的定植有重要意义。口腔护理预防 VAP 机制：①通过机械清洗和药物杀菌，可以清除食物残余和牙菌斑，降低口咽部病原菌的定植，预防口腔内病原菌移入下气道引起 VAP；②口腔护理可以锻炼患者的吞咽功能并刺激唾液分泌，促进患者口腔功能恢复，预防口咽部病原菌误吸入肺部，引起吸入性肺炎。国内一项实验研究口腔护理在预防 VAP 中的作用，通过比较实验组 VAP 发生率及口腔卫生状况，加以两组 VAP 患者特征分析，结果显示口腔护理组 VAP 发生率明显降低，与既往文献报道一致；口腔护理组的口腔卫生状况也好于常规护理组。

(3)口腔护理的时机(机械通气患者开始进行口腔护理的时间)和频率。在口腔护理的频次上，国内报道不一，有建议 4 小时口腔护理 1 次，也有建议每日 2 次。有研究将收治患者分为即刻组、4 小时组和 8 小时组，三组患者分别在插管后即刻、4 小时和 8 小时介入首次口腔干预，三组 VAP 发生率、机械通气时间和入住 ICU 时间比较，差异均有统计学意义；4 小时组、8 小时组 VAP 发生率、机械通气时间和入 ICU 时间显著高于即刻组，且 8 小时组高于 4 小时组。而国外一项调查显示，72% 的护士回答为非气管插管患者口腔护理的次数为 2~3 次/天,而对气管插管患者口腔护理的次数为 5 次/天,甚至更多。国外有学者基于临床指南的一致意见中也指出,尚无证据支持口腔护理的理想频次,每次口腔干预的时间也缺乏理论依据支持,目前指南协会推荐每日 2 次。JBI 最佳实践手册最佳证据建议每天刷牙至少 2 次或在每餐后刷牙。中华人民共和国原国家卫生和计划生育委员会制定的《重症监护病房医院感染预防与控制规范(2016)》中指出应使用有消毒作用的口腔含漱液进行口腔护理,每隔 6~8 小时一次。

关于口腔健康状况的评估,目前较为权威的是改良后的 Beck 口腔评分表(见表 1-3-1):Beck 改良的口腔评分表根据 Beck 口腔评分表设计改良而来,将原来的评分项目改进为口唇、口腔黏膜和牙龈、舌头、牙、唾液 5 个项目,删去了声音、吞咽功能等在机械通气患者中不适合使用的评价指标,使之更适合 ICU 机械通气患者的口腔护理评估。每个项目的分数为 1~4 分,总分为 5~20 分,评价等级分为"正常""轻度受损""中度受损"和"重度受损"4 个评分等级,只需要几分钟时间就能评估出患者的口腔健康状况。动态的评分可以了解患者口腔护理的效果。根据评分情况,制定出相应的护理干预体系,指导具体的口腔护理的方法及频率。

表 1-3-1　改良后的 Beck 口腔评分表

项目	分数			
	1	2	3	4
口唇	光滑、红润、湿润、皮肤完整	轻微干燥、充血	干燥、肿胀的独立的水疱	水肿、有发炎症状、有水疱
口腔黏膜和牙龈	光滑、红润、湿润、皮肤完整	苍白、干燥,有糜烂	肿胀充血	非常干燥、水肿、有水疱
舌头	光滑、红润、湿润、皮肤完整	有明显乳头状突起物	干燥、肿胀、乳头状突起物有充血	非常干燥、水肿、严重充血
牙	牙状态清洁完好	有轻微软垢	有适度软垢	被软垢覆盖
唾液	稀少、水分充足	有所增加	稀少、黏稠	黏稠有丝状物质,半流体的
总分	5(正常)	6~10(轻度受损)	11~15(中度受损)	16~20(重度受损)
频率	至少 12 h 一次	至少 8~12 h 一次	至少 8 h 一次	至少 4 h 一次

2. 口腔护理液的选择

(1)不同的口腔护理液能否影响 VAP 的发生率? 经口气管插管者常用的口腔护理液有生理盐水、碳酸氢钠、过氧化氢、氧化电位水、氯己定等。生理盐水是临床常用的漱口液,曾经被广泛应用于临床。但生理盐水水分蒸发后易导致患者口腔干燥,且不能有效地改善经口气管插管患者的口腔卫生状况，现已不建议使用于经口气管插管患者。过氧化氢在临床上用于口腔护理也比较常见，但相关实验证实过氧化氢对细胞有损伤作用，另外经过一系列化学反应后产生的大分子自由基会成为癌变的前身。临床上使用过氧化氢的时候会产生很多泡沫，给护理操作带来了很大的不便。在降低 VAP 发生率层面上氯己定与过氧化氢没有显著差异，有学者推荐使用氯己定代替过氧化氢。氯己定是一种有潜在抗微生物活性抗菌斑的双胍类低效消毒剂。2010 年，美国疾病预防控制中心将使用氯己定作为预防集束化护理措施之一。一篇 Meta 分析中指出，氯己定可有效减少口咽部、气管插管患者气管内细菌的定植，显著减少了机械通气患者的 VAP 的发生。

（2）如何选择口腔护理液？维持良好的口腔卫生状况是 VAP 预防策略的重要环节之一。不同的口腔护理液针对不同菌群起作用，从而控制口腔感染。部分研究显示，局部使用消毒剂或抗菌药物进行口腔护理能有效预防重症患者的 NP 及 VAP。氯己定口腔护理对肺炎发生率的影响尚不清楚。多项 Meta 分析显示，氯己定口腔护理可以显著降低 VAP 的发生率，但这一结论是通过非盲法研究得出的，当严格采用双盲研究时，氯己定口腔护理与降低 VAP 的发生率之间没有相关性。双盲和非盲研究的 Meta 分析都显示，氯己定口腔护理对机械通气时间和 ICU 住院时间没有影响。一项大型随机研究比较了氯己定和非氯己定口腔护理的结局，结果显示氯己定对 VAP 的发生率机械通气时间和 ICU 住院时间没有影响。关于随机试验和观察性研究的 Meta 分析表明，氯己定口腔护理与患者的死亡率增加存在相关性。但也有 Meta 分析和大型随机试验没有发现氯己定对死亡率的影响，可能是因为受到混杂因素的影响。鉴于氯己定对 VAP 的影响不明确且存在伤害风险，美国 SHEA 2022 版指南不推荐使用氯己定进行口腔护理，但用非氯己定刷牙等口腔护理方式是必要的。

3. 气管插管口腔护理方式（擦拭、冲洗、刷牙等）

（1）气管插管患者口腔护理方式有哪些？对机械通气患者口腔护理方法较多，口腔护理一般是使用海绵棒、口腔拭棒或牙刷来清洁牙和口腔，并局部使用抗生素或消毒剂来减少感染。当前国内口腔护理方法有传统棉球口腔擦拭法、口腔冲洗法、擦拭+冲洗法、刷牙+擦拭+冲洗法等，口腔清洁效果有了明显提高，但仍没有统一的方案来指引。

（2）不同的口腔护理方式能否影响 VAP 的发生率？有证据表明 65% 的 ICU 住院患者牙菌斑和(或)口腔黏膜存在呼吸道病原微生物定植，牙菌斑上的呼吸道病原微生物定植与 VAP 的发生相关。理论上，通过刷牙等机械的方法可以减少牙菌斑，从而降低 VAP 的发生率。但一篇系统评价发现单纯刷牙无论是电动牙刷还是手动牙刷都不能减少 ICU 患者 VAP 的发生风险、死亡率、机械通气时间、ICU 住院时长。国内有研究表明：采用冲洗法可有效预防 VAP 发生和口腔溃疡及真菌的感染率。一项 Meta 分析发现，相较于传统的生理盐水棉球擦洗法，口腔冲洗应用于气管插管危重患者有助于降低 VAP 的发病率。国内一项研究将患者分为三组：A 组采用喉镜直视下电动牙刷清洁，B 组采用传统口腔擦洗联合口腔冲洗，C 组采用传统口腔擦洗，比较三组患者口腔清洁效果。喉镜直视下电动牙刷清洁口咽部效果更佳，明显改善呼吸机辅助呼吸患者口腔异味和牙菌斑，且在呼吸机相关性肺炎和口腔感染的预防中具有重要的临床价值。2022 版美国 SHEA 指南建议"可通过每日刷牙进行口腔护理，不要使用氯己定"。该建议彻底颠覆了目前口腔护理的惯性认知。SHEA 在 2014 年发表的指南曾推荐采用氯己定进行口腔护理，但经过 8 年多的科学研究和综合大量循证依据，最终发现使用氯己定进行口腔护理可能会增加患者的死亡率。

4.经口气管插管患者口腔护理的注意事项

国外学者提的程序性脱机及口腔护理集束计划、洗手及无菌手套的常规使用、恰当镇静和药物治疗、抬高床头、声门下吸引、呼吸机的规范使用和管理、加强监测、健康教育及质量管理等，都能够使 VAP 的发病率下降。

（1）口腔护理前抬高床头 30°~45°，患者头偏向一侧，预防 VAP 的发生。有学者提出在口腔护理期间，小心地从口腔移除牙斑和碎屑，抬高床头，以避免污染流体吸入呼吸道并使用负压吸引系统吸出污染物。一项基于 7 个 RCT 的 Meta 分析结果表明，抬高床头 15°~30° 不足以降低机械通气患者 VAP 的发生率，抬高 45° 的半卧位能显著降低 VAP 的发生率。临床护理指南指出，气管插管患者可能没有咽反射，故推荐应当实施口偏向一侧，以减少口腔分泌物及漱口液误吸的风险。

（2）口腔护理时维持气囊压力。机械通气患者声门下的分泌物常聚集在导管气囊上方，若气囊充气不足(<20 cmH$_2$O)或气囊漏气，分泌物会流入下呼吸道导致 VAP 的发生。因此，对于机械通气患者，维持一定的气囊压力是非常重要的。有研究发现，维持气囊压力在 20~30 cmH$_2$O 是适宜的，既能防止分泌物通过气囊下移流入下呼吸道，又能防止气囊因充气过度(>30 cmH$_2$O)导致长期气管壁损伤。有学者建议护士应经常评估气管导管的气囊压力，确保气囊压力处于适宜范围内，避免患者误吸或气管壁损伤现象的发生。

（3）口腔护理前后评估气管插管的深度。根据患者的身高、体型来确定气管插管深度，一般成人经口插管插入深度为 22~24 cm，如果深度过浅则导管容易滑脱；如果插管深度过深，则会导致肺不张。有学者也建议口腔护理后需再次核对气管插管导管齐门齿刻度，如深度不合适，应查找原因并给予及时纠正。因此每次口腔护理前后应检查评估气管插管深度，警惕导管移位。

（4）口腔护理前后进行声门下吸引。NSW health 指南认为，声门下吸引可以减少危重患者患 VAP 的风险。17 项 RCT 研究的 Meta 分析发现，声门分泌物引流能够降低 58% 的 VAP 发生率，而对机械通气时间、ICU 住院时间、总住院时间及死亡率没有影响，这些研究中的纳入人群主要为机械通气时间大于 72 小时的患者，因此，声门下分泌物引流仅作为基本建议推荐给气管插管很可能超过 48~72 小时的患者，成为口腔护理的一部分。

（5）口腔护理后应及时进行口腔内吸引。对于机械通气尤其是经口气管插管的患者，使用刷牙或冲洗法进行口腔护理或擦洗法棉球过湿时，如果不及时进行口腔吸引，漱口液会存留在患者口腔里，部分进入呼吸道聚集在气囊上，当气囊压力发生变化时，在重力作用下进入下呼吸道和肺部造成误吸，从而引起吸入性肺炎。因此，口腔护理后应及时进行口腔内吸引。

（6）气管插管患者进行口腔护理应双人操作。气管插管患者进行口腔护理应双人操作，原卫生部制定的《临床护理实践指南（2011 版）》推荐双人配合，一人固定气管导管，另一人进行口腔护理。

5.经口气管插管患者口腔护理的效果评价

通过评价患者的口腔卫生状况(口腔清洁度、牙菌斑指数)、安全性的评价及 VAP 的发生率来了解经口气管插管患者口腔护理的应用效果。

(1)口腔清洁度评价。采用0~2分制,0分为口腔清洁,口腔或义齿上无食物残渣或牙垢;1分为口腔或义齿上有1~2处食物残渣或牙垢,或存在口臭;2分为口腔或义齿上有多处食物残渣或牙垢,或存在严重口臭。

(2)牙菌斑指数测定。用棉签蘸取牙菌斑显示剂,涂于患者6颗指标牙上进行染色,滞留30秒后观察牙染色面积,然后用软毛牙刷将红色色斑刷除即可。菌斑指数采用改良的0~5分制计分标准,0分为牙面无菌斑;1分为牙颈部龈缘处存在点状菌斑;2分为牙颈部菌斑宽度≤1 mm;3分为牙颈部菌斑覆盖宽度超过1 mm。

(3)安全性评价。依据不安全事件(患者口腔黏膜出血、误吸呛咳、脱管等)的发生率来判断口腔护理实施的安全性。

(4)VAP 发生率评价。高质量的口腔护理干预可以使 VAP 发生率降低33.3%,因此国外很多学者将 VAP 的发生率作为口腔护理的效果评价。

【防控建议】

(1)气管插管后的患者应及时进行口腔护理以预防 VAP 的发生。

(2)目前没有明确的证据支持危重患者口腔护理的频次。

(3)有条件的医院建议采取改良后的 Beck 口腔评分表评估确定口腔护理频次,或者参照重症监护病房医院感染预防与控制规范每隔6~8小时进行口腔护理1次。

(4)可通过每日刷牙进行口腔护理,不要使用氯己定。

(5)气管插管机械通气患者采用冲洗加擦洗法或冲洗加刷洗法进行口腔护理。

(6)经口气管插管患者口腔护理的注意事项:①口腔护理前抬高床头30°~45°,患者头偏向一侧,预防 VAP 的发生;②口腔护理前后均应维持气囊压力在20~30 cmH_2O;③口腔护理前后评估气管插管的深度;④口腔护理前后进行声门下吸引;⑤口腔护理后应及时进行口腔内吸引;⑥经口气管插管患者进行口腔护理时应由双人操作。

二、有效清除气道内分泌物

(一)吸痰方式的选择(开放式吸痰和密闭式吸痰)

气道内吸引分为开放式吸痰(open tracheal suction system, OTSS)和密闭式吸痰(closed tracheal suction system, CTSS)。20世纪80年代末期,密闭式吸痰作为更安全的吸引方式被应用于机械通气的患者。相比传统的 OTSS, CTSS 在改善氧合、预防低氧血症、维持呼气末正压、减少环境及人员污染等方面有更大的优势,但对 VAP 的发生有无影响,结论尚不一致。早期的部分研究认为密闭式吸痰可以降低 VAP 的发生率,但更多的研究和多篇 Meta 分析表明,密闭式吸痰和开放性吸痰在机械通气患者 VAP 的发生率方面均无明显差异。2010 年美国呼吸护理协会（American Association for Respiratory Care，AARC）、2004 年加拿大急救护理实验小组和加拿大急救护理协会均提出 CTSS 不能降低 VAP 的发生率。2022 版 SHEA 指南指出密闭式吸痰对 VAP 的发生和/或患者的预后没有影响，对诊疗费用的影响尚不清楚，故不推荐采用密闭式吸痰（证据质量：中等）。但考虑到国内许多 ICU 存在多重耐药菌传播的风险，且密闭式吸痰通常不会明显增加医疗费用，仍鼓励对使用有创呼吸机的患者采用密闭式吸痰。

【证据】

1. 两种吸痰方式对 VAP 的影响

应用密闭式吸痰替代开放式吸痰来预防 VAP 发生的方式仍然存在争议。2003 年，美国医院感染控制顾问委员会（HICPAC）和疾病预防控制中心（CDC）不建议优先使用密闭式吸痰管预防 VAP。欧洲 VAP 工作小组于 2001 年指出，仅有有限的证据能证明密闭式吸痰方式能降低 VAP 的发生率。有研究对 210 例密闭式吸痰和 233 例开放式吸痰的机械通气患者进行研究发现，两组 VAP 的发生率无显著差异。另外两项随机对照研究显示，与开放式吸痰方式相比，使用密闭式吸痰可引起呼吸机管路的多重耐药菌的定植率提高，但并不能提高 VAP 发生率。一项前瞻性随机对照研究发现，与开放式吸痰相比，密闭式吸痰并不能降低 VAP 发生率。

2. 密闭式吸痰管的更换频率

对于密闭式吸痰装置的更换频率，有研究报道，与每日更换密闭式吸痰系统相比，每周更换不会明显提高 VAP 发生率，相反可节约医疗费用。另两项 RCT 研究表明，与 24 小时更换密闭式吸痰装置相比，48 小时更换和非常规更换对 VAP 的发生率无影响，两组在住院病死率、住院时间方面也无差异，而不更换组则明显节约医疗开支。因此，密闭式吸痰管无须每日更换。

【防控建议】

（1）密闭式吸痰对 VAP 发生率和患者预后没有影响，对费用影响不清楚，但对经气溶胶或空气传播的呼吸道传染的院内感染防控具有一定的意义。因此既不建议也不阻止使用密闭式吸痰。

（2）如使用密闭式吸痰管，无须每日更换，当出现可见污染时及时更换。

（二）吸痰前生理盐水滴注

吸痰前生理盐水滴注是指将生理盐水通过人工气道直接滴入气管的过程，目的是可能通过刺激成人咳嗽反射和稀释分泌物，增加被清除的分泌物量，并且帮助清除黏滞的分泌物。部分研究显示，常规的生理盐水滴注不太可能使患者获益，实际上可能有害。国内外一些护士和呼吸治疗师仍将常规滴注生理盐水作为吸痰的一部分。吸痰前生理盐水滴注在预防 VAP 方面的作用，此观点仍存在争议。仅美国卫生保健流行病学学会（SHEA）2014 年更新的《急性病医院呼吸机相关性肺炎预防策略》中指出气道内吸引前滴注生理盐水也许可以降低 VAP 的发生率,但其对于机械通气持续时间、住院时间及死亡率的影响还没有充分证据。

【证据】

1. 是否能有效预防 VAP?

一项针对肿瘤患者的大样本随机对照研究共纳入 262 例预期机械通气超过 72 小时的患者,其中生理盐水滴注组 130 例患者,对照组 132 例患者,结果显示生理盐水滴注组可降低经微生物确诊的 VAP 的发生率(23.5% vs 10.8%, $P = 0.008$),但对临床诊断的 VAP 的发生率或患者预后没有影响。一项对 24 例不同年龄的(10 周至 14 岁)儿童进行的随机对照研究收集了 104 次吸痰的数据,滴注生理盐水组(10 例)与未滴注组(14 例)均未发生VAP。但国内一项对 101 例人工气道患者进行的随机对照研究,滴注生理盐水组 50 例,对照组 51 例。结果表明与对照组相比,滴注生理盐水组 VAP 的发生率显著提高(29% vs 19%, $P<0.05$)。一篇系统综述对 5 篇 RCT 和 10 篇交叉试验进行分析显示吸痰过程滴注生理盐水,VAP 的发生率没有统计学差异。

2. 吸痰前滴注生理盐水的不良影响有哪些?

吸痰前滴注生理盐水可能造成氧合降低和血流动力学改变等。一项研究证明生理盐水根本不能和分泌物混合,即使在实验室条件下充分摇动,盐水和痰液也不能混合。另有研究结果表明,吸痰前注入生理盐水并未增加痰液量,反而使氧合降低。最近的一篇系统综述研究了 7 篇关于吸痰前滴注生理盐水的自身对照临床试验,表明滴注盐水生理能显著降低氧合,但对血流动力学和 VAP 的影响没有一致的结论。另外 3 篇系统综述、1 篇间断序列研究和 1 篇交叉试验研究比较了吸痰前滴注生理盐水对氧合和血流动力学的影响,结果发现关于与氧合相关的证据不一致。一些研究发现吸痰过程中滴注生理盐水后氧合有显著下降,另外一些文献发现滴注生理盐水与氧合改变没有显著性差异。同时都发现滴注生理盐水前后的血流动力学参数,没有显著的统计学差异,并且除心率的一些变化外很少有严重的并发症。一项系统综述结果表明,目前的研究尚不能确定吸痰前注入生理盐水是否有益。对物理治疗师的调查结果显示,他们仅在气道分泌物黏稠而常规治疗措施效果有限时,才注入生理盐水以促进痰液的排出。

【防控建议】

吸痰前滴注生理盐水,是否能降低 VAP 发生率存在争议,对机械通气持续时间、住院时间及死亡率的影响还没有充分的证据。对此,需要权衡利弊。

(三)雾化吸入可能存在的感染风险

有创通气时因上呼吸道被人工气道代替,吸入干燥气体会使气道分泌物过于黏稠而导致肺部感染的加重。对吸入气体的加温、加湿对于预防气道阻塞及肺不张等肺部并发症有至关重要的作用。雾化是利用射流原理将液体撞击成微小颗粒，悬浮于吸入的气流中一起进入气道。国内常利用雾化吸入湿化液达到湿化气道、稀释痰液、促进排痰的作用。目前国外没有将雾化应用于气道湿化的相关研究，国内一篇结合 11 篇 RCT 研究的 Meta 分析表明，与持续滴注湿化液相比，雾化加湿对减少痰痂形成、肺部感染等方面具有明显优势，但是作者提到纳入研究的原始研究质量较低，研究的可靠性可能会受到影响，需进一步验证。雾化加湿气体湿度不可控，且湿化颗粒易携带病原微生物，目前不推荐用这种办法来给患者做湿化，临床常用于患者气道内给药的治疗。

【证据】

利用雾化吸入进行气道湿化时存在含水量高、过度湿化的危险；过度湿化会降低气道内黏液的黏稠度并增加细胞周围的液体流动。过低的黏液黏稠度以及过多的细胞周围液体会导致纤毛与黏液无法进行充分接触，无法经过纤毛的正常运动将分泌物顺利排出，导致肺部感染加重。有文献指出持续雾化会因为长时间雾化剂进入终末气道，引起气道阻塞而导致肺不张，引起患者血氧分压下降等不良症状。

雾化吸入进行气道湿化操作过程中如果没有执行严格的消毒制度或消毒方法不当，可能发生雾化装置的细菌污染。工作人员在雾化操作时的手污染、药液污染以及受污染的冷凝液的回流都可能导致感染的播散。雾化吸入器消毒和保存极其重要，如消毒不彻底或保存不当可携带致病菌，导致下呼吸道感染的发生。有实验结果表明，雾化吸入器使用后可以造成细菌污染，细菌种类以革兰氏阴性杆菌和革兰氏阳性球菌为主，而这正是肺炎等下呼吸道感染性疾病的常见致病菌。一项研究表明，肺炎患者雾化后雾化装置清洁不干净会造成患者二次感染。2016 年，中华医学会呼吸病学分会发布的《雾化吸入疗法在呼吸疾病中的应用专家共识》建议：储存药液的雾化器及呼吸管道、雾化面罩等应及时消毒，专人专用；尽量使用单一剂量的药物，以避免多剂量的药物开瓶后的存储及使用存在的污染风险；进行雾化吸入时操作者需在治疗前后洗手，严格遵从无菌原则，减少患者间病原菌的传播。

【防控建议】

（1）雾化加湿气体湿度不可控，且湿化颗粒易携带病原微生物，故不推荐用雾化吸入来给患者做湿化，临床常用于患者气道内给药的治疗。

（2）如必须通过雾化吸入进行气道内给药，应严格遵从无菌原则。

(四) 口腔吸引

呼吸道细菌定植和污染的分泌物误吸进入下呼吸道是 VAP 重要的发病机制。气囊上滞留物是误吸的主要来源。连续或间歇声门下吸引可以清除气囊上滞留物，证明有益于降低早发性 VAP。口腔吸引是清除口腔分泌物的一项操作，可减少气囊上滞留物的聚集，因此 2014 年中华医学会呼吸病学分会呼吸治疗学组推荐持续口腔吸引可降低 VAP 的发生率和延长 VAP 的发生时间，翻身前口腔吸引可降低 VAP 的发生率。

【证据】

1. 口腔吸引的意义

口腔分泌物的误吸是引起 VAP 的重要危险因素。口腔分泌物主要由唾液组成，还可能包括反流的胃内容物。正常人分泌唾液 0.5 mL/min，气管插管患者由于口腔异物的刺激，唾液分泌量增加，且气管插管患者吞咽反射消失和正压通气造成的胃内容反流增加。这两者造成口腔内聚集大量分泌物，如口腔吸引不及时，部分进入呼吸道聚集在气囊上，当气囊压力变化时，在重力作用下进入下呼吸道和肺部造成误吸。预防误吸的主要措施：确保气囊的密闭性，声门下分泌物引流和口腔分泌物吸引。由此可见，口腔分泌物吸引是预防 VAP 的早期重要步骤。

2. 口腔吸引与 VAP 预防

一项时间序列非随机干预大样本研究显示，应用翻身前口腔吸引后，与对照组相比，使 VAP 的发生率降低了 8.4%（2.6% vs 11.0%，$P<0.001$）。另一项临床对照试验研究对 102 例患者进行翻身前口腔吸引，对 159 例患者进行常规吸引，翻身前进行口腔吸引可以降低 VAP 的发生率（4.9% vs 15.1%）。最近一项临床对照试验研究将 60 例患者分为两组，发现翻身前口腔吸引可以降低早发 VAP 的发生率（10% vs 33.3%，$P=0.029$）。一项小样本随机对照研究对试验组 14 例机械通气患者应用唾液引流器（saliva ejector）进行持续口腔吸引，与对照组相比可降低 VAP 的发生率（23.1% vs 83.3%，$P=0.003$）和延长 VAP 的发生时间。虽然以上研究的结果一致认为口腔吸引可以降低 VAP 的发生率，但文献质量不高，需要进一步开展相关研究，以获得高质量 RCT 研究的支持。

3. 口腔吸引的方法和时机

口腔吸引常用装置包括普通吸痰管和唾液喷射器。目前口腔吸引的方法有间断吸引和持续吸引。间断吸引是指患者有吸引指征时或翻身前给予吸引，持续吸引是指将普通吸痰管或唾液吸引器末端放于口腔内最低侧，翻身时更换位置；另一端连接负压吸引器，负压为 −100 mmHg。唾液吸引器来源于牙科手术的一种吸引装置，末端是螺旋形的且有 5 个开口，避免与口腔黏膜直接接触或因吸引负压过大而造成损伤。目前没有两种方法的直接比较。关于口腔吸引的时机应按需吸引，但文献一致表明翻身前给予口腔吸引与常规吸引相比可降低 VAP 的发生率。一项前瞻性重复测量单组设计研究比较了每隔 2 小时和每隔 4 小时进行口腔吸引，发现口腔分泌物的量没有统计学差异。建议至少每隔 4 小时进行口腔吸引一次。

【防控建议】

推荐每隔 2~4 小时至少给予口腔吸引一次，此外翻身前以及口腔护理后及时进行口腔吸引。

三、呼吸机回路的管理

(一)非一次性管路的消毒方法及储存方式

2012 年实施的《医疗机构消毒技术规范》中规定，通过管道间接与浅表体腔黏膜接触的器具，如呼吸机管路、氧气湿化瓶、胃肠减压器、吸引器、引流瓶等属于中度危险性物品，消毒方法应采用高水平消毒或中水平消毒。美国 SHEA《急重症医院呼吸机相关性肺炎预防策略(2014 版)》中指出，所有的与呼吸相关的医护仪器设备(如纤支镜等)均应严格遵循消毒程序进行。机械通气期间呼吸机管路、附件等一旦被污染，就成为导致 VAP 的危险因素之一，因此，有效清洗消毒呼吸机管路，对于降低 VAP 发生率有重要意义。因临床研究中对非一次性管路的清洗消毒效果，仅通过采样分析清洗消毒后的管路的细菌微生物来评估该方法的有效性，所以可以将其间接视为预防 VAP 发生的有效指标。

【证据】

1.呼吸机管路的清洗消毒方法

美国 SHEA《急重症医院呼吸机相关性肺炎预防策略(2014 版)》中指出，呼吸机管路清洗消毒主要包括热力机械清洗消毒法、压力蒸气灭菌法、环氧乙烷气体灭菌法、化学消毒剂浸泡法、物理过滤法等，管路各部件的材质和特性不同，所使用的消毒方法也有差异。不建议用含氯的消毒剂消毒，因为其腐蚀性较强，若经常采用该消毒方法，呼吸管路会泛黄色而且手感很硬，在管路口及管路的不同部分均会出现裂口，导致漏气，无法正常使用。

2.不同消毒方法对预防 VAP 的影响

一项研究观察呼吸机管路清洗消毒效果，为选择最佳清洗消毒方法提供了依据。该研究采用随机抽样法抽取污染呼吸机管路 20 根，做标记后进行试验；将 20 根呼吸机管路以清洗消毒前、后配对法分组；采用热力机械清洗消毒，用喷淋式全自动清洗消毒器，结果显示患者使用后未经消毒的呼吸管路污染严重；经过清洗消毒处理后，检测结果全部合格，其中机械清洗消毒效果达到高水平消毒效果，同时可节省人力、降低成本。有研究将 60 例使用呼吸机大于 48 小时的重症监护患者随机分为两组，分别采用热力机械清洗消毒和化学清毒剂浸泡法比较两种呼吸机管路消毒方法的效果，结果显示呼吸机管路消毒后细菌培养结果均达标，达标率为 100%。国内学者对热力机械清洗消毒呼吸机管路的效果进行了调查，并通过对清洗消毒后的呼吸机管路及附件细菌的培养和监测发现，较之传统使用较多的化学消毒剂浸泡法，使用机械清洗热力消毒方法对呼吸机管路进行处理可以有效减少化学污染，并提高清洗质量，更加有效地预防临床 VAP 的发生，尽可能做到零容忍。有研究采用全自动机械清洗机进行集中清洗消毒呼吸机管路，保证呼吸机管路在有效的时间内可以安全使用，保证了患者的安全及清洗消毒的效果，其合格率为 100%。2012 年实施的《医疗机构消毒技术规范》中规定，通过管道间接与浅表体腔黏膜接触的器具，如氧气湿化瓶、胃肠减压器、吸引器、引流瓶等属于中度危险性物品，消毒方法应采用高水平消毒或中水平消毒。因此，可以判定呼吸机管路的消毒在中水平以上，应选择热力机械清洗消毒法，此方法的清洗消毒效果好，最终结果可以达到高水平消毒，同时可减少医护人员的职业暴露，节省人力，降低成本。研究中也提出在回收过程中，每套呼吸机管路必须用黄色塑料袋分装，并将一般污染和重度污染的呼吸机管路分开放置，以便在清洗时选择不同的程序和方式，避免交叉感染、降低清洗的效果；提出呼吸机管路清洗前所需的预处理，清洗前应将连接部件拆卸至最小单位，拆卸后立即清洗，并在清洗前仔细检查管路内有无痰痂、血痂及其他污迹，如有上述情况应预先放入多酶低泡洗液内浸泡 10 分钟，浸泡后的管路污物会彻底清除，易于清洗，从而减少交叉感染的发生。

【防控建议】

清洗呼吸机管路时，应先检查呼吸机管路并清理管路的痰痂、血痂及其他污迹，采用热力机械清洗消毒法进行清洗消毒工作。

(二)呼吸机管路的更换频率

机械通气使呼吸机管路与患者呼吸道形成闭式环路，在进行吸痰操作时，管路易受到污染，而定植于肺内的细菌在患者呼吸、咳嗽过程中会污染呼吸机管路。因此，这个潮湿又相对密闭的环境，是细菌定植、移行的重要部位，也是抗菌药物无法发挥作用的一个死角。1983 年，美国疾病控制和预防中心(CDC)建议每隔 24 小时更换 1 次管路。此后在多项研究的基础上，到 20 世纪 90 年代中期，美国疾控中心将呼吸机管路更换周期改为不能小于 48 小时，但在这次修改意见中并没有明确指出呼吸机管路更换的最长期限。随后多位国外专家经临床试验发现，呼吸机管道更换周期可以延长至较长时间但不提高 VAP 的发生率。美国 SHEA2022 版指南建议"仅在明显污渍或出现故障时才更换呼吸机管路"。2022 年版指南建议根据需要而非固定时间更换呼吸机管路，因为更换管路对 VAP 的发生或患者结局无影响，但减少更换可降低医疗成本。同时，应遵照制造商说明书对呼吸机相关设备进行清洗、消毒和灭菌。SHEA 指南自 2014 年已不推荐定期更换呼吸机管路，但目前我国 2016 年发布的卫生行业标准《重症监护病房医院感染预防与控制规范》仍建议长期使用者每周更换呼吸机外部管路。因此，临床工作者在具体工作实践中应根据具体情况斟酌是否每周更换呼吸机外部管路。

【证据】

有研究观察不同更换周期对 VAP 发生率的影响，试验结果表明：呼吸机管道更换周期从 1 次/2 天延长至 1 次/7 天，甚至 1 次/30 天，VAP 的发生率没有提高而是降低了。一项对于呼吸机管路更换对呼吸机相关性肺炎影响的 Meta 分析研究中，共纳入了 9 篇关于呼吸机管路更换对 VAP 影响的研究，包括了欧洲、亚洲的内科外科 ICU。结果显示，与每隔 2 天或 3 天更换呼吸机管路相比，每隔 7 天更换一次呼吸机管路和大于 14 天更换一次呼吸机管路并不会增加 VAP 的风险，并且不经常更换呼吸机管路可以节省治疗费用。我国机械通气临床应用指南(2006)指出：延长呼吸机管道的更换周期并不提高 VAP 的发生率，因此推荐呼吸机管道不必频繁更换，但目前具体管道的更换周期还没有明确的规定，并且要求一旦污染则应及时予以更换。2014 年美国 SHEA《急重症医院呼吸机相关性肺炎预防策略（2014 版）》中，推荐仅在出现肉眼可见污渍或出现故障时更换呼吸机管路。

【防控建议】

无须定期更换呼吸机管路，仅在出现肉眼可见污渍或出现故障时更换呼吸机管路。

（三）冷凝水的处理

机械通气以人工气道为基础，人工气道的存在使人体的上呼吸道丧失了对吸入气体的加热、湿化和细菌过滤等生理功能，干冷的气体会损伤下呼吸道黏膜和黏液纤毛系统，导致其异物清除能力下降，从而使口腔内定植菌、误吸在气囊上的吸附物以及胃部细菌的逆向定植诱发 VAP。2012 年美国呼吸照护学会（American Association for Respiratory Care，AARC）提出，对于每一位接受有创机械通气的患者推荐使用湿化（证据等级 1A 级）。由于呼吸机管道内外有温度差，水蒸气常呈雾状附于管壁上或形成冷凝水。病原菌易在冷凝水内寄生繁殖，其浓度可达 105 cfu/mL，冷凝水若反流到湿化罐，可使湿化的含菌气溶胶吸入下呼吸道；当患者转动体位时，含菌的冷凝水直接流入下呼吸道，从而引起 VAP。因此，临床上应对冷凝水采取一定的管理方法，以减少 VAP 的发生。

【证据】

临床中呼吸机管路中的冷凝水通常含有病人的分泌物，因此冷凝水是个理想的菌库，致病菌易于在此寄生繁殖。有文献报道，呼吸机管路及收集杯内冷凝水细菌培养阳性率可达 86.7%，24 h 内 80% 冷凝水中细菌浓度可达 2×10^5/mL。国内有研究者对入选病例呼气端集水杯中冷凝水滞留 1 小时、2 小时和 3 小时分别进行采样，对采集到的冷凝水细菌培养进行检测，阳性率为 100%，冷凝水滞留 2 小时的细菌量显著多于滞留 1 小时的细菌量，滞留 3 小时的细菌量显著多于滞留 1 小时和 2 小时的细菌量，这说明呼吸机管路集水杯中冷凝水的细菌量随着滞留时间延长而明显增多。另一项对照研究，比较 6 小时清理冷凝水与 12 小时冷凝水对 VAP 的影响，结果显示 6 小时清理冷凝水的患者 VAP 发生率显著低于 12 小时清理冷凝水的患者。冷凝水清理时间、冷凝水污染是 VAP 的危险因素（$P<0.01$）。另外，呼吸机管道冷凝水细菌培养与下呼吸道分泌物培养的符合率为 78%，与呼吸机管道细菌培养的符合率为 91%，这证明了冷凝水的确有利于细菌滋生。因此冷凝水可能是 VAP 病原菌的主要来源之一。文献指出，冷凝水可直接引起 VAP，主要是由于气管插管破坏了会厌部的正常屏障，同时镇静药抑制了患者的咳嗽反射和纤毛运动，这导致了病原细菌最终易进入肺组织，从而引发 VAP。同时，病原菌如果不能在气管壁内被防御系统清除，也不能被抗生素杀死，那么，它们最终会通过被污染的气溶胶或者冷凝水回流到患者的下呼吸道。于是冷凝水在下呼吸道、呼吸机管道、冷凝水之间形成一个循环，相互作用，导致 VAP 的发生。也有相关学者指出，VAP 是因呼吸机管路中的细菌随着喷射的气流形成了气溶胶，最终污染了患者端，或者是通过受污染的冷凝水倒流进入患者气道而产生的。另外，冷凝水反流入湿化罐也会间接引起 VAP 的发生。综上所述，冷凝水的危害较严重，因

此我们需要及时地倾倒冷凝水，防止细菌的滋生。

关于呼吸机管路内冷凝水的处理，2005 年，美国胸科学会的 VAP 管理指南中提出的处理建议如下：需要谨慎地把污染的冷凝水从呼吸管路中排空，并防止其进入气管插管或管路中的雾化器（证据等级Ⅱ级）。2012 年，美国呼吸照护学会关于机械通气的湿化指南中，建议不能频繁地断开呼吸机管路，也不能将冷凝水倒入湿化罐，以防止湿化罐因被污染而滋生细菌。

北京市呼吸机清洗、消毒指南指出，呼吸机使用过程中应及时清除集水杯内的冷凝水，集水杯应保持垂直向下的状态，并位于管路最低处，便于通过重力作用使管路中的冷凝水流入集水杯中，防止冷凝水倒流至气管插管或呼吸机内。有研究指出由于冷凝水是高污染物，倾倒冷凝水时一定要戴手套。在给患者翻身或做其他操作时注意动作轻柔，尤其是移动呼吸机管路时要在清理完冷凝水后再进行。一项随机对照试验中，对照组采用常规冷凝水管理方法，试验组通过观察总结出冷凝水至积水杯 1/2 满所需时间，并依据此时间列出倾倒时间表，倾倒后做好标记，观察比较两组患者冷凝水漏倒率、由冷凝水聚集管路导致的气道阻力增加及呼吸机相关性肺炎发生率。结果显示，两组患者冷凝水漏倒率、由冷凝水聚集管路导致的气道阻力增加及呼吸机相关性肺炎发生率比较，差异均有统计学意义（$P<0.05$），因此，建议当冷凝水大于 1/2 集水杯容积时就及时将其处理掉。

【防控建议】

（1）为预防或减少冷凝水的产生，建议机械通气患者采用含加热导线型湿化器进行温湿化。

（2）呼吸机冷凝水集水杯应处于管路系统最低点，防止冷凝水倒流至气管插管或湿化罐内。

（3）当冷凝水大于 1/2 集水杯容积时就及时将其处理掉。

第四节　减少有创通气的防控建议

一、医护合作模式下的每日评估

预防 VAP 是一个系统工程，需要医护合作，共同完成。患者发生 VAP 的风险时时刻刻存在，集束化方案需要严格地执行，但是要保证这些预防措施能够执行到位，需要医生、护士、呼吸治疗师、质量控制人员等多学科医务工作者共同完成。

【证据】

1. 为什么要医护合作？

集束化方案包括很多预防措施，其中部分需要医护合作完成，比如：手卫生需要每个医务工作者都严格执行;患者的每日唤醒、脱机方案的制订以及患者肺部评估和相应的肺部物理治疗策略的制订,都应该是医护共同评估后做出的决定。

有学者指出除医生外,其他医务工作者可以按照既定方案实施呼吸机管理,包括为患者实施自主呼吸试验、脱机计划以及拔管前的评估等,从而减少患者使用呼吸机的时间,减少 VAP 的发生。在一项研究中,由医生、护士、呼吸治疗师等组成的 VAP 小组共同评估患者、制订 VAP 预防措施、实施集束化方案并监测预防措施实施的依从性等。其中护士可以根据患者病情和既定的方案为患者停止镇静,使患者清醒,呼吸治疗师可以根据脱机方案和患者清醒程度为患者调整呼吸机条件和拔除气管插管。结果显示,VAP 小组成立前后预防措施依从性由 90.7% 增加到 94.2%($P<0.001$),VAP 发生率由之前的 8.6 例/1000($P<0.001$)机械通气日下降到目前的 2.0 例/1000 机械通气日。因此,VAP 的预防是医务工作者共同努力的结果,医护的配合可以很大程度上增强依从性,降低 VAP 发生率。

2.每日评估的内容和方法

目前的研究表明集束化方案是行之有效的预防措施,可显著降低机械通气患者 VAP 的发生率。2009 年的一篇 Meta 分析纳入了 4 项研究,结果显示预防 VAP 的集束化方案使 VAP 发病率从 2.7~13.3 例/1000 机械通气日降至 0~9.3 例/1000 机械通气日。然而,在低的临床依从性的条件下,集束化方案并不能有效降低 VAP 发生率。所以,每日评估集束化预防措施的临床依从性和有效性显得尤为重要。

每日评估的内容包括床头抬高角度是否达标、口腔护理次数和效果、是否及时倾倒呼吸机管路中的冷凝水、接触患者前后和吸痰前后的手卫生执行情况、机械通气患者是否执行每日唤醒计划和评估能否脱机拔管以及应激性溃疡和深静脉血栓的预防等。通过制订预防措施查验表可以增强集束化方案临床依从性,降低 VAP 发生率。

此外,VAP 的发生与呼吸机的使用密不可分,理论上讲通过减少呼吸机的使用时间可以降低 VAP 的发生率。而且,尽早拔除气管导管可以从根本上降低 VAP 的发生率。所以当决定为患者进行气管插管时,就必须考虑到如何尽快拔除这个导管。多项研究已经证实医生和护士通过制订每日唤醒和脱机计划,可以减少呼吸机使用时间,减少 ICU 住院时间和总住院时间。一项研究表明,护士根据镇静方案每日评估患者病情进行镇静管理,与没有实施镇静方案的患者相比,呼吸机平均使用时间显著降低,分别为 55.9 小时和 117 小时($P=0.008$)。然而,每日评估患者是否可以降低 VAP 的发生率有待进一步研究。

美国 SHEA2022 版呼吸机相关性肺炎防控指南建议:"尽早实施呼吸机脱机方案"。ICU 的医务人员应每日评估无禁忌证患者脱机的可能性(即实施自主呼吸试验)。自主呼吸试验是指接受有创通气的患者运用 T 管或低水平支持进行自主呼吸,通过短时间的动态观察来评价患者耐受自主呼吸的能力,从而达到预测撤机成功的目的。与无脱机方案的患者相比,实施脱机方案的患者平均早拔管 1 天。

总之,VAP 的预防需要多学科医务工作者的共同参与,需要集束化预防策略的实施,每日评估预防措施的临床依从性和有效性,使患者尽早脱机拔管,减少呼吸机使用时间,改善患者预后。

【防控建议】

医护合作，每日评估预防措施依从性与有效性，尽早脱机拔管，减少有创通气时间。

二、早期活动

康复治疗包括一般活动治疗、专业的呼吸功能康复治疗以及电刺激等物理治疗，此外心理治疗也包括在康复治疗之内。早期康复治疗一般指机械通气 24 ~ 48 小时内或度过急性期后开始的康复治疗。有文献报道，早期康复治疗有助于患者功能状态的恢复，防止肌肉无力和肌肉萎缩，改善患者出院时的总体机体功能状态及延长总体生存时间，是 VAP 发生的保护性因素，但对患者的机械通气时间、ICU 留滞时间及病死率无明显影响，尚未见有研究报道康复治疗与 VAP 发生率的关系。此外，早期康复治疗的实施受患者病情严重程度的限制，存在一定的局限性。2013 年，中华医学会重症医学分会发布的《呼吸机相关性肺炎预防、诊断及治疗指南》中将康复训练作为预防 VAP 的一项基本措施；2014 年，美国 SHEA 发布的《急重症医院呼吸机相关性肺炎预防策略》中也将早期训练和活动作为预防成人患者 VAP 的基本措施之一；2022 年版指南将"尽早开展床旁锻炼"作为预防成人 VAP 和 VEP 的"重要实践"。

【证据】

1. 早期活动的意义

研究表明，早期训练和活动能够促进拔管，减少住院时间，并且提高独立功能恢复的比例。而金融模型表明，早期活动项目能够节约成本。机械通气的患者由于卧床、制动和镇静治疗，多出现骨骼肌蛋白质分解异化和萎缩。此外，重症患者由于长期机械通气，呼吸肌功能逐渐减退或疲劳，再加上长时间的感染和各种慢性疾病的消耗，导致呼吸肌无力及对呼吸机产生依赖。早期康复训练有助于防止患者肌肉萎缩、促进关节的灵活性、改善心肺功能、提高活动耐受力。对机械通气患者实施早期康复训练可以在不同程度上改善患者氧合和通气，促进撤机成功，缩短住院时间。有研究表明，早期康复锻炼应用于慢性阻塞性肺疾病机械通气患者，可以改善患者的呼吸状态，减少机械通气和入住 ICU 的时间。有研究表明，对镇静后不能自主活动的患者，适当打断患者的镇静状态，每日给予被动肢体活动和全关节活动，能降低患者获得性肌无力的发生，同时对患者的心理状态也有良好的导向功能。

2. 早期活动与预防 VAP

文献报道，早期康复治疗有助于患者功能状态的恢复，防止肌肉无力和肌肉萎缩，改善患者出院时的总体机体功能状态及延长总体生存时间，是 VAP 发生的保护性因素，但对患者的机械通气时间、ICU 留滞时间及病死率无明显影响，尚未见有研究报道康复治疗与 VAP 发生率的关系。

3.早期活动的方式

早期康复治疗的实施受患者病情严重程度的限制，存在一定的局限性。国内文献报道对机械通气患者实施早期四级康复训练疗法，通过评估患者的意识状态以及肌力状态，确定四级活动方案。但是其安全性、有效性还有待进一步评估。

【防控建议】

进行早期训练和活动，以维持和改善身体状况，缩短有创通气时间。

第五节　其他感染防控建议

一、手卫生

VAP 最常见的原因在于上呼吸道细菌的定植吸入，通过加强手卫生、减少耐药菌的定植，会影响 VAP 的发生率。手卫生是预防医院感染最经济、便捷的方式，研究显示正确使用乙醇消毒剂洗手能使医院感染发生率下降 40%。美国 CDC 早在 2002 年制定了《医疗机构手卫生指南》，并提出手卫生是预防医院感染最简单的干预措施。2008 年，英国关于 HAP/VAP 指南指出，手卫生是 VAP 集束化管理的一部分，是院内感染控制的重要措施。因此，严格进行手卫生、对医护人员进行手卫生宣教，可以在一定程度上切断外源性感染途径，降低 VAP 的发生率。

【证据】

引起 VAP 的病原体常可以通过医护人员及环境感染患者。有研究发现 21% 的医务人员手上定植有革兰氏阴性菌，随机抽查 ICU 护理人员的手，其中 64% 的手定植金黄色葡萄球菌，而二者正是 VAP 致病菌中最常见的病原菌属。对护理或检查完重症感染患者后的医务人员进行手部细菌计数后发现其所携带的病原菌的数量可达 $10^3 \sim 10^5$ cfu/cm，如用携带大量细菌的手去给患者进行吸痰或其他与患者气道密切接触的操作，容易使细菌进入患者下呼吸道，从而导致 VAP 的发生。美国疾病预防与控制中心报告推荐，医护人员应该进行严格的手卫生(包括洗手及用乙醇消毒)。

多篇回顾性研究分析结果表明，严格进行手卫生可以降低 VAP 的发生率。有研究通过综合手卫生的干预策略，连续观察 12 个月，手卫生依从性从 53% 提高至 75%($P < 0.05$)，VAP 发生率(1000 机械通气日)从 6.9‰下降至 3.7‰($P < 0.05$)。有研究提示($P < 0.05$)，在不改变其他条件的情况下，改善洗手及手消毒设施后，VAP 发生率从 30.00%下降至 18.18%($P < 0.05$)。一项对于 1992—2013 年关于加强手卫生对于重症患者 VAP 的发病率影响的临床研究进行的 Meta 分析显示，加强手卫生可以有效降低 VAP 的发生率，总 VAP 发生率平均下降了 50.6%。然而另有研究结果显示，医务人员和患者快速手消毒剂

消耗量显著增加后（$P<0.05$），中心静脉导管相关血流感染率和导尿管相关尿路感染率均明显降低，但 VAP 的发生率无显著变化，这提示我们单一的提高快速手消毒剂使用的手卫生干预措施不一定能有效减少 VAP 的发生，我们应该严格执行洗手时机、洗手步骤、增加科室洗手池、皂液等综合手卫生措施来降低 VAP 发生率。

【防控建议】

严格按《医务人员手卫生规范》（WS/T 313—2019），规范执行手卫生，临床预防 VAP 进行手卫生的 5 个时机如下。

（1）在接触患者之前。

（2）在进行清洁/无菌程序之前：①对患者进行口鼻腔护理、气管插管、气切套管护理前（戴清洁手套前）；②经人工气道吸痰或经支气管肺泡灌洗留取标本前（戴无菌手套前）。

（3）接触患者体液后：①口鼻腔护理、气管插管、气切套管护理后；②进行气道内吸引、呼吸道取样或其他接触呼吸道黏膜、呼吸道分泌物、被呼吸道分泌物污染的物品后；③给予患者进行气管插管或气管插管拔除操作后。

（4）接触患者后。

（5）在接触患者的周围环境后（离开患者床单位前）。

二、医务人员的培训与教育

呼吸机相关性肺炎（VAP）是 ICU 最主要的医院内获得性肺炎，一旦发生将导致机械通气时间以及住院天数延长，并严重影响预后。一项调查通过对比培训 24 个月后 VAP 的发生率，得出员工培训不仅可以降低 VAP 发生率，还可以减少住院时长的结论。有研究通过培训与建立质控工作小组改善护理工作在预防 VAP 方面的作用，肯定了培训与质控小组对 VAP 预防的积极作用。然而国外研究报道显示，ICU 护士掌握的预防 VAP 相关循证知识十分有限。为了解我国 ICU 护士预防 VAP 循证知识的掌握水平，有研究对 164 名 ICU 护士预防 VAP 的循证知识及其影响因素进行调查，得出结论证明 ICU 护士预防 VAP 循证知识掌握情况不佳，应加强对 ICU 护理人才队伍的培养，重视循证护理的发展动态与实践应用，落实 VAP 循证知识的系统培训，增强 VAP 预防的有效性，以保证患者安全、提高护理质量。有效预防 VAP 的发生具有重要的临床意义，因此，加强对专业护理人员的培训，熟练掌握预防知识也是势在必行。

【证据】

一项为调查护理人员系统化培训及综合管理能否降低 VAP 的发生率进行的对照试验，通过选取 2011 年 1 月至 2012 年 12 月在 ICU 接受机械通气的患者作为研究对象，分别记录干预组和对照组 VAP 发生例数。结果显示，对 ICU 护理工作人员进行系统化教育的确能显著降低呼吸机相关性肺炎的发生率。一项调查通过观察对照组和实验组患者 VAP 的发生率，也得出类似结论：对 SICU 人工气道患者实施由呼吸道专职护士提供的专职化管理，可有效降低 VAP 发生率。以上均说明经过培训的专业人员能够有效降低 VAP 的发生率,预防 VAP 的发生。

国内一项研究对 17 名 ICU 护士进行培训,以 2008 年美国重症护理协会预防 VAP 循证护理实践指南为培训教材,结合国内临床实际和前期基线调查结果设置课程内容;同时邀请呼吸机医疗和护理专家,紧密围绕循证得到的与护理相关的预防 VAP 最佳证据,有针对性地深入课程内容并组织讲座。培训方式主要采用科室讲座、小组讨论及晨会提问等方式。护士培训后质量评价总体水平较培训前得到明显提高。有研究以 ICU 专科护士为核心成立 ICU 专科护理小组,通过业务查房、会诊、讲课,解决临床疑难、复杂问题等方式,促进了个人业务水平、专业能力、操作技术、人文素养的提升。2009 年,为有效降低 VAP 的发生率,研究者还在医院专门组织专科护士成立 VAP 专科护理小组,不断学习国内外关于预防 VAP 发生的新理论、新技术,并探索其在临床应用的可能性,从而改进现有的护理措施;还在此基础上,开展预防 VAP 的相关科学研究,在护理层面全面提高预防 VAP 的水平,将患者的 VAP 发生率降低了 20.03%。以上均说明科学有效的专科护理培训管理可有效地提高护士专业水平,进而降低 VAP 的发生率,达到预防的效果。

【推荐意见】

(1)应由经过专业培训的护理人员进行机械通气患者的护理。

(2)护理人员应定期接受预防 VAP 相关知识的培训。

三、质量管理

2016 年,原国家卫生和计划生育委员会医院管理研究所护理中心发布了 13 个护理敏感指标,中央导管相关性血流感染发生率、呼吸机相关性肺炎发生率、导尿管相关尿路感染发生率作为结果指标被纳入其中。"三管"感染的发生率与医务人员执行无菌技术、消毒隔离和手卫生等情况密切相关,进行有效监测能够及时发现医院内感染异动与护理环节的薄弱点,保证有效的感染管理和预防,从而降低感染率、提高护理质量、保障患者安全。因此,对"三管"进行有效的质量管理,成为医院护理工作关注的重点。

VAP 是医院常见的获得性感染,它的防控不仅仅是一线护理人员的工作,更需要医院护理部及感染相关职能处室的通力合作,需要从上而下的统一管理与监控。医院的质量管理应包括以下五个方面。

1. 建立健全相关制度、规范

医院护理部应当健全规章制度,明确相关部门和人员的职责,制定并落实预防与控制呼吸机相关性肺炎的工作规范和操作规程,向临床一线医护人员提供气管插管相关的管理制度、规范,具体包括以下内容:①气管插管/气管切开相关技术操作的护理常规/操作规范;②每日唤醒计划的标准化执行流程;③人工气道维护的规范以及核查表(表 1-3-2);④为临床提供标准化的记录格式,以便进行数据收集和质量评估。

表1-3-2　人工气道维护核查表

核查项目	是	否
是否每天评估导管留置必要性	☐	☐
是否在操作过程中严格执行手卫生	☐	☐
是否将床头抬高30°~45°	☐	☐
是否维持气囊压在25~30 cmH$_2$O	☐	☐
是否做好口腔护理	☐	☐

2. 提供相关教育与培训

详见本节"二、医务人员的培训与教育"。

3. 持续目标性监测和依从性监测

医院应对临床中有创呼吸机的使用情况及 VAP 的发生率进行监测，监测过程中使用统一的标准，如 VAP 的确诊标准，VAP 感染率分子、分母的统计标准等。

除此之外，在临床工作中，护理质控人员应配合护理部对临床护士各项护理措施的依从性进行监测。依从性监测主要是了解临床实际工作情况，为护理管理者开展培训及教育提供依据，使其更具有针对性。

(1)进行依从性监测的必要性。有研究显示，同一项研究的 4 家医院的团队依从性是不同的，依从性越高，VAP 发生率越低；而未执行依从性监测的医院，VAP 发生率出现了上升趋势。一项对 5 个 ICU 病房进行的研究，发现高依从性和 VAP 的有效预防有着密切的关系。有研究对集束化策略进行长期追踪，对比发现采取相同预防策略的同时，依从性达到100%的月份比依从性较低的月份 VAP 发生率低。同时有研究表明医护人员的手卫生依从率与 VAP 发病率关系密切。有研究指出，增强手部卫生依从性可以降低 ICU 呼吸机相关性肺炎(VAP)中多药耐药性不动杆菌(MDRAB)的发生率。有研究组建"手卫生"团队，以增强对适当手部清洁的依从性，随着手部卫生依从性改善，感染率明显降低。

考虑到 VAP 的高发生率和死亡率以及 VAP 可预防的事实，有必要建立 VAP 护理集束化策略并评估其依从性。集束化干预作为 VAP 理想的护理方案，其实施干预过程较长，需要长期观察成效，因此该方案的成效受临床依从性影响显著。如有研究将 VAP 预防策略执行放入护理质量控制内容当中，进行 VAP 预防分级管理，保证集束化方案的落实，从而使外科 ICU 的 VAP 发生率下降 20.03%。有研究统计显示，医护人员完全落实集束化策略时，机械通气患者 VAP 的发生率为15%，而不完全依从组患者 VAP 的发生率为 41.67%；有临床研究亦说明，集束化治疗达标率与临床依从性相关，且随着通气时间延长，治疗达标率从 62.5%降低至 6.7%。

(2)依从性监测方法。国外一项研究建立了一个 ICU 团队，团队监测员每天都接受数据收集和监测软件包合规性培训，他们检查和审查了 ICU 中所有患者的图表，在一天的不同时间(上午、下午和夜晚)收集数据。有研究在每张床上安装快速手消毒剂，在 ICU 设施中安装警报系统,通过安装闭路电视监控系统,每月通过直接监测进行手卫生依从性与正确率观察,并立即向工作人员和医生反馈,根据电视监控记录报告首席执行官和医院行政部门,以进行质量改进,基于手卫生依从性作为每个人在关键绩效指标组合进行奖励和惩罚。有研究将预防呼吸机相关性肺炎集束化干预策略制成相应的核查表植入于计算机系统,来保证 VAP 预防策略的临床实施。通过使用核查表,对病房单元的 VAP 集束化策略进行依从性检测。进行按照核查表每个交接班,同时启动临床质量监督系统进行每周、每月、每季度的监督和反馈。也有采用 SMART 原则制订了电子核查表进行实时反馈,保证预防策略执行率达 100%,从而降低 VAP 发生率。或采用电子确认系统对依从性进行监督。有研究通过每周随机 1 天对临床依从性进行随机检查,并如实反馈。检测工具的选择可为量表,如领导团队表(the team leader form)、每日轮班表(daily rounding form)以及感染控制表(infection control form)对干预进行评估。同时结合医学信息化措施,如国外研究将集束化干预措施纳入医疗信息系统(hospital informatics system, HIS)和护理信息系统(nursing informatics system, NIS)对医护人员发出执行提醒并可进行反馈。

(3)依从性的影响因素。一项对依从性的调查研究结果指出,超过 90% 的护士认为缺乏对 VAP 护理集束化措施的严格监测是 VAP 护理集束化措施依从性低的主要原因。国内一项研究结果显示,ICU 高工作量与低人员配备等问题往往会阻碍洗手消毒常规的严格执行。被调查的 6 所医院中每名护士护理 2~4 例患者,通常是 1 名护士护理 3 例患者。人力配备不足是很多感染控制措施落实不到位的主要原因。同时 23% 的护士不依从指南中推荐的预防措施,其原因为不认同临床研究结果,缺乏资源和使实行特殊干预方法的费用增加。有研究中从三个方面说明影响依从性的因素:个别患者体重超标,搬动困难;床头高,患者易下滑,工作量增大,往往不能及时调整下滑体位;清醒患者低体位时卧位舒适度增加,部分家属拒绝床头抬高角度大于 30°。同时还存在以下问题:操作方法中忽略角度准确性,病床无明确角度标识,抬高角度由主观估计,往往低于 30°;部分床位使用普通病床,调节抬高角度,操作费力,因此往往在翻身操作时省略床位调节,出现虽床头抬高,但患者实际属于低体位;管理方面的 VAP 预防控制管理意识不强,无明确床头抬高标准,监督检查力度不够。另有研究分析可知,洗手依从性低可能与认知不足、临床工作繁重、担心皮肤受损、技术不熟练、受同事或领导影响、冬季个别科室无热水和频繁洗手影响护患关系等有关。

4. 依从性监测内容

依从性监测内容:手卫生、床头抬高、每日唤醒、口腔护理、气囊压力监测等。核查表是依从性监测使用最普遍的工具,对于 VAP 的防控可以通过建立核查表来增强临床护理实践的依从性。

5. 定期进行评价及反馈

医院数控监测部门应定期将监测到的数据进行汇总,以便识别高置管科室、高危感染科室及高危感染人群,并及时将监测到的结果反馈给临床科室,帮助临床科室发现问题,及时并持续进行改进。

【推荐意见】

（1）护理管理部门应制定预防与控制呼吸机相关性肺炎护理工作制度和操作规程。

（2）VAP 发生率作为护理质量敏感指标之一，护理管理部门及各级护理管理者宜加强与感控部门的协作，对临床机械通气的使用率、VAP 的发生率、VAP 护理实践依从性进行监测、数据汇总与分析，发现实践中存在的不足，促进临床护理实践依从性的提升，以预防与减少 VAP。

（3）推荐以科室为单位建立多学科团队，共同参与 VAP 的防控工作。

四、痰液标本的采集、保存与送检

痰生物标本检查是诊断早期 VAP 的重要方法之一，早期准确获取痰生物标本检查结果对 VAP 的诊断和治疗具有重要意义。有学者于 2013 年提出对于 VAP 的诊断没有一个"金标准"，缺乏精确诊断，但未来微生物学检查可能是用来诊断 VAP 的重要标准之一。因此，在 VAP 诊断中提高痰生物标本检出率显得尤为重要。

【证据】

1. 机械通气患者痰生物标本的采集方法

机械通气患者留取痰标本是重症监护病房常见的护理技术操作，痰标本用于检查痰液常规、痰培养、痰液涂片等，以协助诊断、调整抗生素的临床应用。而临床上针对机械通气患者主要有三种痰标本采集方法，分别为开放式、密闭式、半开放式。其中密闭式吸痰于 20 世纪 80 年代中期在美国开始使用，后引入我国，首先应用于成人重症监护室。患者在机械通气时，使用密闭式吸痰管进行气管内吸痰，不需脱机，不中断供氧，在吸痰过程中维持正常通气，可有效维持血氧饱和度，避免肺容积的急剧下降，减少肺萎陷的发生，同时降低心律失常的发生率。有学者针对这三种方法进行了研究，研究结果也发现密闭式吸痰法具有明显优势。有研究通过临床研究将密闭式吸痰管与气管切开套管或气管插管连接，纤维支气管镜集痰器尾端与吸引器相接，按常规吸痰操作。结果发现此方法操作简便，减少了护士工作量；整个吸痰过程处于密闭状态，有利于预防感染，避免吸痰过程中痰液飞溅，同时可保障护士的职业安全。使用普通集痰管一次采痰标本不成功后，下次采痰标本时需要更换，增加了成本；而密闭式吸痰管在重症监护病房已经普遍使用，连接纤维支气管集痰器，如采集痰标本不成功，其装置保持密闭性，可继续留取痰标本，避免集痰器的浪费，降低成本。因此，对于机械通气患者，采用密闭式吸痰管加纤维支气管镜集痰器的方法留取痰标本是一种现今最安全有效的采集方法。

2. 痰标本送检时机不同是否会影响检测结果

痰标本质量的好坏、送检及时与否等因素均将直接影响其结果。为了解痰标本采集后送检时间对培养结果的影响，有研究对合格痰标本分别在采集后 1 小时、2 小时、3 小时、4 小时的时间点送检标本，观察病原菌生长情况。结果显示对于常见革兰氏阳性球菌和革兰氏阴性杆菌混合感染患者的痰标本，采集后 2 小时内送检，其与立即接种相比，金黄色葡萄球菌等革兰氏阳性球菌和铜绿假单胞菌、大肠埃希菌等革兰氏阴性杆菌生长量的差异无统计学意义；采集后 ≥3 小时送检，革兰氏阳性球菌量减少，革兰氏阴性杆菌量增加，革兰氏阳性球菌和革兰氏阴性杆菌生长检出比值呈下降趋势，差异有统计学意义。有酵母样真菌感染的患者的痰标本，采集后 1 小时内送检，萨布罗平板上的真菌生长量与立即接种几乎完全一样；采集 2 小时送检，平板上真菌的生长量与立即接种相比，差异无统计学意义；但是在 >3 小时送检，真菌生长量明显增加。本研究结果显示，痰标本采集后送检、送检时间与细菌生长量密切相关，并会影响对优势菌的正确判断，提示临床和实验室应重视痰标本的及时送检。

3. 痰标本采集后的保存

痰标本的质量是提高痰生物标本培养阳性率的关键，痰标本的保存时间、保存温度直接影响痰标本质量和培养结果。据文献报道，获取痰标本后应及时进行处理，即便于 4℃ 环境存放亦不应超过 2 小时，否则细胞状态会发生变化，影响细胞分类检测的准确性。有研究也提出过痰标本在采集后应立即运送至培养实验室进行培养，若不能立即送检则应将标本置于 4℃ 短时冰箱冷藏。故痰生物标本应及时接种，否则接种前应将标本冷藏或冷冻保存，并尽早完成接种的操作，以保证培养结果的阳性率，降低实验结果的污染率。

【防控建议】

(1)采用密闭式吸痰管加纤维支气管镜集痰器的方法留取痰标本。
(2)痰标本应及时送检，如需保存，应置于 4℃ 环境存放，且不超过 2 小时。

第六节 集束化干预策略

呼吸机相关性肺炎集束化干预策略，是指执行一系列基于循证基础的治疗及护理措施，用于预防 VAP，是目前临床护理实践中应用最广的干预策略。VAP 的集束化干预策略已被大量研究证实有效，并被各项指南推荐使用。2013 年我国出台了《呼吸机相关性肺炎预防、诊断及治疗指南》，指南推荐集束化方案的实施，强调在遵循循证医学原则的基础上，各单位可根据具体情况开展集束化干预策略。

国内外各指南的制定过程均遵循循证原则，进行全面文献筛选，采用文献评价体系制订方案，并且将临床证实有效并推荐采纳的措施纳入治疗护理方案中。具体方案的确定取决于参与方案制订人员对文献的纳入和筛选标准，以及所选用医院及科室具体设备、人员配置以及各专业对于各元素认同性等因素的文献评价体系。考虑到本地区内 VAP 致病菌种类及比重分析和不同地区人员的倾向性，各医院自身设备条件和人力资源的差别，在方案选择上会有所偏差，就出现了不同地区不同的集束化干预策略。

2004 年，美国健康促进研究所(Institute for Healthcare Improvement，IHI) 首次提出，该方案是将从指南或者其他医疗保健机构提出的建议中筛选出高质量且易于实施的证据进行捆绑，同时应用，其效果远远大于各证据单独应用的效果。呼吸机治疗患者"集束化"治疗措施包括四项内容：床头抬高、预防深静脉血栓、预防急性胃黏膜病变、每日保持镇静状态。

2008 年在原来的基础上进行了更新修订，强调口腔护理，包括氯己定口腔护理、刷牙、声门下吸引等措施对于 VAP 的预防有积极作用，并认为应该把上述三者加入呼吸机"集束化"治疗措施。美国疾病预防控制中心（CDC）建议的预防 VAP 方案，在 IHI 四项内容的基础上又增加了手部消毒措施。循证医学的发展促使新的元素逐渐产生并被纳入方案。目前，国外应用较多的方案通常包括手部清洁、口腔护理、气道管理、呼吸回路处理、间歇镇静和每日脱管评估六大元素。

在由加拿大学者制定的 VAP 临床循证预防指南（comprehensive evidence-based clinical practice guidelines for ventilator-associated pneumonia prevention, CPG）中，运用循证医学证据评价方法，综合分析 109 篇关于临床预防 VAP 的文献（纳入标准：随机对照试验及其系统评价），从试验设计、实践可行性、各专业对措施的认同性及措施花费等方面进行综合考虑，将目前预防 VAP 的众多措施分为以下几种。①"推荐"证据充分，团队成员一致认可元素安全性，节省住院费用。内容包括不固定更换呼吸机管路时间，有污染时随时更换；加温加湿器每隔 5~7 天更换 1 次，有污染时随时更换；使用密闭式吸痰系统，污染时更换；机械通气>72 小时的患者使用声门下吸引装置，床头抬高 45°。②"建议考虑"证据充分，但对其安全性尚有不同意见，费用较高。内容包括旋转床的使用、口腔消毒液灌洗等。③"不推荐"该等级内部又细分为"不建议""强烈不建议"两类。前者为证据不充分或证据间矛盾。后者为一些临床应用可能产生严重不良后果的措施，内容包括雾化抗生素的使用、俯卧位等。

针对众多影响 VAP 发生因素的纳入问题上，2010 年欧洲学者采用多准则决策方法进行分析，对 VAP 预防集束化措施有了更为全面的扩充，有以下 15 项内容：除非有适应证，尽量不要更换呼吸机管路；严格使用乙醇消毒手部；教育和培训工作人员；镇静和拔管；复方氯己定溶液口腔护理；每隔 24 小时至少进行气囊压力监测；ICU 病房微生物检测和控制；最好使用无创通气；严格注意输血指征；预防应激性溃疡；最好使用人工鼻饲；肠内营养；使用硫糖铝预防应激性溃疡；使用特殊的气管内套管；选择性消化道去污。

2013 年，我国出台了 VAP 预防、诊断及治疗指南，指南采用 GRADE 文献评价系统，对纳入的文献进行分析，从中得出一系列 VAP 预防的有效措施（22 种），同时推荐集束化方案的实施。指南强调在遵循循证医学原则的基础上，各单位可根据具体情况开展集束化干预策略。

2018 年，中华医学会呼吸病学分会感染学组发布了《中国成人医院获得性肺炎与呼吸机相关性肺炎诊断和治疗指南（2018 年版）》，推荐使用下列组合干预措施：①尽可能选用无创呼吸支持治疗技术；②每天评估有创机械通气及气管插管的必要性，尽早脱机或拔管；③对机械通气患者尽可能避免不必要的深度镇静，确需镇静者应定期唤醒并进行自主呼吸训练，每天评估镇静药使用的必要性，尽早停用；④给预期机械通气时间超过 48 小时或 72 小时的患者使用带有声门下分泌物吸引的气管导管；⑤气管导管气囊的充盈压应保持不低于 25 cmH$_2$O；⑥无禁忌证患者应抬高床头 30°~45°；⑦加强口腔护理，推荐采用氯已定漱口液；⑧加强呼吸机内外管道的清洁消毒，推荐每周更换 1 次呼吸机管道，但在有肉眼可见污渍或有故障时应及时更换；⑨在进行与气道相关的操作时应严格遵守无菌技术操作规程；⑩鼓励并协助机械通气患者的早期活动，尽早开展康复训练。组合干预措施可以明显减少机械通气患者的平均通气时间和住院天数，降低 VAP 的发生率、死亡率和（或）治疗费用，已被定为 IA 类推荐意见。

【防控建议】

各医疗机构结合自身情况，制定并执行集束化干预措施预防 VAP，主要措施包括以下几种①尽可能选用无创呼吸机支持治疗技术；②每日唤醒和评估是否能脱机拔管；③对于预期气管插管时间可能超过 48 小时或 72 小时的患者建议采用具有声门下分泌物引流的导管；④保持气囊充气后气囊压力维持在 25~30 cmH$_2$O；⑤无禁忌证患者应抬高床头 30°~45°；⑥加强口腔护理；⑦在进行与气道相关的操作时应严格遵守无菌技术操作规程；⑧鼓励并协助机械通气患者的早期活动，尽早开展康复训练。

第四章

导尿管相关尿路感染防控建议

第一节　概述

医院获得性感染是影响全球住院患者安全的主要因素，一项针对美国多州医院获得性感染流行率调查显示设备相关性感染占所有医院获得性感染的25.6%，而尿路感染是最常见的类型之一。尿路感染大多数与留置尿管有关，导尿管相关尿路感染（catheter-associated urinary tract infection，CAUTI）指患者留置导尿管后，或者拔除导尿管48小时内发生的泌尿系统感染。CAUTI的发生使患者感到不适，增加了患者的抗生素耐药性，延长了住院时间，增长了医疗费用以及导致死亡率上升，因此对CAUTI的监测已经成为了医疗机构质量管理考核体系中的关键，CAUTI发生率也是护理敏感质量指标之一。

一、流行病学

美国CDC报道，80%的复杂尿路感染都是留置导尿引起的，占所有院内感染患者的30%~40%，发病率为1.4%~5.1%。同时也有报道称留置尿管患者尿路感染风险以每天3%~10%的速度递增，留置尿管达10天的患者中有半数能够检测到菌尿。我国的情况也并不乐观，上海院内感染质控中心监测发现CAUTI发病率为4~8例/1000尿路插管日，同时另一项前瞻性研究数据显示，CAUTI平均发生率为53.8%（261/485），占医院感染的67%，26.4例/1000插管日，在特殊科室发生率可达30例以上。国内一项纳入424名患者的队列研究显示，院内CAUTI的发病率为20.52%，发病密度为33.05例/1000尿路插管日。一项对2634例住院患者中发生医院感染的228例进行回顾性调查，并对医院感染的危险因素进行分析，发现泌尿道感染居患者院内感染的第3位，占院内感染的17.54%。也有研究显示泌尿外科患者中有70%需要留置尿管，发生CAUTI占医院获得性感染的40%左右，ICU住院患者CAUTI的发生率为9.83%。

二、发病机制

经尿道插入膀胱的导尿管为细菌进入尿道提供了入口。细菌可以经导尿管的腔内途径或者腔外途径造成感染。腔外感染途径：微生物在导尿管外表面增生，通常不形成生物膜；细菌在插入导尿管过程中或插入导尿管后定植，通常是由于在操作中未严格遵守无菌技术；细菌在插入导尿管 2~3 天后定植，通常是由于操作引发的感染。腔内感染途径：当集尿系统的密闭性被破坏，细菌乘虚而入；微生物随尿液由集尿袋逆行至膀胱内；生物膜形成，损坏膀胱表面黏膜层，促使更多生物膜形成。生物膜是包括细菌、宿主细胞及分泌物在内的复杂结构，是导致一些侵入性操作致病的结构基础。一旦导尿管内外的生物膜形成，那么避免 CAUTI 的唯一方法就是拔除导尿管。

2006~2007 年 NHSN 报告系统显示，CAUTI 最常见的病原体为大肠埃希菌(21.4%)和假丝酵母菌属(21.0%)，其次为肠球菌属(14.9%)、铜绿假单胞菌(10.0%)、肺炎克雷伯菌(7.7%)和肠杆菌属(4.1%)，少数由其他革兰氏阴性杆菌和葡萄球菌属细菌引起。

三、症状与危害

留置导尿管引起的尿路感染会导致患者出现泌尿系统症状和全身症状。泌尿系统症状包括尿急、尿频、尿痛等尿路刺激征，血尿、尿液秽浊或恶臭或偶有泡沫尿。其中，尿痛可有轻度烧灼感和小腹部疼痛。另外，体征上有腰区不适、酸痛甚至剧痛，肋脊角及输尿管压痛，肾区叩击痛。若患者为下尿路感染可出现低热，乏力等不适；若为上尿路感染则多出现周身无力、寒战、高热、头痛、恶心、呕吐、食欲不振等，常伴有血 WBC 增高和血沉增快等。

尿路感染严重者可并发肾乳头坏死、肾周脓肿、肾结石、尿路梗阻及革兰氏阴性菌败血症。导尿术是常被忽视的菌血症发生的危险因素，0.5%~4% 的继发性血流感染是由于导尿引起的，其中男性的发生率为女性的 2 倍。国内数据显示导尿管所致菌血症死亡率高达 13%。美国疾病预防与控制中心 CAUTI 工作手册报告显示导尿管相关尿路感染引起继发性血流感染的死亡率为 10%。

另外，尿管相关尿路感染会延长患者平均住院天数，增加住院费用，加重了社会和家庭的经济负担。国外一项研究显示，尿管相关尿路感染平均延长患者住院天数 2~4 天，每年额外消耗医疗费用达 4 亿~5 亿美元。另有一项包括南美洲、亚洲、非洲和欧洲的 173 个 ICU 进行的大样本、多中心横断面调查结果显示，CAUTI 平均会造成患者 18.5% 的额外死亡，延长患者住院时间 9.51 天。国际感染控制协会调查了 29 家医院的 63 个 ICU 病房，结果显示导尿管相关尿路感染平均延长住院天数 10.1 天，引起的额外死亡率高达 10.5%。在住院费用上，有调查显示每例感染的额外费用为 1000~4500 美元，平均 1800 美元。一项研究分析了 123 例 CAUTI 患者，其额外花费的诊疗费用为 20662 美元，额外药物费用为 35872 美元，平均每例 CAUTI 患者额外花费为 589 美元。

四、影响因素

在危险因素的分析方面，共分为患者、医疗操作和系统三个层面。患者层面：首要危险因素包括女性患者，由于生理结构特点，较男性更易发生 CAUTI；患者年龄大于 50 岁；身体极度衰弱；膀胱排空障碍；大便失禁等；次要危险因素为患者身体脱水、罹患镰状细胞血症或免疫系统疾病、其他感染性疾病、尿路感染病史以及个人卫生问题。医疗操作层面：例如护士接触导尿管前未洗手、不恰当的导尿管插入操作、未严格把握指征导致的不恰当使用、破坏了集尿系统的密闭性、引流袋的排放口污染、导尿管未妥善固定到身体上、未及时拔除不必要的导尿管等，都会影响到 CAUTI 的发生，提高感染的概率。系统层面包括医院、工具和环境。医院方面，包括缺乏有效控制失禁的设备、频繁更换导尿管、缺乏导尿管固定器械、使用不合理的抗生素、缺乏导尿管使用的流程、制度及导尿管型号有限；器械方面，包括集尿系统管路开放、细菌依附在导尿管表面、导尿管未被无菌包装包裹、尿液引流不畅、非密闭的集尿系统（例如尿液渗漏）、导尿管没有尿标本采样点；环境方面，包括非无菌的插入环境、搬运患者过程中集尿袋放置高于膀胱水平、病房内聚集了留置导尿患者、患者之间共用测量工具。这些因素都会促使患者在留置导尿期间更容易发生 CAUTI，多项研究结果与此一致。

第二节 导尿管置入环节的感染防控建议

一、手卫生

手卫生（hand hygiene）是洗手、卫生手消毒和外科手消毒的总称，也是控制医院感染最简便、经济、有效的手段。每年 5 月 5 日是"世界手卫生日"，由世界卫生组织（WHO）于 2009 年倡议发起，旨在强调医疗护理过程中提高医护人员手部卫生、减少医源性感染的重要性。目前，国内外发布的相关政策法规、指南、专家共识、操作规范中均将手卫生作为预防 CAUTI 最重要的措施之一。国内外研究表明，认真洗手、戴无菌手套、严格规范执行手卫生，可显著降低 CAUTI 发生率。

【证据】

1. 严格执行手卫生能有效减少 CAUTI 的发生

手传播病菌造成的医院感染，占所有传播途径的 30%。而导尿管相关性尿路感染的发生，主要原因就是细菌的侵入，因此接触导尿管操作时护理人员的手部卫生与 CAUTI 的发病率密切相关。多项研究表明，严格规范执行手卫生，可以显著降低 CAUTI 的发生率。有研究对 2581 例留置导尿患者进行监测，干预包括评估手卫生的执行率，干预后同期的

CAUTI 发生率从 7.86 例/1000 尿路插管日下降至 3.07 例/1000 尿路插管日。因此，医护人员的手卫生成为减少 CAUTI 最直接、简单、经济的措施之一。

2. 与导尿管置管与维护相关的手卫生时机

根据世界卫生组织规定的手卫生时机，结合 CAUTI 预防的相关操作，手卫生时机可具体分为以下内容。①"两前"：在进行任何可能导致无菌尿液被污染的相关操作前，包括留置尿管前、戴无菌手套前，进行收集尿液标本或者排空引流袋等接触患者的操作前。这时，进行手卫生的主要目标是保护患者免受有害细菌的侵入。②"三后"：在进行任何可能接触患者尿液的相关操作后，包括收集尿标本、排空引流袋、拔除尿管。这时，进行手卫生的目的是保护操作者及周围环境免受有害细菌的侵袭。

因此，在置管前及执行任何导尿管以及引流系统相关操作前后均应进行手卫生。

3. 手套的使用

导管置入过程中，违反最大无菌屏障和无菌技术易引起尿道和膀胱感染。预防 CAUTI 的核心策略之一就是在置入导尿管时遵循无菌技术，做到标准预防，达到无菌的标准。导尿管置管时对无菌手套的使用是减少导管相关性尿路感染的必要因素。

有研究调查护士在预防 CAUTI 中的无菌技术，结果显示 89% 的护士在留置尿管前洗手，3% 的护士没有使用无菌手套。因此，在临床工作中，应强化医护人员的无菌意识，在置管时应严格执行消毒顺序、做好手卫生、严格遵守无菌操作原则，保证尿管及导尿操作的无菌状态。

在导尿管置入时做到手卫生和对无菌手套的使用，是从源头上杜绝和减少尿路感染的发生。在保护留置导尿患者的同时，手套的使用也是一种双向保护，避免交叉感染，是预防感染和保护医务人员的最好方法。

导尿的过程需要严格执行无菌操作，医务人员必须戴无菌手套，当手套被污染时要及时更换，在源头上降低 CAUTI 的感染率。在置管后行尿道口护理对预防 CAUTI 是至关重要的，而超过 2% 的患者是由于护理工作的不到位而直接引起 CAUTI，英国 2014 年发布的指南中建议在对每位患者进行导管护理的操作前清洁双手，在导管的维护过程中可以不使用无菌手套，但是必须佩戴新的清洁手套。因此，对不同的患者进行操作时，需要更换手套，避免交叉感染。值得一提的是，戴手套不能代替手卫生。

【防控建议】

(1) 置入导尿管前应进行手卫生。

(2) 进行收集尿液标本或者排空引流袋等操作前应进行手卫生。

(3) 在收集尿液标本、排空引流袋、拔除导尿管等操作后应进行手卫生。

(4) 戴手套前及摘手套后应进行手卫生。

(5) 当手部被体液或引流液污染时应洗手，而不能使用卫生手消毒。

(6) 置管时应使用无菌手套，每日进行导尿管相关护理时使用清洁手套。不同患者间应更换手套。

二、留置导尿管的指征

美国疾病预防与控制中心报道，尿路感染的发生率在院内感染中占第一位，约占所有院内感染患者的 40%，其中 80% 是由于留置导尿管引起的。导尿管相关尿路感染占尿路感染的 70%~80%，据报道，12%~16% 的患者在住院期间留置了导尿管，其中高达 25% 的患者在住院期间发生了 CAUTI。中国 2012 年至 2018 年医院内 CAUTI 的发病率为 0.14%~0.28%。国外研究人员指出，未严格把握导尿指征导致的不恰当使用是医疗操作层面上导致 CAUTI 的危险因素之一。因此，严格掌握导尿指征是预防导尿管相关性尿路感染的一项基础措施。

【证据】

1.严格掌握留置导尿的指征的必要性

导尿管对尿道和膀胱而言都是较大的异物，长期留置尿管会破坏尿道和膀胱正常的生理环境，导致黏膜屏障被破坏，使细菌进入尿道，引起尿路感染，因此，减少导尿管的留置时间是预防尿路感染的重要措施。长时间留置导尿是导致 CAUTI 的因素之一。一项两年回顾性研究分析发现，尿管留置时间超过 6 天，发生 CAUTI 的风险将会增加 7 倍，尿管留置时间超过 30 天，尿路感染风险为 100%。留置导尿管的时间与尿路感染的发生呈正相关，随留置时间的延长，CAUTI 的发生平均每天以 3%~7% 的速度增长。

严格掌握留置导尿指征的目的有两点：①减少不必要的置管，没有置管就不会有感染，从根本上预防 CAUTI。②每日评估留置导尿的必要性，及时拔除不必要的导管，缩短导尿管的留置时间，减少 CAUTI 的发生。

2.留置导尿的指征

美国卫生保健流行病学会（SHEA）、美国传染病学会（IDSA）、美国医院协会（AHA）、感染控制和流行病学专业协会（APIC）及联合委员会共同发布的《医疗机构导尿管相关泌尿道感染的预防策略（2014 年版）》推荐意见中指出，建立并执行留置导尿管的适应证标准。尽管评估留置导尿管恰当性的研究有限，但目前已经基于专家共识制定了导尿适应证。留置导尿管的适应证较局限，包括以下内容：

（1）部分外科手术的围术期使用。如泌尿外科手术或泌尿生殖道相邻器官的手术；时间较长的手术；手术期间大量输液或利尿；术中需要监测尿量。手术期间插入的导尿管应当在麻醉恢复室拔除。导尿管不得常规用于接受硬膜外麻醉或镇痛的患者。

（2）ICU 患者需要评估每小时的尿量。危重症患者如果在治疗时需要测量每小时尿量，那么留置导尿管适用。然而，在无任何指征的情况下将导尿管常规应用于 ICU 是不恰当的，血流动力学稳定的 ICU 患者通常并不需要使用导尿管。

（3）急性尿潴留和尿道梗阻的处理。留置导尿管适用于处理无膀胱出口梗阻患者的急性尿潴留，例如药物相关尿潴留或急性神经性膀胱功能障碍。

（4）辅助部分尿失禁患者压力性溃疡或皮肤移植的愈合。担心尿失禁可能导致皮肤破损区域的皮肤完整性变差，这是导尿管使用的相对适应证。例如，留置导尿管适合用于Ⅲ、Ⅳ期或无法分期的压迫性溃疡或者类似严重伤口。导尿管不得作为皮肤护理、皮肤屏障使用和其他尿失禁管理方法或皮肤破损控制方法的替代手段。

（5）改善终末期患者的舒适度。留置尿管可提高终末期患者的舒适度，并帮助患者家属减少一定的护理工作，但可能会在插管和使用过程中引发不适，并不适用于所有终末期患者。因此，留置前应与患者及其家属充分沟通。

3. 留置导尿的替代方案

美国 SHEA/IDSA/APIC《急诊医院预防导尿管相关尿路感染（CAUTI）的策略（2022 年版）》中建议，制定规范的术后尿潴留诊断和管理方案，包括在护士的指导下使用间歇性导尿和在适当时使用膀胱容量测量仪作为留置导尿的替代方案（证据质量：中等）。应根据患者的个人护理需求考虑采用留置导尿管的替代方法。所有替代方法能有效降低 CAUTI 发生率，并减少患者不适和受限的活动。目前，临床中尿管的替代方法主要包括外部导尿（假性导尿）、间歇式导尿等。

外部导尿是依赖外部导尿工具，外部导尿工具是指能够附着在外生殖器或会阴处收集流出尿液的用具，如男女皆宜的床旁便桶、尿壶、尿失禁保护衣、男用外部避孕套式收集器和可穿戴小便池等。因为无导尿管的置入，所以可从根本上降低 CAUTI 发生率。

间歇导尿是一种不将导尿管留置于膀胱内，仅在需要时插入膀胱导出尿液，尿液排空后立即拔除的技术，由 Guttmann 于 1966 年引入，目前间歇导尿已作为 A 级证据在神经源性膀胱患者中得到广泛应用。间歇导尿不仅是国际尿控协会推荐的治疗神经源性膀胱的首选方法和金标准，也是管理神经源性膀胱患者的有效措施，可降低尿路感染、囊泡高压、反流和肾衰竭的发生率，进一步降低与神经源性膀胱相关并发症的发生率和死亡率，并提高患者的生存质量。也有相关研究证实间歇导尿在加速康复外科围术期的膀胱管理中，在减少留置尿管或尽早拔除尿管的理念下，能够进一步地降低尿潴留、尿路感染的发生率，加速患者康复。值得提出的是，尽管间歇性导尿是预防泌尿道感染的重要手段，但它并不能防止尿路感染的发生，同时，尿路感染也是间歇导尿术最常见的并发症。因为在临床实践中，尤其是在长期执行时，由于间歇导尿的次数、个人的操作流程、评估标准等不同，导尿管反复插入尿道，或膀胱尿量储存过多而未及时排出、导尿量过少、增加导尿次数等都有可能导致各种并发症发生，如泌尿系感染、尿道损伤、尿道出血等。国内学者针对间歇导尿并发症尿路感染的相关因素及预防性的措施进行了相应的探讨和研究，如改良清洁间歇导尿护理方法。国外学者则通过间歇导尿管的材质选择、促进患者的健康教育、提高医护人员对尿路感染的预防与管理的知信行水平等预防间歇导尿并发症的发生。此外，还有学者制定了与间歇导尿的相关指南，其中也包括了间歇导尿期间并发症的预防与管理的相关策略。

【防控建议】

（1）严格掌握留置导尿指征，每天评估留置导尿的必要性，缩短留置导尿的时间，减少导尿管相关性尿路感染的风险。

（2）留置导尿管的指征：①部分外科手术的围术期，如泌尿外科手术或泌尿生殖道相邻器官的手术、时间较长的手术，手术期间有大量输液或利尿，术中需要监测尿量；②ICU患者需要评估每小时的尿量；③急性尿潴留和尿道梗阻的处理；④辅助部分尿失禁患者压力性溃疡或皮肤移植的愈合；⑤改善终末期患者的舒适度。

（3）结合患者情况及病情需要，考虑其他留置导尿替代方案，如假性导尿、间歇性导尿等。

三、导尿管的选择

目前，我国临床上常见的导尿管材质包括乳胶（硅化涂层）、硅胶和聚氯乙烯（PVC）。为增加抗菌效果，还有在各种材质导尿管外覆盖银离子涂层或抗生素浸润的导尿管。但是，国内外各种CAUTI相关指南并没有就导管材质的选择给出明确的建议。

导尿管的型号可分为6~30Fr，单位Fr为French的缩写，是法制单位。数字代表导尿管管腔外周长毫米数（mm），换算成直径公式为3Fr≈1 mm。以18Fr导尿管为例，其导管外周长为18 mm，管腔外直径约为6 mm。导尿管管腔数量可分为单腔、双腔、三腔和四腔。单腔导尿管无气囊，仅有一引流腔。双腔导尿管中的一腔为引流腔，通过排液漏斗排出液体；一腔为毛细管腔，通过充液漏斗向气囊注水，另有弯头导尿管用于尿道狭窄或前列腺增生患者导尿。三腔导尿管除上述两腔外还有一腔为注药腔，通过注药漏斗向膀胱注入药物。四腔导尿管在临床上少见。

【证据】

1. 不同材质导尿管比较

（1）天然乳胶材质导尿管。由于天然乳胶中添加的助剂从内部向表面转移，并刺激尿道产生白色分泌物沉积，患者会由此产生炎性反应。表面硅化处理后的导尿管具有生物相容性好、在人体内可长期留置且价格适中的优点，但管腔容易结垢。

（2）硅胶材质导尿管。与人体相容性好，对尿道黏膜刺激损伤小；管壁薄，内腔大，相比其他材料导尿管，长期留置时结垢堵塞的风险小，引流效果好，但是价格较高。

（3）聚氯乙烯（PVC）材质导尿管。一般为单腔无气囊，常用作间歇导尿，一次性使用，价格便宜；因PVC是疏水性材料，使用时摩擦力较大，患者常伴有灼烧和疼痛感，容易造成血管、腔道组织损伤及带来并发症。因此，通过表面改性使导管表面具有高亲水性是获得高润滑性的一种有效方法，但亲水涂层尿管含有邻苯二甲酸酯，需间歇导尿的孕妇患者使用时受到限制。

2. 导尿管材质对CAUTI发生的影响

（1）细菌生物膜形成。近年来的研究表明，细菌生物膜形成是生物材料引起体内相关感染的主要原因。细菌生物膜是一种微生物聚集群体，由一种或多种微生物不可逆地附着于无生命或有生命的物体表面，由其自身的细胞外基质包裹活菌细胞而形成的具有高度结构的膜状复合物。导尿管表面成熟生物膜的形成是一个逐步的过程，导尿管插入早期，尿液中的糖蛋白、多糖及各类离子等成分向导尿管表面弥散并吸附形成条件膜，随后微生物向导尿管接近并附着，通过调整其基因表达分泌大量的细胞外聚多糖，并使大量微生物附着其上，从而形成成熟生物膜。研究结果表明，无论是采用硅胶导尿管还是乳胶导尿管，有生物膜形成者发生 CAUTI 的概率明显高于未形成生物膜者。导尿管表面的生物膜本身不致病，但成熟细菌生物膜形成后，随着置管时间的延长，定植在生物膜上的细菌不断生长、繁殖，加上抗菌药物的使用，生物膜上的细菌表达出极具独特的抗性基因，使细菌毒力在原有基础上得到增强，从而导致机体免疫系统受到干扰，在一定条件下致使尿路感染的发生。在生物膜保护下，抗菌药物很难渗透生物被膜，细菌有充足的时间来形成耐药基因，导致随着时间的延长，药物难以将其彻底清除，并成为长期的细菌来源库，使尿路感染率提高。

导尿管相关尿路感染的高发病率和难治性，与导尿管表面的生物膜形成有密切的联系，不同材料的导尿管对尿道黏膜刺激性、生物膜的形成情况和速度不同。国外研究总结发现，硅胶尿管能延缓细菌生物膜的形成。研究者经过体内外的观察尽管表明硅胶尿管在使用方面比乳胶尿管更具有优势，但是没有充分的证据证明乳胶尿管会引起更严重的导尿管相关性菌尿症。但研究结果证明，硅胶尿管更容易导致生物膜的形成。硅胶导尿管与乳胶导尿管相比，其物理机械性能强、生物相容性好、组织反应弱、生成生物膜慢、生物膜培养细菌数较少、有减少导尿次数、减轻对尿路刺激、降低疼痛发生率、提高舒适度高等优点。一项对不同材质导尿管对铜绿假单胞菌生物膜形成的影响研究显示，不同材质导尿管与铜绿假单胞菌形成生物膜的数量有一定关系，硅胶材质生成较少。因此，为减少生物膜的生成，增加舒适度，应尽量选择硅胶导尿管进行留置导尿。

（2）人体相容性。乳胶材料比硅橡胶材料组织相容性差，对黏膜刺激性大，在体内易被视为异物，激活免疫系统，置入尿管时周围会聚集白细胞、淋巴细胞和吞噬细胞等，出现不同程度的炎性反应。硅胶具有许多独特的性能，如良好的生理惰性、耐体液腐蚀性、在苛刻环境条件下耐老化性、优良的生物相容性、对人体组织反应极小、在体内不引起异物反应、对周围组织不引发炎性反应等，因而被广泛应用在医学领域中。

（3）不同标准材质导尿管对 CAUTI 的影响。国外学者对不同标准材质的导尿管对CAUTI 的影响进行了相关研究。一项研究比较了纯硅胶导管与纯乳胶导管留置后 96 小时无症状菌尿症的发生情况，并不能证明两种导管在降低无症状菌尿症发生率方面，一种导管比另一种导管有优势。一项研究比较了三种材质导尿管（亲水涂层的乳胶导管、纯乳胶导尿管及 PVC 导尿管）引发无症状菌尿症的情况，其研究表明在男性患者中，三种导管CAUTI 的发生率无显著差异。一项对亲水涂层导尿管与硅胶涂层导尿管发生无症状菌尿症的发生率进行的研究显示，没有足够的证据表明两种导尿管能够减少 CAUTI 的发生。

国内一项亲水涂层导尿管对脊髓损伤患者尿路感染影响的 Meta 分析，结果显示，亲水涂层导尿管能够降低脊髓损伤患者尿路感染的发生率和镜下血尿的发生率。分析原因，首先可能是亲水涂层导尿管表面附着聚乙烯吡咯烷酮，遇水后极其润滑，并且其摩擦系数仅为普通导尿管的 1%，对尿道黏膜的刺激性小，能有效地减少对尿道内皮和膀胱内皮的机械损伤；其次导尿管表面的亲水涂层，使导尿管直接与收集袋连为一体形成密闭系统，大部分密闭导尿管系统都设计了约 15 mm 长的引导端，能够防止导尿管被污染，避免把细菌带入膀胱，达到减少尿路感染的目的。鉴于研究数量和质量有限，需开展更多高质量的随机对照试验予以验证。

一项在 24 家英国国民医疗服务（NHS）医院开展的前瞻性随机研究分三组比较了不同材质的导尿管，包括标准的乳胶导管、铝合金涂层的乳胶导管和呋喃西林浸渍的硅胶导管。培养证实 6 周时泌尿道感染发生率在使用两种乳胶导管的患者组中相似；在使用呋喃西林浸渍硅胶导管的患者组中小幅下降（比值比为 0.68）。这一差异是否与硅胶或抗生素有关尚不明确。呋喃西林导管可使患者的不适感增加（OR 为 1.39），导管的拔除率提高（OR 为 1.77）。成本分析显示，普遍使用呋喃西林导管可能在 NHS 系统中具有成本效益，但该分析受到住院时间不确定的限制。

因此，没有足够的证据表明某种标准材质的导尿管在减少 CAUTI 的发生方面优于其他标准材质的导尿管。

（4）不同材质导尿管的不良反应发生情况。导尿管材质的不同对尿道的刺激和导管对尿道黏膜的组织相容性也不同。国外学者对不同材质导尿管发生不良反应的情况进行了研究。一项试验性研究发现，纯硅胶导管引起尿道烧灼感的发生率低于非硅胶导管。一项随机对照研究比较了纯乳胶导管与纯硅胶导管在 100 名男性患者中发生尿道炎的情况。结果表明，乳胶导管引发尿道炎的发生率为 22%，硅胶导管的发生率仅为 2%，硅胶导管引发尿道炎的发生率明显低于乳胶导管。一项研究结果表明，亲水涂层的乳胶导尿管与硅化涂层乳胶导尿管在引发尿道刺激发生率方面无明显差异；纯硅胶导尿管引发尿道刺激的发生率低于亲水涂层的乳胶导尿管和硅化涂层乳胶导尿管。一项对成人住院患者短期使用的留置尿管进行系统评价，得出以下结论：对于尿道反应的结果，硅胶材质的尿管优于乳胶尿管，但是尚无足够的样本量来完全证明这一结论。

近年国内也有学者进行了相关研究，一项研究比较了硅胶尿管与乳胶尿管在神经外科术后留置尿管患者中尿路感染的发生率以及患者舒适度，结果显示硅胶尿管与传统乳胶尿管相比，具有降低感染发生率、减轻对尿路刺激的优点。同时，另有研究比较了硅胶与乳胶两种材质尿管，结果显示硅胶尿管能增加留置尿管患者的舒适度，节约成本，降低并发症发生率。

通过以上文献研究表明，硅胶材质的导尿管不良反应发生情况低于乳胶导尿管。

3. 导尿管型号选择

美国 SHEA/IDSA/APIC《急诊医院预防导尿管相关尿路感染（CAUTI）的策略（2022版）》建议，在确保正常引流的前提下使用最小尺寸的导尿管，以最大限度地减少尿道创伤，但对于预计导尿困难的患者，在必要时可考虑使用其他类型和尺寸的导尿管，以减少患者置管导尿的次数（证据质量：低）。英国预防医院感染循证指南《预防留置导尿管相关感染的指南》中提出，导尿前评估患者的需求：是否乳胶过敏；导管长度（标准、女性、儿童）。选择能减少尿道损伤、刺激和患者不适感并适合预期留置时间的导尿管。我国原卫生部发布的《导尿管相关尿路感染预防与控制技术指南（试行）》中提出应根据患者年龄、性别、尿道等情况选择合适大小、材质等的导尿管，最大限度减少尿道损伤和尿路感染。选择允许尿液流出的最小导管，成人选择 10 mL 保留球囊导尿管(儿童导尿管参照生产商的说明书)。泌尿外科患者需要更大尺寸的导尿管及球囊。有研究表明，导尿管结晶性生物膜的形成，浸入 1 小时后导尿管表面即覆盖一层微晶体物质(磷酸钙)，结晶可使气囊变硬，且气囊长期处于膨胀状态，当气囊内的水被抽空后，会在导尿管周围形成皱褶，拔除导尿管时，皱褶即可对尿道黏膜造成损伤。导尿管型号越小，管径越细，再加上减少了气囊注水量(本研究中气囊内注水量均为 6 mL)，导尿管前端气囊部分周径越小，抽空气囊后在导尿管周围形成的皱褶也越少，对尿道黏膜的刺激也越小。因此，在无特殊情况下，应尽可能选择小的导管。

导尿的密闭系统一旦受到破坏，细菌就有机会进入尿管管腔中，容易造成逆行感染，因此，导尿管与引流袋的选择需匹配，以保证连接紧密。

【防控建议】

(1)根据患者年龄、性别、尿道等情况选择合适大小的型号、材质的导尿管，最大限度减少尿道损伤和尿路感染。

(2)建议对需要长期留置导尿管的患者尽量使用对尿道刺激小的全硅胶导尿管。

(3)使用尽可能小的导尿管，并与引流袋相匹配，从而最大程度减少尿道损伤。

四、严格执行无菌操作

导尿术是一种侵入性操作，导尿口存在细菌聚集，如操作中消毒不严格，进行技术操作时未严格执行无菌技术，细菌可沿着尿管进入膀胱逆行并导致感染。因此，整个置管过程必须严格遵循无菌原则。严格规范执行手卫生，正确使用无菌手套，即置管时必须使用无菌手套，手套被污染时、不同患者间须及时更换手套。

置管前进行尿道口清洁还是消毒，目前国内外指南并未统一。国外置管前一般使用无菌或者灭菌溶液(如生理盐水)，进行尿道口清洗。国内大部分医疗机构在留置尿管时采取一次性导尿包，导尿包中常规配备的为消毒棉球进行尿道口消毒。

导尿管留置属于侵入性操作，极易对尿道黏膜产生损伤，因此，在留置过程中动作需轻柔，发生意外情况时需要分析原因，视情况做出相应处理。

【证据】

1. 操作前准备工作

操作前应确保无菌插管所必需的器械都已备齐且可方便取用，避免操作过程中反复拿取物品，跨越无菌区，破坏无菌环境，提高感染概率。

(1)患者及环境准备：对患者及环境充分评估，保证温湿度适宜并且保护患者隐私，对能自理的患者嘱其清洗外阴，对不能自理者应协助其洗净外阴，并向患者解释以取得配合。

(2)护士及用物准备：操作护士必须经过专业置管培训，严格执行手卫生。仔细检查无菌导尿包,如导尿包过期、外包装破损、潮湿,应予更换。所需用物准备如下。

①治疗盘内备:无菌导尿包(导尿管1根、镊子、独立包装的润滑剂及消毒棉球、洞巾、弯盘、无菌持物钳、无菌手套、无菌注射器、一次性无菌尿袋)、一次性尿垫。

②男患者导尿时增加纱布2块。

2. 导尿管置入前应进行尿道口的清洁还是消毒?

目前对导尿管置入前应用消毒剂还是生理盐水或注射用水等溶液进行尿道口的消毒或清洁尚无定论。美国SHEA2014版《急症医院中导尿管相关泌尿道感染预防策略》指出"用无菌或灭菌溶液清洗尿道口",2022年的更新版建议"使用无菌手套、纱布、海绵及无菌消毒液清洁尿道口";美国HICPAC指南指出在非紧急情况下,对需要进行慢性间歇导尿患者而言,尿管置入前采取清洁而非无菌技术是可接受的、更接近实际的替代方案。英国预防医院感染循证指南提出,在置管前应用无菌生理盐水清洁尿道口。2010年,原国家卫生部印发了《导尿管相关尿路感染预防与控制技术指南(试行)》,指南指出在置管时应充分消毒尿道口,防止污染;要使用合适的消毒剂棉球消毒尿道口及其周围皮肤黏膜。

目前国内的常规做法是应用碘伏消毒,故建议仍维持目前做法。参照《医疗机构消毒技术规范》(2012版)中的规定,碘伏浓度为含有效碘1000~2000 mg/L,作用到规定时间;如使用其他消毒剂,应选择合法、有效的黏膜消毒产品,按照产品使用说明书进行操作;如消毒液注明不能用于孕妇,则不可用于怀孕妇女的会阴部消毒。

3. 尿道口消毒的方法

2010年,原国家卫生部印发的《导尿管相关尿路感染预防与控制技术指南(试行)》中指出:充分消毒尿道口,防止污染。要使用合适的消毒剂棉球消毒尿道口及其周围皮肤黏膜,棉球不能重复使用。男性:先洗净包皮及冠状沟,然后自尿道口、龟头向外旋转擦拭消毒。女性:先按照由上至下、由内向外的原则清洗外阴,然后清洗并消毒尿道口、前庭、两侧大小阴唇,最后是会阴、肛门。

4. 导尿管置入操作注意事项

(1)避免反复试插导尿管。插入导尿管受阻而反复试插,不但会产生或加重尿道的损伤,还会增加尿路感染的可能。因此,导尿时如尿管插不进,要分析原因,针对不同情况分别处理,不可盲目反复插管。常遇到的情况:①尿道外括约肌痉挛,导尿管可能低于尿道膜部,此时暂不动导尿管,等数分钟后再插管,或插管时令患者张口呼吸,必要时使用无菌润滑剂;②前列腺肥大伴尿潴留,由于增生的前列腺组织使后尿道延长、弯曲、位置改变,致使导尿管受阻。

(2)留置手法轻柔,减少导尿管在尿道内反复移动摩擦。操作时要严格进行消毒处理,操作过程中切忌动作粗暴,尿管直径越小对尿道黏膜损伤率越低,尽量减少导尿管在尿道内反复移动摩擦。

(3)严格遵循无菌原则。插入导尿管时应严格无菌操作,正确铺无菌巾,避免污染尿道口,保持最大的无菌屏障;使用一次性棉球;使用单剂包装的无菌润滑剂;插管时佩戴无菌手套。

(4)置管技巧。在为男性患者导尿时,如果在外括约肌处感觉到阻力,则轻轻抬高阴茎,并在导尿管上轻轻施压插入尿道,嘱患者如排尿一样轻轻地用力以舒缓外括约肌,配合顺利置管。如果导尿管无法通过尿道弧度,需要受过培训和有经验的人员使用弯曲的尖端导尿管(tiemann),尖端必须向上指向 12 点钟的位置,以便顺利通过前列腺部;保持引流装置的密闭性,以保证将导尿管相关尿路感染的风险降至最低。

【防控建议】

(1)确保无菌插管所必需的器械都已备齐且可方便取用。

(2)插入导尿管时应严格无菌操作,正确铺无菌巾,避免污染尿道口,保持最大的无菌屏障;使用棉球;使用单剂包装的无菌润滑剂;插管时戴无菌手套。

(3)导尿管置入前建议应用含有效碘 1000~2000 mg/L 的碘伏棉球充分消毒尿道口及其周围皮肤黏膜,棉球不能重复使用。

五、导尿管及引流装置的固定

留置导尿管是临床常用的护理操作技术,导尿管的有效固定更是导尿管护理的重要环节,导尿管固定的目的在于预防导尿管或导尿管气囊端移位引起的患者皮肤、膀胱颈或尿道损伤。导尿管固定不当,可能会导致患者出现尿道感染、炎症、疼痛、尿道刺激、尿道糜烂等并发症;导尿管移位或被意外拔出,甚至可能会导致患者出现尿道损伤、血尿、尿潴留等更严重的并发症。英国泌尿外科医师协会(BAUS)和护士协会(BAUN)(2021 版)的共识声明和失禁委员会(WOCN)(2012 版)的最佳实践声明以及 NHS 苏格兰质量改进(2004 版)的最佳实践声明均建议导尿管及其引流系统应该得到良好的支撑和妥善有效的固定,以防止并发症的发生。有研究显示在导尿管维护期间发生的 44 起事故中,有 37 根导尿管被患者移位或拔除,因此确保导尿管的有效固定至关重要。

【证据】

1.什么是导尿管地固定?

导尿管固定包括内固定(水囊固定)与外固定。其中内固定,即导尿管前端 5 cm 处有一气囊装置,当导尿管需要保留时,将气囊充足无菌液即可。中华医学会泌尿外科学分会护理学组织编写的 2014 版《留置导尿管护理指南》中明确指出,导尿时,成年女性插入尿管 4~6 cm、男性插入尿管 20~22 cm,见尿液流出再插入 7~10 cm,向气囊内注入无菌生理盐水 10~15 mL,轻拉导尿管有阻力感即证实导尿管已固定于膀胱内。而对于导尿管的外固定目前国内外尚缺乏统一标准。

2.为何需要妥善的固定?

留置导尿管期间,若导尿管未进行固定或固定不当,随着患者体位的改变,导尿管会有不同程度的移动，暴露在体外的尿管可能移行至尿道内，加速病原菌通过导尿管外壁与尿道黏膜之间的缝隙上行感染；同时导尿管的反复移动可增加尿道壁和膀胱壁损伤的机会，导致机械性炎性反应的发生。有研究表明，气囊导尿管是膀胱的异物，置管期间患者活动时若外固定不妥，会导致导尿管摩擦黏膜及尿道，出现血尿、尿道口红肿及分泌物结痂；另外，若未妥善固定，导尿管触及尿道壁致黏膜受损，破坏其自然防御屏障而使细菌易于侵入，尿路感染和黏膜损伤互为因果，形成恶性循环，甚至造成严重的并发症。不适当的固定还可导致非计划性拔管，增加导尿管置管次数。因此，留置导尿后须正确固定导尿管，以防导管移位和尿道牵拉，以及导尿管脱管。

3. 导尿管常用的外固定装置和固定部位

临床中常用的导尿管的外固定装置包括专用固定装置、透明贴膜、自行剪裁的各式黏膏等。各医疗机构可根据自身情况，选择适宜的固定装置，但值得注意的是，选择固定装置时，应注意对粘贴部位皮肤的保护，固定时采用"高举平台法"，防止皮肤过敏、损伤。

导尿管常见的外固定位置为大腿内侧及下腹部。大腿内侧固定法是将导尿管的体外段用固定装置固定于大腿内侧上1/3处；腹部固定法是将体外的导尿管绕过耻骨联合，固定于腹部。腹部固定法可避免导尿管被阴道分泌物及粪便污染；大腿内侧固定法便于穿衣、活动。

国内研究者比较导尿管腹部固定法与大腿固定法对脑卒中患者 CAUTI 的影响，结果显示，观察组（腹部固定法）泌尿系感染率为 4.0%，明显低于对照组（大腿内侧固定法）的16.0%，差异有统计学意义（$P<0.05$）。亦有研究认为，导尿管固定于腹部可以避免导尿管接触肛门（阴道）分泌物污染，有效减少了感染的发生风险。

护理常规认为留置导尿引流管经大腿上方固定，可导致尿液回流，引起尿道逆行感染。但目前已有研究证明，持续开放导尿管引流膀胱内无尿液时，膀胱内压为 10.76±4.46 mmHg，且随着膀胱内液体的增加，膀胱内压增高，而从生理角度分析膀胱是一个密闭的空腔，根据虹吸原理，膀胱、导尿管和集尿袋连接后尿液不会出现尿液反流。同时，研究者提出经大腿下方固定的尿管易受阴道分泌物及肛门细菌和粪便污染，细菌可通过污染的尿道外口，或者黏附于尿道上皮和尿管表面，经尿管表面的黏液膜上行，增加尿道感染的机会。另有研究者发现，留置导尿患者大腿上固定组的尿路感染率、引流不畅发生率、大腿皮肤压痕发生率和不舒适度均低于大腿下固定组，且差异有统计学意义。除此之外，留置导尿患者引流管经大腿下方固定不仅易导致引流管受压，影响尿液引流，还可导致大腿皮肤压痕，增加了皮肤完整性受损的危险。同时，导尿管受压于皮肤下，成为异物导致不适，降低患者舒适度，而且大腿下固定导尿管导致护理过程中频繁搬动患者，不仅不利于患者休息，还不便于会阴护理和尿液观察。目前尚无更多证据显示某个位置较另一个位置具有优势。

因此，固定时应根据患者的具体情况选择合适的固定位置，总体原则如下：避免导尿管牵拉、打折、受压；固定位置舒适，便于患者活动；若为特殊手术，则依医嘱说明或患者状况固定。

4.哪些情况下需调整集尿袋位置,重新固定导尿管及引流装置?

《基础护理学》明确要求,为有各种导管或输液装置者变换卧位时,应先将导管安置妥当,翻身后仔细检查,保持导管通畅。2010年,原国家卫生部发布的《导尿管相关尿路感染预防与控制技术指南(试行)》也有规定,保持尿液引流装置密闭、通畅和完整,活动或搬运时夹闭引流管,防止尿液反流。平车转运患者过程中,也应妥善固定导尿管及引流装置:过床前,先夹闭引流管,松开引流固定装置;过床中确保引流管及集尿袋低于膀胱水平;过床后再妥善放置。

因此,患者体位改变时(如下床活动、翻身、诊疗和护理操作时),需调整集尿袋位置,重新固定导尿管及引流装置。

【防控建议】

(1)导尿管插入后,向水囊注入10~15 mL无菌生理盐水,轻拉尿管以确认尿管进行妥善的内固定,不会脱出。

(2)应对留置导尿管进行妥善外固定,以防其移位、牵拉、打折、受压等。

(3)患者体位改变时,需调整集尿袋位置,重新固定导尿管及引流装置。

(4)导尿管常见外固定部位为大腿内侧及下腹部,目前尚无证据显示某个位置较另一个位置在预防CAUTI方面具有优势。

第三节 导尿管日常维护环节的感染防控建议

一、引流装置的管理

导尿装置包括导尿管及其引流装置。引流装置指的是集尿袋/引流袋及其与导尿管相连接的引流管。目前,国内常用的引流装置有一次性普通引流袋、一次性抗反流引流袋及一次性精密计量引流袋。CAUTI的发生与多种因素有关,其侵入尿路的方式为逆行感染,以导尿管外逆行感染为主,约占80%。细菌可以从导尿管与导尿管相连接的引流管接头处或集尿袋排尿口侵入。导尿管引流部分连接不良、引流系统不密闭是导致CAUTI的因素之一。因此,维持留置导尿引流装置的密闭性是预防CAUTI的重要环节。

由于观念的转变,材料及技术的快速发展,引流装置经历了从开放式引流装置到密闭式引流装置,直到如今使用的有瓣膜的抗反流引流密闭系统等的变革。多个指南指出:保持密闭引流在预防CAUTI中有着重要作用。2010年,我国原国家卫生部发布的《导尿管相关尿路感染预防与控制技术指南(试行)》中提到,留置导尿时,应采用密闭引流装置,置管后应保持尿液引流装置密闭、通畅和完整,活动或搬运时应夹闭引流管,防止尿液逆流。2017年,欧洲泌尿外科协会(European Association of Urology, EAU)发布的泌尿感染指南中指出,使用密闭的引流系统,尽量减少系统完整性的破坏,例如尿液取样或膀胱冲洗。

2014 年，美国 SHEA 发布的更新版指南中指出，未保持集尿系统密闭是除置管留置时间外导致 CAUTI 最重要的危险因素之一。英国卫生署（Department of Health）于 2014 年发布的医院获得性感染预防指南中指出保持一个无菌的、持续的密闭集尿系统是预防 CAUTI 的最重要措施。

【证据】

1. 引流装置的选择

目前国内常用的引流装置特点如下。①一次性普通引流袋：简单式密闭引流装置。②一次性抗反流引流袋：内置抗反流阀装置抗反流，防感染，超长 90 cm 导管，方便患者在床上移动。③一次性精密计量引流袋：由引入管、采样口接头、护帽、单手夹、悬挂系统、双翼阀、滴瓶、精密计量盒、贮液袋、抗反流阀等组成，可以精密计量引流液容量、单手夹持、双向平衡，避免污染；抗反流（防逆流）设计，可避免逆行感染的发生。

对于留置导尿患者引流装置的选择，国内外临床专家观点各异。有研究比较了采用普通密闭集尿引流系统与 Bardex 集尿引流系统（即复杂密闭集尿引流系统，其抗反流密闭性比普通密闭集尿引流系统更好）的尿路感染的发生率，发现两种引流系统在尿液细菌培养阳性的发生率上差异有统计学意义（$P<0.05$）；而且在留置导尿时间较短时，Bardex 集尿引流系统对预防 CAUTI 发生的作用更明显。另有研究也建议在普通密闭引流系统上做某些改进，如添加 1 个尿液样本收集或 1 个尿液收集管道系统等，以减少引流管道由于不断地断开、尿液反流而增加的尿路感染的风险。

但也有相反的意见，现今并没有确切的证据可以证明在普通密闭引流系统上添加通风孔、滴注器或抗反流阀门能降低 CAUTI 的发生率，而且集尿袋越复杂，诱导装置内细菌产生的时间就越早。美国疾病预防控制中心推荐的留置导尿管感染预防指南指出，使用复杂密闭引流系统能够降低感染率的研究都在 1990 年前，之后的研究均不能证明在简单式密闭集尿袋上进行的改良，包括通风孔、滴注器、抗反流阀门等的添加，能降低 CAUTI 的发生率。一项随机、具有前瞻性研究评价 ICU 患者使用复杂的密闭式引流系统（CCDS）和双室引流系统（TCDS）的效果，TCDS 组和 CCDS 组菌尿发生率分别为 8% 和 8.5%，差异无统计学意义，而且鉴于 CCDS 的高成本，不推荐用于 ICU 患者。有研究比较了使用两种不同的密闭尿液引流系统的菌尿症发生时间和发生率，一种是简单的包含抗反流阀的密闭引流装置，一种是复杂的密闭引流装置，包含预连接的覆膜导管、导尿管和引流管连接处解除密封的装置、滴注器、抗反流阀、疏水的引流袋出口和集尿袋中聚维酮碘释放盒。将 181 例无菌尿症，需要留置导尿超过 48 小时的患者随机分为两组，分别使用两种系统，每隔 24 小时进行膀胱尿液的细菌学监测，计算活菌计数及明确何种病原菌，结果发现，使用两种尿液引流系统对菌尿症发生时间和发生率并无不同。因此推断，附加的复杂产品特点旨在预防管腔内的细菌传播，但是与简单的密闭尿液引流装置相比，并没有降低尿路感染的风险。一篇对集尿袋选择的 Meta 分析中得出，简单式密闭引流装置与复杂式密闭引流装置相比，两者在尿路感染发生率方面的差异无统计学意义（OR = 1.19，95%CI = 0.75～4.49）。这证明留置导尿管患者使用复杂式密闭引流装置不仅不能降低 CAUTI 的发生率，而且将加快留置导尿管患者膀胱内细菌产生的时间。

总之，国内外目前有关不同引流装置对预防 CAUTI 发生率方面的文献较少，且缺少设计良好、方法学等质量更高的 RCT，特别是进行大样本的多中心 RCT 来解答不同类型引流装置对 CAUTI 发生率的影响等问题。同时，集尿袋越复杂越容易发生故障，护士操作也越容易受到影响；且复杂式密闭集尿袋本身费用较昂贵，在尿路管道管理方面的费用也需相应增加；另外，给护理人员及患者造成一种错觉，认为只要使用了复杂式密闭集尿袋，尿路管道就足够安全，从而忽略在留置尿管期间进行正常护理。因此，在临床工作中，应向护理人员强调防反流装置不能代替日常护理措施。

2. 保持引流密闭性

生理状态下，尿道可通过排尿冲洗病原菌，且其黏膜亦具有较强抗菌性能，而留置导尿却削弱了尿道的防御机能。这可能是因为导尿管对尿道上皮的机械性损伤可促进病原菌定植，更重要的是，留置导尿破坏了尿路的密闭性，病原菌可通过导尿管上行，它们既可在导尿操作时被带入管腔而侵入膀胱，也可在更换集尿袋时从导尿管末端与集尿袋连接处侵入，或在放尿时从集尿袋出口侵入。会阴部护理可降低尿路感染发生率，但也只能保持短期内的相对无菌，若尿道闭合系统破坏，则为细菌沿尿道上行提供了途径，故保证导尿管与集尿袋连接处的密闭性是减少尿路感染的重要手段。

研究发现，对于短期留置导尿患者，无菌、密闭的引流系统相比开放系统，CAUTI 的发生率降低 25%。一项 Meta 分析比较留置导尿后应用密闭式尿液引流（实验组）与开放式尿液引流（对照组）两组间菌尿发生率的差别，共纳入 11 篇 RCT、1339 例患者，4 项 Meta 分析的结果显示，留置导尿后第 3、5、7、14 天实验组菌尿发生率均显著低于对照组（$P<0.01$），合并效应分别为第 3 天[$OR=0.35$，95%CI（0.19，0.64），$P<0.01$]、第 5 天[$OR=0.16$，95%CI（0.08，0.32），$P<0.01$]、第 7 天[$OR=0.15$，95%CI（0.10，0.22），$P<0.01$]、第 14 天[$OR=0.17$，95%CI（0.09，0.34），$P<0.01$]。由此可知，密闭式尿液引流装置能在留置导尿后及时发挥作用，在一定时间段内（2 周左右）明显降低 CAUTI 发生率，值得推广应用，特别是对于短期留置导尿的患者。因此，提倡使用密闭式引流装置，以减少细菌污染的机会。在留置尿管期间，打开引流系统的任何部分都可以破坏密闭系统，导致污染。如更换集尿袋、排空集尿袋内尿液等操作势必会破坏尿液引流系统的密闭性，细菌易经接头和管腔进入膀胱引起菌尿，增加 CAUTI 发生的风险。另外，频繁更换引流袋使尿道密闭系统开放，增加了感染的机会，同时加大了护士的工作量，增加了一次性引流袋使用及使用后的处理成本，也增加了环境污染的机会。

集尿系统的接头一般不应打开，除非导尿管被阻塞需要进行导管冲洗。当需留取少量新鲜尿标本送检时，应按无菌原则用无菌的针头和注射器在导尿管远端穿刺口取尿，取尿之前必须消毒；留取大量尿液样本时，则直接从集尿袋内获取。

3. 保持引流的通畅性

尿液引流是利用液体由压力高处向压力低处流的原理将尿液引流出来。保持尿液引流通畅是留置导尿的目的之一，也是预防 CAUTI 的基本要求。若引流不通畅，膀胱内和引流管内的压力达到了新的平衡，尿液就不会被引流出来，从而增加了患者的不舒适感和CAUTI 的发生。

如何保持尿液引流通畅？首先按照相关指南要求确保对留置导尿管的适当管理。2010 年，我国原国家卫生部发布的《导尿管相关尿路感染预防与控制技术指南（试行）》明确指出：患者留置导尿期间，应妥善固定尿管，避免打折、弯曲，保证集尿袋低于膀胱水平，避免接触地面，防止逆行感染。美国《急诊医院预防导尿管相关尿路感染（CAUTI）的策略（2022 年版）》中指出，提醒床边护理人员、患者和转运人员应将集尿袋保持在膀胱水平以下；不要将集尿袋放在地板上；保持导尿管和收集管路不发生扭结（证据等级：Ⅲ级）。

4. 引流装置的更换

关于引流装置的更换周期，目前国内外缺乏统一标准。

国外对集尿袋更换频率方面的研究很少，这可能与其使用集尿袋之初就不常规更换集尿袋有关。一项随机对照试验中显示，集尿袋每 3 天更换与不更换对于其尿路感染发生率差异无统计学意义。2014 年，英国卫生署发布的指南中指出没有确切的证据表明尿袋更换的频率，其建议应依据说明书或者临床指征进行尿袋更换。2016 年，美国研究者指出，采用无菌技术更换尿袋可使 CAUTI 的发生风险很低，但是目前最好的证据仍然是保持一个密闭的集尿环境，除非患者的情况需要，否则不要破坏引流装置的密闭性。国外不推荐常规更换引流装置，避免频繁更换集尿袋导致导尿管和集尿系统密闭的开放概率提高，降低患者的医疗费用，减少护理人员的工作量。

相较于国外，集尿袋的更换频率一直是国内讨论的热点。但近几年的研究结论趋向于减少尿袋更换的频率，延长尿袋的更换时间，这也和国外的研究结论（无临床指征时不更换尿袋）相吻合。早在 1991 年，国内研究结果指出封闭式集尿系统要优于开放式集尿系统，但同时研究中提到集尿袋排放尿液时仍能接触到空气，易造成尿袋内尿液污染，长期留存的集尿袋可能会成为一个污染源，故建议密闭集尿袋应勤更换（一般为 3 天）。一项纳入 120 例患者的三组对照试验结果显示：每周更换 2 次普通无菌集尿袋患者尿培养阳性率（45.0%）低于每日更换一次（67.5%）和每周更换一次（72.5%）。一项将这三组对照试验在内的 Meta 分析结果显示，每 3 天更换一次普通无菌集尿袋尿培养阳性率低于每日更换 1 次组和每周更换 1 次组。另有 Meta 分析结果显示，每 3 天更换 1 次普通无菌集尿袋比较适宜，既减少医疗资源的浪费，又可减少因频繁操作或间隔时间过长而增加的泌尿系感染风险。有研究显示，单向活瓣集尿袋每周更换 1 次为宜，普通无菌集尿袋每周更换 2 次为宜。国内的相关研究样本量较少，文献质量低，因此参考价值不高。有研究指出，集尿袋更换时间≥3 天是与术后泌尿系感染发生有关的独立危险因素，提示集尿袋超过 3 天以上更换可能会导致 CAUTI 的发生。另一项研究中提到，不主张常规更换集尿袋，建议根据临床指征（集尿袋破损、阻塞、漏尿、沉淀物累积或污染）更换；指出一次性引流袋延长至14 天更换 1 次与 3 天更换 1 次、7 天更换 1 次尿培养阳性率比较，差异无统计学意义；指出避免尿袋与尿管分离和保持集尿系统的密闭是降低 CAUTI 发生率的重要措施，但鉴于该研究的样本量较小，仍有待于大样本、多中心的研究进行检验。

国内外对于引流装置更换指征达成共识的是，维持无菌的、持续封闭的引流系统，一且发生无菌状态被打破、接头处断开或尿液漏出的情况，应使用无菌方法更换导尿管和引流装置；当出现感染、集尿袋阻塞、密闭性不良时，应立即更换集尿袋。

【防控建议】

(1)在没有充分证据证明在预防 CAUTI 方面某一引流装置优于另一类，防反流装置不能代替日常护理措施。

(2)留置导尿期间，应保持引流装置的密闭性，防止污染。

(3)患者留置导尿管期间：保持尿液引流通畅，避免导尿管及引流管扭曲，集尿袋始终低于膀胱水平，避免接触地面或放在地上。

(4)不支持频繁更换集尿袋，具体更换频率可根据产品说明书选择。

(5)一旦发生无菌状态被打破、接头(连接)处断开或尿液漏出的情况，应使用无菌方法更换导尿管和引流装置。

二、导尿管的更换和拔除

留置导尿是临床中最常见的一项护理操作，对于长期留置导尿管的患者，必然会涉及导尿管更换的问题，但目前临床中对于导尿管的更换周期临床中众说纷纭，缺乏统一观点。在导尿管拔除前，临床中常提前夹闭尿管进行膀胱功能训练，这种做法是否有必要，有待进一步探讨。

【证据】

1. 导尿管的更换周期

目前对于导尿管更换周期的文献研究相对较少，且质量不高。1982 年，一项为期 6 个月的试验研究，对照组每月常规更换导尿管，试验组仅在发生尿管堵塞或感染时才更换导尿管，结果显示：两组患者 CAUTI 的发生率没有统计学差异。但此研究样本量较小，试验组仅纳入 7 名患者，对照组为 10 名患者。一项有关家庭护理患者的导尿管更换频率的研究，共有 106 名患者纳入研究，结果显示若尿管更换频次小于 1 个月，可增加 CAUTI 的感染风险。

一项国内长期留置硅胶导尿管患者尿管更换时间的 Meta 分析显示：每 2 周更换 1 次导尿管泌尿系感染率明显高于每 4 周更换 1 次，但每 3 周更换一次者与每 4 周更换 1 次者泌尿系感染率没有差异，延长 1 周更换不会增加感染的机会。结合另一项研究显示，硅胶尿管在使用 3~4 周后会出现硬化现象，因此建议硅胶尿管每 4 周更换 1 次，既减少医疗资源的浪费和护理工作量，又可减少因频繁操作或间隔时间较长而增加泌尿系感染的风险。

基于目前临床研究质量较低，国内外指南对于尿管更换周期的推荐级别普遍较低，一般都是基于专家共识层面。在中华护理学会医院感染护理专业委员会组织编撰的《导管相关感染防控最佳护理实践专家共识》的 CAUTI 防控建议中也尚未明确具体的导尿管和尿袋更换时间。因此，未来需要更多大样本、多中心、高质量的循证实践，以探讨最佳的导尿管和尿袋更换时间。

美国 HICPAC 指南、欧亚指南、我国医院感染预防与控制技术指南均提出：当患者疑似 CAUTI 而需抗菌药物治疗前应先更换导尿管，并留取尿液进行微生物病原学检测。有学者分析其原因：一是重新更换的尿管收集到的尿液标本能更准确地反映尿液中的微生物，而非原尿管生物膜中的微生物；二是抗菌疗法前更换尿管能提升临床治疗效果，短期的效果是患者退热更快，长期的效果是在停止抗菌治疗的 4 周内能防止症状复发。

2. 拔管前夹闭尿管进行膀胱功能训练

国内外相关指南、共识及多项研究已不推荐拔管前夹闭尿管进行膀胱功能训练。美国疾病控制与预防中心在预防 CAUTI 的相关指南中指出，拔除导尿管前夹闭导尿管与自由引流相比并没有任何益处；美国感染性疾病学会联合其他专业学会发布的 CAUTI 防控的国际指南也不建议拔除导尿管前夹闭导尿管进行膀胱功能训练；国内 CAUTI 防控专家共识也不推荐此项操作。

2007 年，一篇关于导尿管拔管前实行夹闭的系统综述，纳入了 3 篇文献共 234 名患者，系统综述结论认为：3 项试验未能表明膀胱功能锻炼能显著降低导尿管相关尿路感染、尿潴留、再插管的发生率。膀胱功能锻炼的有效性不明确，需要更大样本的随机对照试验进行研究。因此，基于目前的证据显示，不建议拔除导尿管前常规夹闭尿管，直到有强有力的证据证实其有效性。

2016 年，一篇纳入 10 项涉及 927 名受试者的研究的 Meta 分析，结果发现，对于短期留置导尿管患者，拔管前夹闭导尿管与松开组比较，再导尿风险、尿潴留风险、患者主观感受和尿路感染发生率无显著差异。这表明在拔除导尿管之前没有必要通过夹紧进行膀胱训练。此外，夹紧还存在并发症的风险，例如延长导尿管保留时间和尿路损伤。对此，进一步的研究需要更高质量的方法和更多样化的研究设计。

2010 年，一项针对髋关节骨折术后患者导尿管拔管前夹闭尿管的作用进行的随机对照试验，定义恢复正常膀胱功能为排尿后膀胱残余尿量小于 150 mL。55 例患者进入夹闭尿管组，58 例进入开放引流组。结果显示，恢复正常膀胱功能时间：夹闭尿管组中位数 6 小时，开放组为 4 小时，两组重置尿管率和住院时间比较，差异均无统计学意义。

2019 年，澳大利亚一项 RCT 纳入了全髋/膝关节置换术后短期留置尿管患者 218 名，膀胱训练组 114 例，自由引流清除组有 104 例。结果膀胱训练组有 3 例尿潴留，自由引流清除组有 6 例，差异无统计学意义（分别为 2.6% 和 5.8%，$P=0.316$）。通过夹闭导管进行膀胱训练并不比自由引流拔除短期导尿管有任何优势。

国内对于膀胱功能锻炼也进行了相关研究，将 334 例普通外科术后短期（1~7 天）留置尿管患者随机分为观察组 188 例和对照组 146 例。观察组拔除尿管前夹闭导尿管，待患者自觉尿意时开放引流 5~10 分钟，再夹闭尿管，锻炼 2 次后夹闭尿管，当患者有尿意时，拔除尿管。对照组开放引流直接拔管。结果显示：观察组、对照组恢复自行排尿时间分别为（2.17±0.99）小时、（1.87±1.57）小时，首次排尿量分别为（253.46±77.32）mL、（219.73±91.17）mL，差异有统计学意义，但两组尿路刺激征和导尿管重置发生率比较，差异无统计学意义。一项针对短期留置尿管拔除前夹闭尿管必要性的系统评价结果显示，夹闭尿管训练不会影响首次恢复排尿的时间，不会影响首次排尿量，不能缩短膀胱功能的恢复时间。

研究表明，拔管前夹闭尿管进行膀胱功能锻炼不能降低CAUTI感染发生率，还可能存在以下风险。①若夹闭尿管后患者无自觉尿意，未及时开放尿管，可导致膀胱过度充盈、收缩功能障碍，不利于膀胱功能的恢复。②夹闭尿管后可能无法随时观察患者尿液的质和量，以及发现少尿等情况，及时进行干预和处理，最终可能使导尿管留置时间延长，因此不建议在拔管前夹闭导尿管。③如进行膀胱功能训练，护士需就夹闭尿管对患者进行宣教，多次进行间歇夹闭尿管，询问有无自觉尿意，以及及时开放导尿管，一定程度上增加了护士的工作量。④反复多次的训练，无形中延长了患者的留置尿管的日间，可能提高导尿管相关尿路感染的发生率。

目前的研究证据主要支持短期留置尿管（≤28天）的患者可直接拔除尿管，对于ICU等需要长期留置导尿管的患者，是否需要进行膀胱训练，何时进行训练，则需要进一步研究。临床上很多科室对短期留置尿管患者拔除尿管前进行尿管夹闭，导致证据与临床实践间存在较大差距，增加了CAUTI发生的风险。因此，临床实践者应基于当前最佳证据，做出科学决策。

【防控建议】

（1）长期留置导尿管患者，不宜频繁更换导尿管，具体更换频率可根据产品说明书选择。

（2）当患者疑似CAUTI而需抗菌药物治疗前应先更换导尿管，并留取尿液进行微生物病原学检测。

（3）不推荐在拔除导尿管前夹闭导管进行膀胱功能锻炼。

三、日常护理

（一）日常观察

【证据】

对于留置尿管的患者，观察是护理留置导尿管患者最重要的，也是首优护理程序。通过观察，能及时发现患者留置导尿管期间的异常情况，做出相应的处理，从而保持和维护导尿管的功能。观察及交接内容至少应包括以下内容。①导尿管及其引流装置的完整性与密闭性：导尿管，与导尿管相连接的引流管及其集尿袋有无破损和滑脱。②导尿管的固定：导尿管是否进行妥善的内、外固定；导尿管固定后无牵拉、打折；固定时采用"高举平台法"。③引流的通畅性：导尿管是否受压、打折、扭曲，管腔内有无组织碎屑、血块等。④引流液的观察：量、性状、色泽的情况；是否有感染（脓尿、血尿等）。⑤皮肤：尿道口及其周围是否干燥、无皮损，会阴部皮肤清洁度，导尿管聚集的不洁分泌物是否清除。

日常观察内容可参照表1-4-1。

【防控建议】

每班次对导尿管进行日常观察,内容包括导尿管的固定,导尿管及其引流装置的完整性、密闭性及通畅性,引流液,尿道口及其周围皮肤。

表 1-4-1　尿管日常观察表

观察项目	具体内容
1.完整性与密闭性	□导尿管无滑脱
	□集尿袋无破损
	□导尿管和集尿袋连接紧密
2.导尿管的固定	□进行了内、外固定
	□固定后无牵拉、打折
	□固定时采用"高举平台法"
3.引流的通畅性	□导管无受压、打折、扭曲
	□管腔内无组织碎屑、血块
4.引流液的观察	□量、色泽、性状
	□是否存在脓尿、血尿等
5.皮肤	□导尿口及其周围皮肤干燥、无破损
	□会阴部皮肤清洁、干燥
	□导尿管无不洁分泌物聚集

(二)评估留置导尿管的必要性(每日提醒单/系统)

大量的研究表明,CAUTI 的发生率和导尿管的留置时间呈正相关,随着导尿管留置时间的增加,菌尿症的发病率平均会以每天 3%～7% 的比率增长,及时拔除导尿管(缩短留置时间)是预防 CAUTI 最重要的可改变性危险因素之一,这一措施在国内外各指南中均作为核心策略被推荐。在目前信息系统发达的情况下,设置提醒系统是一种新型而有效的程序,目的是提醒医务人员及时进行评估、随时检查是否有必要继续留置导尿管,以便及时拔除不必要的导尿管,缩短留置时间,减少 CAUTI 的发生。

【证据】

1.每日提醒系统能否减少 CAUTI?

一项在加拿大安大略省三所三级医院进行随机对照试验,该试验采取单盲法,692 名留置尿管的患者被随机分到试验组($n=347$)和对照组($n=345$),对照组采用常规护理,试验组在常规护理的基础上增加自动停止尿管的命令,结果显示试验组尿管平均留置时间为(3.70 ± 4.05)天,对照组留置时间为(5.04 ± 5.28)天,具有统计学意义。

一项在泰国一家450张床位的医院进行的前后对照研究,共有2412名患者参与了这项研究,2004年7月1日至2005年4月30日为干预前,共有1105名患者入组,此期间主要收集基线数据,包括不适当的尿管使用率、CAUTI的发生率、留置尿管时间、住院时间、住院费用以及为治疗CAUTI所应用抗生素的费用。2005年5月1日至6月30日,对基线数据进行整理,制订干预措施并对参研人员进行相关培训。2005年7月1日至2006年6月30日为干预期,共入组1307名患者,干预期间,护士每日提醒医生是否需要拔除患者的导尿管,当导尿管留置时间≥3天后,收集患者相关数据。结果显示干预后,导尿管的不当使用率由20.4%降至11%,CAUTI的发生率由21.5例/1000导尿管插管日降至5.2例/1000导尿管插管日,导尿管平均留置时间由11天降至3天,治疗CAUTI的抗生素费用减少了63%,患者住院费用下降了58%。

一项有关通过干预措施降低住院患者尿管留置及CAUTI的系统综述报道,报道中进行了一项Meta分析,共纳入11篇以提醒/停止尿管留置作为干预措施的文献。结果显示:采用一种干预手段包括通过提醒单告知医护人员尿管的存在和(或)通过终止医嘱促使医护人员拔除不必要的导尿管,可使CAUTI的发生率下降53%。

另一项研究结果显示:采用提醒系统后导尿管的留置时间缩短了37%,与对照组相比留置时间平均缩短了2.61天;CAUTI的发生率降低了52%。这些研究均证明了提醒系统在降低CAUTI发生率方面确实有效。

2. 每日提醒形式

由美国卫生保健流行病学学会(SHEA)发起的2014年版《医疗机构导尿管相关尿路感染预防指南》中的特殊策略中指出:建立并实施每日审核导尿管必要性的制度,并推荐应用电子化或其他形式的提醒单。Andreessen等研究中通过设置"24小时尿管订单",由电脑自动识别持续导尿医嘱,留置尿管超过24小时就自动停止该条医嘱,促使医护人员至少每隔24小时进行一次评估,及时拔除不必要的导尿管。国外有医院强制规定护士需常规提醒医生,留置导尿管48小时后,是否需要拔除导尿管。

对现有文献报道中的提醒系统进行归纳,主要为四种具体、可操作的形式。①留置导尿第几日后护士每日常规提醒医生是否可以拔除导尿管。实施时不同医院或不同科室可以根据实际情况决定第几日后开始常规提醒。②电脑医嘱系统自动停止留置导尿医嘱,即电脑医嘱系统经设置后自动停止、医生需对患者尿管留置适应证进行审查,如需要继续留置导尿管,则需重新下达医嘱。③直接授权护士评估适应证后拔除导尿管。④标准的电子版或纸质提醒单提示导尿管的存在以及留置导尿管的适应证。医院可以不断完善电子医嘱硬件设施或设计简单易操作的标准提醒图表,以便提高医护的工作效率。推荐至少采用以上四种方法之一,进行每日提醒。

【防控建议】

(1)每日评估留置导管的必要性,及时拔除不必要的导管。

(2)可以采用电子化设施或者提醒单等形式,提醒医护人员导尿管的存在,评估是否需要拔管。

(三)清空集尿袋

清空集尿袋是患者留置尿管期间的基础护理措施。若未及时清空集尿袋内的尿液而致集尿袋过满时,可引发引流不畅,从而增加发生 CAUTI 的风险。在清空集尿装置内尿液时,国内外相关指南高度统一的是,使用个人专用收集容器及时清空集尿袋内的尿液,避免集尿袋的出口触碰到收集容器,且均将其列为预防 CAUTI 的基础措施;而对于清空集尿装置内尿液时机及具体的方法未见明确建议。

【证据】

1. 为什么需要选择个人专用收集容器清空集尿袋内尿液?

2010 年,原国家卫生部办公厅印发的《导尿管相关尿路感染预防与控制技术指南(试行)》中明确指出:使用个人专用的收集容器及时清空集尿袋中尿液;2014 年版《中国泌尿外科疾病诊断治疗指南》也指出:使用个人专用的收集容器及时排空集尿袋中尿液(推荐等级 I_B)。2014 年美国卫生保健流行病学学会(SHEA)、美国传染病学会(IDSA)、美国医院学会(American Medical Association,AHA)、美国感染控制和流行病学专业协会(APIC)及联合委员会共同对 2008 年发布的《急症医院中导尿管相关泌尿道感染预防策略》进行更新,发布了《医疗机构导尿管相关泌尿道感染的预防策略(2014版)》,也明示:使用个人专用收集容器及时清空集尿袋内的尿液。因此,使用个人专用收集容器及时清空集尿袋内的尿液已达成共识。理由如下:多人共用收集容器,会导致病原微生物经手或其他途径污染其他患者集尿袋。若集尿袋的排尿口被污染,病原体可通过排尿口直接进入泌尿道而造成感染。

2. 清空集尿装置内尿液的时机

病原微生物可以经由导尿管的腔内途径或者腔外途径造成感染。其中腔内感染主要是由于引流系统的密闭性被打破时病原微生物逆行入侵导致感染,最常见的途径是从尿管的末端与尿管相连接的引流管接头以及集尿袋的排尿口侵入。排放尿液时引流系统处于开放状态,可能造成污染,频繁放尿使污染的概率大幅提高;若操作不当,集尿袋的排尿口处被污染,可通过排尿口使病原体直接进入泌尿道而造成感染。另外,若未及时清空尿液,而致集尿袋过满,可引发引流不畅,也会增加发生 CAUTI 的风险。

2014 年英国 NHS 医院《预防医院感染循证指南》中建议:不要让集尿袋内的尿液超过其容量的 3/4,同时,转运过程中,可能会造成尿液返流,转运前应排空集尿袋。

3. 如何清空集尿装置内尿液?

2010 年,原国家卫生部办公厅印发的《导尿管相关尿路感染预防与控制技术指南(试行)》明确指出:清空集尿袋中尿液时,应遵循无菌操作原则,避免集尿袋的出口触碰到收集容器。《医疗机构导尿管相关泌尿道感染的预防策略(2014 年版)》也明确指出:清空集尿袋内尿液时应避免引流口触碰到收集容器(证据等级:Ⅲ)。

清空集尿袋内的尿液时,操作重点是避免集尿袋出口被污染,如集尿袋出口被污染,病原体可由出口逆行至泌尿道造成感染。因此,在进行操作时,应遵循这一大原则:避免集尿袋与地面接触;避免集尿袋的出口与非无菌的收集容器直接接触;如引流袋出口不会触碰其他物品,可不进行消毒,如集尿袋带有出口保护帽,尿液清空后,应消毒引流袋出口及保护帽后再回套。同时为避免倾倒尿液时医务人员的手被污染,应佩戴清洁手套,且不同患者间应更换手套。

【防控建议】

(1)使用个人专用收集容器及时清空集尿袋内的尿液,避免集尿袋的出口触碰收集容器。

(2)当集尿袋内尿液达到其容量的 3/4 时即要排放;转运患者前应排空集尿袋。

(四)局部清洁

2006~2007 年 NHSN 报告系统显示,CAUTI 最常见的病原体为大肠埃希菌和假丝酵母菌属。CAUTI 的发病机制包括内源性和外源性两种,内源性发病机制主要由直肠和会阻部定植菌引起,外源性发病机制主要由手和污染的器械引起。有调查显示,超过 2% 的患者是由于尿道口周围护理不到位而直接引起 CAUTI。因此,导尿管留置后行尿道口护理对预防 CAUTI 是至关重要的。另外,国内学者指出尿道口护理所用的护理液种类对预防尿路感染有一定的影响。目前国内众多学者将留置导尿后每天用碘伏消毒外阴及尿道口周围每日 2 次作为护理常规。但对于这一方法能否降低 CAUTI 的发生率,使用非消毒液与消毒液清洗尿道口的效果是否有差别,目前仍存在较大争议。

【证据】

1. 为什么需要进行尿道口的清洁消毒?

留置尿管是医院获得性尿路感染的主要危险因素,留置时间越长,感染的风险越高。留置尿管后,细菌一般通过以下三个途径逆行进入膀胱:①尿道口与尿管连接处;②尿管与尿袋连接处;③尿袋下方开口处。其中途径①又称管外途径,是最主要的逆行感染方式。途径②与途径③合称为管内途径。留置尿管后,尿道或肛门周围细菌可沿着导尿管的外壁进入尿道;另外,导尿术是一种侵入性操作,插管过程中有损伤尿道的可能性,从而使细菌侵犯尿道黏膜而致感染。当引流装置密闭时,导尿管与尿道之间的黏液鞘是细菌进入膀胱的主要途径。此外,尿道口附近定植的致病菌是此后发生菌尿的主要危险因素。这意味着阻断该途径，或者采取措施减少尿道表面细菌数量，均可能预防菌尿的发生。因此，对留置导尿患者需要进行尿道口的清洁消毒。

2. 留置导尿患者应进行尿道口的清洁还是消毒?

预防管外途径逆行尿路感染的常用措施包括留置尿管后，使用消毒液每日消毒尿道口1~2次。传统的护理观点认为，消毒尿道口可以抑制局部细菌的生长，从而降低逆行尿路感染率。常用的消毒剂有 0.5% 碘伏、葡萄糖氯己定乙醇等。

然而，也有研究者认为，消毒液对皮肤与黏膜有一定的刺激，有时会引起局部皮肤与黏膜红肿，反而会破坏皮肤与黏膜的完整性，因此，使用各种消毒液每日消毒尿道口，不但不能预防逆行尿路感染，还可能增加逆行尿路感染的危险。

一项系统评价表明，使用消毒液每日消毒尿道口，与使用非消毒液擦洗等日常护理相比，并不能更有效地预防 CAUTI。研究者在系统评价的基础上进行了随机对照试验，结果表明留置导尿患者使用灭菌注射用水每日擦洗尿道口与使用 0.5% 碘伏每日消毒尿道口相比并不会增加 CAUTI 发生的风险，反而使用灭菌注射用水组引起的局部皮肤红肿、疼痛灼烧感少于碘伏消毒液组。

有研究对比清洁水和葡萄糖氯己定乙醇每日 2 次用于擦洗留置尿管患者尿道口，结果显示对尿路感染影响不显著，用清洁水擦拭不会增加尿路感染机会。该研究指出尿道口护理预防 CAUTI 的机制是减少细菌的定植，而消毒剂的擦洗却影响了尿道口皮肤正常菌群的存在，不利于自身免疫防御的发挥，还导致了菌群失调，更易诱发感染。清水护理尿道口无刺激性，不会出现消毒液刺激造成的皮肤过敏、感觉不适，同时增加了患者的舒适度。

尽管有文献支持在置入导尿管前使用氯己定清洁尿道口，但用消毒液清洁仍是一个尚未解决的问题。美国医疗机构导尿管相关泌尿道感染的预防策略(2014 版)、美国 SHEA/IDSA/APIC《急诊医院预防导尿管相关尿路感染(CAUTI)的策略(2022 版)》均推荐取常规卫生措施，无须用抗菌溶液清洗尿道口区域。此外，乙醇会导致黏膜组织干燥，应避免使用乙醇类产品。

综上所述，对留置导尿管患者，不需要常规消毒尿道口，保持尿道口的清洁即可。

3. 清洁消毒剂的选择

一项对 3 个 ICU 的 97 名患者进行随机对照试验，分别使用肥皂水、洁肤泡沫、10% 碘伏和 0.9% 氯化钠溶液；通过 4 周的干预发现，会阴护理的种类并不影响患者 CAUTI 的发病率，但需大样本研究进一步验证。一项系统评价指出使用抗菌溶液、乳霜或软膏并不能减少菌尿或 CAUTI 的发生，局部使用肥皂和清水进行清洁能减少 CAUTI 的发生，特别是对于大便失禁的患者。另一项系统评价指出使用抗菌乳霜或软膏可能增加菌尿风险，所以应避免使用，对大多数患者每日会阴护理既不减少菌尿和有症状性尿路感染的发生，也不延迟菌尿的发生。一项随机对照试验比较了应用抗生素清洁尿道口和每天沐浴时清洗尿道口对于 CAUTI 发生率的影响，结果显示，383 例应用抗生素尿道口护理的患者 CAUTI 感染率为 6.8%，而每天正常沐浴组为 10.1%，两者差异无统计学意义，即用抗生素擦拭尿道口并不能够达到预防 CAUTI 的作用。英国国家健康协会 NHS 指南等也表示尿道口的清洁不需要使用消毒液，只需用水和肥皂进行常规的个人清洁。

4.尿道口清洁消毒的频率

目前国内常规的做法是使用消毒液每日消毒尿道口1~2次。但是研究发现每天进行2次尿道口及导尿管的清洁消毒，也只能保持短时间的相对无菌。患者留置尿管后，常规清洁(如每日洗澡或淋浴过程中对外阴表面进行清洗)即可。

5.局部日常清洁方法

会阴部护理包括清洁会阴部及其周围皮肤。清洗方式：最好采用淋浴，用温水冲洗，如果无淋浴条件，可以用盆代替，但应专盆专用；清洗前先洗净双手。清洗顺序：男性从大腿上部、阴茎头部(尿道外口)和体部、阴囊部、肛周；女性从大腿上部、阴唇、尿道口和阴道口、肛周。清洗外阴时，水流和手的运动方向都应该从前向后。

注意：应避免局部日常清洁过度。因为过度清洁会破坏会阴皮肤表面的保护组织，打破局部的酸碱平衡而失去自洁作用，更容易发生感染。

【防控建议】

(1)对留置导尿管患者，不需要常规使用消毒剂，只需每天洗澡或使用清水/生理盐水/肥皂水清洗尿道口周围区域和导尿管表面，保持局部的清洁卫生。

(2)不推荐常规使用抗菌溶液、乳霜或软膏清洁消毒尿道口、会阴区和导尿管表面。

(3)清洁时，遵循从会阴部向直肠方向擦洗(从前向后)之原则，应注意对导尿管的保护，不应当把导尿管浸入水中。

(五)大便失禁后的局部处理

国外有研究证实，大便失禁是长期留置导尿管相关性尿路感染(CAUTI)的主要危险因素，94%的尿路感染者有大便失禁。国内一项对重症监护室留置导尿管尿路感染患者进行相关因素的研究分析显示，206例留置导尿管患者，98例发生尿路感染中有87例为大便失禁患者，占尿路感染病例的88.8%；一项研究对某三级甲等医院557例留置导尿管患者进行目标性监测，187例有大便失禁，其中108例发生CAUTI。以上研究结果提示：留置导尿管患者中大便失禁者发生CAUTI的概率明显高于无大便失禁患者。因此，做好大便失禁患者的导尿管护理是预防CAUTI的关键环节之一。

【证据】

1.大便失禁后为何要及时清洁并消毒尿道口？

日本的一项前瞻性观察研究选取了5家医院的555例留置导尿管患者，平均置管时间为25天，结果发现发生CAUTI患者中94%伴有大便失禁，表明对于长期留置导尿管患者大便失禁是CAUTI的主要危险因素，而进一步研究发现日常会阴清洗能明显减少大便失禁患者发生CAUTI的风险。国内一项研究对大便失禁后患者采取及时清洁并消毒尿道口等措施,使 CAUTI 感染率从 35.37% 下降至 20.44%。2010 年,原国家卫生部办公厅印发的《导尿管相关尿路感染预防与控制技术指南(试行)》也明确指出,保持尿道口清洁,大便失禁的患者清洁后还应当进行消毒。因此,对留置导尿管患者,大便失禁后及时清洁并消毒尿道口是必要的。

究其原因,导管感染的病原体来源包括内源性(如来自直肠、阴道定植菌)和外源性(如通过污染的医务人员手和器械)。病原微生物通过管道外途径,沿尿道内导管外面移行;或通过管道内途径(从污染的尿液收集袋或导管-引流管连接系统)沿导管内部移行进入泌尿道。粪便是尿路感染病原微生物来源之一,处理不及时将提高病原微生物通过尿道口进入的概率。大便失禁后及时清洁并消毒尿道口,可降低大便污染导尿管及尿道口后病原微生物通过尿道口进入而导致感染发生的概率。

2. 大便失禁患者的结构化护理方案

国外研究指出大肠埃希菌可能污染导尿管,强烈建议大便失禁患者有一个结构化的护理方案。而对留置导尿管患者大便失禁后如何及时清洁并消毒尿道口,国内外仍未明确。

国内有学者指出对于大便失禁的患者,应根据失禁的频率来确定尿道口护理的次数,每次便后及时清洁和擦洗尿道口后再用 0.5% 碘伏消毒肛周、尿道口及导尿管周围,避免粪便中细菌对尿路的污染,从而减少患者发生 CAUTI 的风险。有学者认为在大便失禁患者导尿管污染后先清洁再消毒,采用 0.5% 碘伏纱布与生理盐水纱布,交替擦洗,擦洗顺序为由内向外、自上而下地擦洗会阴部,先清洁尿道口周围,后清洁肛门;由内向外做环形消毒导尿管,可有效减少大便污染导尿管引起的逆行感染,降低 CAUTI 发生率。

根据 CAUTI 的感染途径,大便失禁后应清洁并消毒会阴部、尿道口、肛周、外露导尿管表面,防止病原体污染导尿管外壁,并移行至尿道;同时,我们也应关注导尿管与集尿袋连接处是否被污染,如被污染,连接处也应及时进行清洁及消毒。消毒液的选择参照《医疗机构消毒技术规范》(2012 版)中的规定,选择含有效碘 1000~2000 mg/L 的碘伏擦拭。

【防控建议】

大便失禁患者每次便后及时清洁,并使用含有效碘 1000~2000 mg/L 的碘伏消毒会阴部、尿道口、肛周及外露导尿管表面。

第四节 其他感染防控建议

一、膀胱冲洗

膀胱冲洗是利用压力的作用，将一定量无菌冲洗液或药物通过三腔导尿管注入膀胱，达到清洁膀胱、稀释尿液、清除沉淀物、预防导尿管堵塞、维持尿液引流通畅的目的。常用膀胱冲洗液包括生理盐水、各类抗生素药物溶液、碘伏等。

目前，膀胱冲洗不作为患者留置导尿管期间预防 CAUTI 的措施，而作为一种治疗手段，主要用于预防和解决患者血尿导致的血块凝集，治疗已经发生的 CAUTI 以及尿路真菌感染等问题。

【证据】

1. 是否应常规进行膀胱冲洗？

一直以来，临床多采用膀胱冲洗作为降低留置尿管患者 CAUTI 发生率的常规护理措施，但近年来其有效性遭到了质疑。

2008—2014 年发表的 CAUTI 预防指南 5 部，分别由国际化疗学（InternationalSociety of Chemotherapy，ISC）、医疗感染控制措施咨询委员会（HICPAC）、美国传染病学会（IDSA）、美国卫生保健流行病学学会（SHEA）及中国原国家卫生及计划生育委员会制定。指南一致认为：不要将抗菌剂持续冲洗膀胱作为常规的感染预防措施；如果冲洗是用来防止导尿管阻塞，则应维持封闭系统。

不主张常规进行膀胱冲洗的原因：①膀胱冲洗是个既耗时又浪费的措施，冲洗液对膀胱壁会产生机械性损伤，操作时会破坏尿管的密闭系统，增加接口的污染机会，从而提高逆行感染的发生率；②如使用抗生素进行膀胱冲洗，易导致耐药菌株的生成。

2. 哪些情况需要行膀胱冲洗？

有报道称，有 40%～50% 长期留置导尿管的患者会出现尿管阻塞，其最常见的原因是酸性结晶在尿管内腔形成包壳。一项有关成人中使用膀胱冲洗方法防止长期留置的导尿管阻塞的更新前、后的 Cochrane 综述和 Meta 分析均表明，由于证据太少而无法得出获益的结论。

因此，主张除非预测会发生阻塞（如前列腺或膀胱手术后可能出现出血的情况）时采用密闭式持续冲洗预防阻塞；为了解除由于凝块、黏液或其他原因造成的阻塞，可采用间断冲洗法（尽量使用三腔尿管）。然而，尚未有研究证明持续使用抗生素膀胱冲洗的有效性，故不应将其作为常规预防感染的措施来执行。

除非高度可能发生堵塞，避免使用抗菌剂持续冲洗膀胱作为常规的感染预防措施；如果冲洗是用来防止导尿管阻塞，则应维持封闭系统。至于膀胱冲洗是否可减少这些因需行外科手术而短期留置导尿管患者 CAUTI 的发生，尚无足够数据支持，且不推荐常规应用生理盐水冲洗来减少导尿管相关性菌尿症或 CAUTI 的发生，及减少长期尿道内留置导尿管时尿管阻塞的发生。

【防控建议】

（1）留置导尿管期间，不应常规进行膀胱冲洗。

（2）治疗原因需要进行膀胱冲洗时，应严格无菌操作，保持密闭状态。

二、尿标本的采集、保存与送检环节的感染防控建议

留置导尿管是院内常用的侵入性操作。研究显示导尿管相关尿路感染占院内获得性感染的 10%。临床上，无论对于有症状性尿路感染（SUTI）还是无症状性菌尿症（ASB），通常需要进行尿液标本的培养以确认诊断。然而，留置导尿管时，常因患者同时合并其他疾病或因疾病或年龄关系无法进行表达，局部症状和体征可能缺失或无法识别。此时，进行微生物学的检查对于诊断 CAUTI 有非常重要的临床意义。微生物学诊断的常规要求是从导尿管收集的一份尿液样本培养显示一种病原菌生长 $\geqslant 10^5$ CFU/mL。尿液培养标本的质量合格是保证导尿管相关尿路感染的检验结果可靠性的前提。美国疾病预防和控制中心（CDC）于 2009 年更新的指南，以及英国卫生部于 2006 年更新的预防插管和短期留置导尿管相关感染的指南均推荐：要在无菌条件下获取尿液培养标本。

【证据】

1. 为何需要在无菌条件下留取尿液培养标本？

研究显示，各种原因造成的尿液培养标本污染率较高，不仅会影响医生判断，而且会造成患者的不合理用药和增加医疗负担。国内有研究显示，由于标本留取方式错误引起的标本污染占 55.0%。一项对 5 部国内外 CAUTI 预防指南进行系统评价，认为"使用无菌操作收集尿液标本"适合作为一项证据推荐意见引入国内。原国家卫生和计划生育委员会于 2016 年 7 月 7 日发布的《尿路感染临床微生物实验室诊断》明确规定，必须采用无菌技术用注射器经导尿管抽取尿液。

2. 留置导尿管患者如何留取尿液培养标本？

排尿过程中的中段尿液是临床常用的培养标本。中段尿液是指在排尿过程中，弃去前、后时段排出的尿液，以无菌容器收集中间时段的尿液。留置导尿管患者留取尿液标本时不主张破坏导尿装置的完整性，因为破坏了导尿装置的完整性，会增加感染的机会，建议用无菌注射器/套管从经过消毒的取样口吸取少量尿液。2010 年，中国原国家卫生和计划生育委员会发布的《导尿管相关尿路感染预防与控制技术指南（试行）》中规定：留取少量尿液标本进行微生物学检测时，应当消毒导尿管后，使用无菌注射器抽取标本送检（IB 类）。留取大量尿液标本时，可以从集尿袋中采集，避免打开导尿管和集尿袋的接口（IB

类)。国内蔡虹等人的研究发现,尽管国家有相应的指南出台,但仅有 29.8% 的患者留取尿液标本是从导尿管直接抽取,19.8% 的患者将导尿管与集尿袋的连接处断开留取。原国家卫生和计划生育委员会于 2016 年 7 月 7 日发布的《尿路感染临床微生物实验室诊断》中建议:先消毒导尿管采样口,按无菌操作方法用注射器穿刺导尿管吸取尿液。如果需要,将导尿管夹闭在管中采集尿标本,但夹闭时间不能超过 0.5 小时。尿液标本不能通过收集袋引流管口流出的方式采集。综合以上,对于留置导尿管患者,留取尿液培养标本时,应按照 2016 年原国家卫生和计划生育委员会发布的《尿路感染临床微生物实验室诊断》规定进行。需要注意的是,使用无菌注射器穿刺导尿管吸取尿液过程中,注意进针的角度和位置,不要刺破水囊腔造成水囊腔漏水。特殊手术或病情不允许情况下,不能夹闭导尿管。

3. 如何进行尿液培养标本的保存和送检?

尿液培养标本的质量高低直接影响 CAUTI 的诊断。尿液长时间放置或保存环境不佳,会受到空气和环境的影响,发生物理、化学变化,如尿蛋白变性、红细胞破坏、细菌生长繁殖、尿胆原破坏等,导致尿液中的成分发生变化,进而影响检测结果的准确性。一项研究将新鲜尿液即刻培养结果和在室温(22~25℃)的环境中各放置 0.5 小时、1 小时、2 小时、3 小时、4 小时和 5 小时,观察不同时间点细菌培养结果的分离率差异,结果发现新鲜尿液即刻培养与放置 0.5 小时、2 小时接种标本分离率差异无统计学意义;放置 3 小时、4 小时和 5 小时后接种标本分离率呈显著增高。2011 年我国原卫生部发布的行业标准规定,用于微生物学检查的尿液培养标本收集完成后应在 2 小时内送检,如不能立即送达实验室,应放置于 2~8℃ 冰箱中,在 24 小时内可进行培养。运送过程中,容器需有严密的盖子以防止尿液渗漏。

【防控建议】

(1)使用无菌技术留取尿液标本,留取少量标本进行微生物病原学检测时,应当在消毒导尿管后,使用无菌注射器抽取标本送检;留取大量尿液标本时可采用无菌方法,从引流袋中获取。

(2)尿液培养标本收集完成后应在 2 小时内送检,如不能立即送达实验室,应放置于 2~8℃ 冰箱中。

三、患者与家属健康教育

健康教育是以传播、教育、干预为手段,以帮助个人和群体掌握卫生保健知识、树立健康观念、自愿采纳有利于健康的行为和生活方式、消除或减轻影响健康的危险因素为目标,以预防疾病、促进健康、提高生活质量为目的,进行的有组织、有计划、有系统的信息传播和行为干预活动。国内外研究证明,健康教育和健康促进是预防疾病最重要、最有效的手段。美国医疗机构评审国际联合委员会(Joint Commission on Accreditation, JCI)医院评审标准中,患者与家属的教育(Patient and Family Education, PFE)更是将其作为单独的一个章节进行了详细阐述。然而,在现有的公开指南中,仅有医疗感染控制措施咨询委员会

（HICPAC）及英国国家医疗服务体系（National Health Service，NHS）发布以及国家健康与临床优化研究所（The National InstituteforHealth and Clinical Excellence，NICE）认证及连续更新的指南中提及：应培训患者、家属及照顾者对导尿管进行正确置入及维护。此外，卫生保健研究和质量机构（AHRQ）也强调了患者及家属在留置导尿管护理过程中的重要性。

【证据】

1.对患者和家属进行教育的必要性

2001 年首次发布，并在 2006 年及 2014 年连续更新的 NICE 认证的英国预防院内感染的循证指南认为：患者、家属及医务工作者的教育是六大推荐举措之一。鉴于医院患者导尿管置入的频率及导尿管相关感染风险，教育患者、家属及医护工作者掌握导尿管插管及维护对预防感染尤为重要。2015 年，AHRQ 发布的减少 CAUTI 的工具包也明确提出：应鼓励患者和家属的参与。这强调患者和家属在患者的住院期间参与患者护理的重要性，确保他们积极主动参与。

因此，在留置导尿管期间，强调患者和家属的参与，对其实施导尿管的维护和管理方面的教育是必要的。

2.患者和家属教育的内容

指南中指出：所有相关人员必须知晓发生 CAUTI 时患者的症状和体征，并且知晓当遇到困难时如何向专业人员寻求帮助；应确保患者、家属及其照顾者知晓导尿管插管的原因、每日评估及及时拔除的计划。如果患者带管出院，应提供书面的指导材料，教会患者如何管理导尿管及其引流装置（如防止牵拉导尿管、集尿袋位置、饮水等）；如何将 CAUTI 风险降至最低；如何获取适合个人需求的额外用品。

【防控建议】

（1）强调患者和家属的参与，对其实施导尿管的维护和管理方面的教育是必要的。

（2）对患者和家属实施导尿管的维护和管理方面的教育内容：如何管理导尿管及其引流装置（如防止牵拉导尿管、集尿袋位置、饮水等）；如何将 CAUTI 风险降至最低（维持导尿管及其引流装置的完整性、密闭性）；保持尿道口清洁；发现异常或遇到困难时向专业人员寻求帮助的途径等。

四、医务人员的培训与教育

教育是指组织或机构向临床实践者或证据应用者提供相关教育机会。有文献指出，CAUTI 的发生往往与医护人员认知不足有关，其中护士认知水平是影响 CAUTI 的重要因素。国内学者对 ICU 护士预防 CAUTI 认知及依从性进行调查研究，发现 ICU 护士对 CAUTI 的认知存在不足，未从细节处重视预防 CAUTI，主要表现在对 CAUTI 的临床表现、治疗、影响因素及预防措施、便后消毒会阴、集尿袋放尿时机、放尿时消毒尿道口、集尿袋更换时机等认知不足。这可能与指南宣教及培训落实不到位有关，使得护士大多凭借临床经验或沿用传统的方式进行护理，风险意识较薄弱，护理操作缺乏严谨性及规范性。因此，需要对医护人员进行定期的、系统的 CAUTI 预防的相关知识教育与培训。

【证据】

1. 教育与培训是否能降低 CAUTI 发生率？

有研究通过制订导尿管护理方案，并对护士进行方案中内容的教育，发放方案手册，提升了护士导尿管护理知识水平。教育内容包括置入和拔除导尿管的操作流程，以及导管日常维护标准化流程，强调无菌技术的重要性等。教育后护士的平均得分由 3.35 分提高到了 6.72 分，知识水平得到了显著提升。同时患者 CAUTI 感染率由教育前的 14 例患者中发生 2 例感染，减少到干预后的 10 例患者中无感染发生，但由于样本量小，难以比较统计学差异。有学者着眼于导尿管患者的正确管理，以对护士进行导尿管使用的教育培训为干预措施，比较了教育前后患者 CAUTI 感染率的变化。结果显示，教育前后的导尿管使用率分别为 18.5% 和 9.2%，患者的感染率由 6.6 例/1000 插管日下降到 5.8 例/1000 插管日，差异有统计学意义。

2. 教育与培训的内容和方式

2009 年 HICPAC 发布的指南指出：确保只有掌握正确进行无菌导管插入和维护的技术并接受过培训的人员负责导尿管的插入和维护这项工作。培训内容涉及导尿管置入的流程、维护和拔除，并提供有关 CAUTI、尿管置入的其他并发症和留置尿管替代方案方面的教育。在可行的情况下，应定期向医务人员反馈合理置管的比例及导尿管维护管理等方面内容。2014 年美国 SHEA 指南指出预防 CAUTI 的基本实践之一是提供教育和培训，教育内容涉及 CAUTI 预防的置管、护理和导尿管的维护，包括留置导尿的替代方案、尿管置入的流程、管理和移除等，并需要评估医务人员在导管使用、管理和维护中的能力。英国的指南提到医务人员应经过培训并且能胜任正确使用、选择、插入、维护和拔除短期留置导尿管。还有研究者提出了一些具体的教育和培训方式：以循证证据为内容展开在线教育；对基本技能或常规护理的再教育；对辅助服务人员(如康复人员、设备采购人员)进行教育。多项研究提到了如何以海报或游戏的形式示范操作；将提示导尿前洗手的便签单贴在导尿包外提醒医务人员；建立转运提示单，提示医务人员如何在转运途中合理地固定导尿管。同时，医疗机构应定期对培训内容进行考核，确保培训效果。只有考核通过的相关人员才能进行导尿管留置及维护的相关操作。

【推荐意见】

(1)定期对医护人员进行有关尿管置入、维护及拔除的技术和操作进行培训，并提供有关 CAUTI 和其他留置导尿管并发症以及留置导尿管替代方案的教育。

(2)评估医务人员使用、护理和维持导尿管的能力，确保只有经过专业培训的医务人员才能进行导尿管留置和维护的操作，确保人员在工作中能有效识别 CAUTI 的危险因素，并在临床工作中实施预防和控制 CAUTI 的相关措施。

五、质量管理

"三管"感染的发生率与医务人员执行无菌技术、消毒隔离和手卫生等情况密切相关，进行有效监测能够及时发现医院内感染异动与护理环节薄弱点，保证有效的感染管理和预防，而且通过持续的监测可以减少感染的发生，提高患者的护理质量。因此，对"三管"进行有效的质量管理，成为医院护理工作关注的重点。

CAUTI 是医院常见的获得性感染，它的防控不仅仅是一线护理人员的工作，更需要医院护理部及感染相关职能处室的通力合作，需要从上而下的统一管理与监控，医院的质量管理应包括以下四个方面。

1. 建立健全相关制度、规范

医院护理部应当健全规章制度，明确相关部门和人员职责，制定并落实预防与控制导尿管相关尿路感染的工作规范和操作规程，向临床一线医护人员提供导尿管相关的管理制度、规范，内容应包括以下几点：①导尿管使用、插入和维护的书面指导；②针对尿管拔除的每日提醒系统，医疗机构应根据各自情况，提供书面或电子化的提醒单；③为临床提供标准化的记录格式，以便进行数据收集和质量评估；④规范临床中使用尿管患者的信息记录，应记录医生同意导尿的医嘱、导尿的适应证、插入导尿管的日期和时间、留置导尿管的护理记录、每日对导尿管的检查与维护、拔除导尿管的日期和时间。

同时，管理层可建立核查单制度，方便临床医务人员进行导尿管置入及维护相关操作，核查单中各项目应项目应有循证支持(具体见第三篇检查表)。

2. 提供相关教育与培训

医院应定期对医护人员进行培训及考核，确保只有经过专业培训的专职人员才能进行导尿管的插入与维护；确保医务人员在工作中能有效识别 CAUTI 的危险因素，并在临床工作中实施预防和控制 CAUTI 的相关措施。培训内容涉及无菌技术，导尿管的置入、维护和拔除，导尿管相关尿路感染的预防，并提供导尿管置入的其他并发症和留置导尿管替代方案方面的教育。培训内容应以循证为依据，根据自身情况开展线上、线下多种形式。同时，当一线护理人员在导尿管置入及维护过程中出现问题或疑问时，医院应提供相应的技术支持。

3. 监测

医院应对临床中导尿管的使用情况及 CAUTI 的发生率进行监测，监测过程中使用统一的标准，如 CAUTI 的确诊标准，CAUTI 感染率分子、分母的统计标准等。

除此之外，在临床工作中，护理质控人员应配合护理部对临床护士各项护理措施的依从性进行监测，了解临床实际工作情况，为护理部开展针对性培训及教育提供依据，增强后续护理依从性。导尿管的依从性监测内容和评判依据可包括以下几方面。

（1）手卫生。规范洗手为依从，洗手时机、步骤或时间不到位均评判为不依从。

（2）留置尿管。护理人员按照护理操作步骤及要求进行导尿管留置为依从，操作步骤错误或未达到要求均评判为不依从。

（3）导尿管与集尿袋的维护与固定。①密闭引流：密闭引流为依从，引流系统不密闭或漏尿评判为不依从。②尿袋位置：尿袋低于膀胱水平、高于地面 10 cm 为依从，高于膀胱或距地面 10 cm 以下为不依从。③尿袋放尿：尿液达集尿袋 3/4 满或转运前及时排放尿液并按护理标准消毒排尿口为依从，未及时排放或未消毒放排尿口为不依从。

（4）会阴护理。会阴护理后会阴部清洁干燥，无肉眼可见的污垢或分泌物为依从，有可见的污垢或分泌物为不依从。

（5）尿袋更换时机。抗反流引流袋每周更换一次为依从，未及时更换为不依从。

（6）拔管评估。责任护士根据留置导尿管每日评估单进行逐项评估，及时告知医生尽早拔管为依从，未及时有效评估为不依从。

4.定期进行评价及反馈

医院应定期将监测到的数据进行汇总，以便识别高置管科室、高危感染科室及高危感染人群，并及时将监测到的结果反馈给临床科室，帮助临床科室发现问题，及时进行持续改进。

【推荐意见】

（1）护理管理部门应制订预防与控制 CAUTI 干预计划、护理工作制度、操作规程。

（2）CAUTI 发生率作为护理质量敏感指标之一，护理管理部门及各级护理管理者宜加强与感控部门协作，对临床导尿管的使用率、CAUTI 的发生率、CAUTI 护理实践依从性进行监测、数据汇总与分析，发现实践中存在的不足，促进临床护理实践依从性的提升，以预防与降低 CAUTI。

（3）推荐以科室为单位建立多学科团队，共同参与 CAUTI 的防控工作。

第五节　集束化干预策略

集束化干预策略(bundle of care)是指集合一系列以循证为基础的治疗护理措施，用来处理临床问题，也称集束化护理措施。集束化干预策略已在脓毒症、感染性休克、呼吸机相关性肺炎的护理干预中显示出非常好的效果。目前，集束化干预策略在预防导尿管相关尿路感染中相对应用较少，期待临床中有更多的相关研究。

【证据】

2003 年有美国学者提倡以循证医学为指导，将单一的危重症临床研究通过循证组成一组以证据为基础的综合实践方案，通常由 3~5 个干预措施组成，联合使用，建立最佳临床实践，从而改善临床干预效果。需要强调的是，在临床工作中一定要对所选择的患者持续地执行集束化干预策略里面的每一项措施，而不是间断地执行或只选择其中一两项措施来执行，只有这样才能真正施行集束化干预，否则就违背了集束化干预策略的精神，所执行的措施也不会产生明显的成效。

2017 年美国卫生健康研究与质量管理局署（Agency for Healthcare Research and Quality，AHRQ）发布了《AHRQ 长期照护安全程序：导尿管相关尿路感染及其他医院感染的防控》，该项目是由 AHRQ 资助的一项涉及 652 家长期护理机构参与的患者安全项目，研究时间从 2013 年 9 月 19 日至 2016 年 9 月 18 日，参研单位采用了 AHRQ 的综合性单位安全计划（CUSP），CUSP 适用于长期医疗机构，旨在促进领导力、团队精神、沟通和安全文化的改善，并促进感染预防措施的持续使用。AHRQ 同时发布了一套减少长期护理机构中 CAUTI 及 HAIs 的"工具包"。这些实用方法是基于参与该项目机构的经验，它包括检查清单和其他工具以及教育材料，以指导寻求应用感控方案的机构。结果显示，项目实施后 CAUTI 的发生率从 6.4 例/1000 尿管插管日降至 3.3 例/1000 尿管插管日，3/4 的机构显示 CAUTI 的发生率降幅至少 40%，同时还发现尿液培养的留取在研究期间减少了 15%，因为该项目鼓励的最佳实践包括避免没有症状的患者留取尿液培养标本。该项目针对 CAUTI 提出的干预策略包括以下内容。

（1）C：catheter free（导尿自由）。需评估每个住院患者使用导尿管的必要性，如无恰当指征则拔除导尿管，每个患者都有不插导尿管或不被感染的自由。

（2）A：aseptic insertion（留置导尿管遵守无菌操作）。接触每个患者前后做手卫生，照料患者日常起居时做屏障防护（手套和隔离衣）。

（3）U：use of catheters only if indicated（有指征时使用尿管）。常规评估置管的必要性（短期置管者每天评估，长期置管者每月评估）和考虑替代方案（如间歇性导尿术、使用膀胱扫描协议减少置管需要及其他不插管的方案）。

（4）T：training（培训）。指导员工及家属做导尿管护理很重要，强调要保持集尿袋低于膀胱，不破坏集尿系统的密闭性，恰当使用和维护腿袋，维护尿管不"打结"。

（5）I：incontinence care（尿失禁护理）。为尿失禁患者制订的护理计划和方案很重要，包括行为干预，如定时提示排尿和适当的医疗管理。

以上措施均是对长期照料机构预防 CAUTI 的干预性研究进行系统评价后得出的。

国内一项研究采用 PICO 格式确立循证问题，检索数据库，对符合纳入标准的文献进行质量评价，根据评价结果形成 CAUTI 的集束化护理方案，具体内容如下：做好手卫生；设置提醒机制，尽早拔除导尿管；使用大容量防反流子母集尿袋，每周更换一次；使用自制尿管贴，对导尿管进行二次固定；做好集尿系统的终端护理，防止逆行感染。实施集束化护理方案后，CAUTI 的发生率由 33.66% 降至 10.89%。

国内一项针对老年留置导尿管患者的随机对照研究，对照组 80 人，采用常规护理干预；观察组 80 人，采用集束化护理方案：执行手卫生；置管前评估留置必要性，选择最小导尿管；置管后每日评估留置必要性，保持会阴部、尿道口的清洁卫生，保持密闭通畅引流等。结果显示：对照组尿路感染发生率为 29%（23/80），观察组为 11%（9/80），$\chi^2 = 9.570$、$P=0.003$，观察组患者尿路感染发生率明显低于对照组（$P<0.05$）；对照组导尿管留置时间为（6.21 ± 1.04）天，观察组为（5.72 ± 0.78）天，$t=3.371$、$P=0.001$。观察组与对

照组相比较，差异具有统计学意义($P<0.05$)。

【推荐意见】

鼓励各医疗机构结合自身情况，开展 CAUTI 预防的集束化干预策略实践研究。

第二篇

导管相关性感染监测

第一章

概述

　　医院感染监测(nocomial infection surveillance)是流行病学结合了社会学和卫生统计学的一种医学调查分析方法，被广泛应用于疾病的预防和健康促进、疾病监测、疾病病因和危险因素的研究等方面，监测是卫生保健流行病学科学基础的核心。通过长期、系统、连续地收集、分析医院感染在特定人群中发生、分布及其影响因素的资料，并将监测结果反馈给相关部门，为医院管理者提供科学依据。医院感染监测的性质决定了这项工作的长期性，医院感染监测方法的科学与否又直接决定了医院感染监测的效果。医院感染监测的作用如下：①降低医院感染的发生率，发现医院感染的危险因素；②提供医院感染的基础数据，建立医疗机构的医院感染发生率基数；③鉴别医院感染的暴发与流行；④用数据指导医务人员遵从医院感染的规范与制度，接受推荐的预防干预措施；⑤通过持续监测，判断控制措施是否落实以及进行效果评价。

　　1970年，美国疾病控制与预防中心(Center for Disease Control and Prevention，CDC)建立了国家医院感染监测体系，即美国医院感染监测体系(national nosocomial infection surveillance，NNIS)，对院内感染开展了全面综合性监测。美国从20世纪70年代对医院实行医院感染监测后发现医院感染发生率下降了32%，获得了一定的成效。从此，医院感染监测作为医院感染预防计划中的重要组成部分被越来越多的人接受。随后，其他各国如英国、德国以及日本等也建立了各自的医院感染监测系统。

　　医院感染监测分为全院综合性监测和目标性监测。目标性监测是针对性地开展医院感染及其危险因素监测，为采取有效的干预措施、改善对患者的医疗护理、控制医院感染发生率提供有意义的指导信息和数据支撑。目标性监测以其节省人力物力时间、利于降低漏报率、利于迅速采取干预措施等优点而广泛应用于对医院感染的监测，尤其是重症监护病房(ICU)医院感染监测。随着医院管理信息化、精准化医疗的发展，医院感染监测信息系统也在逐步建设和拓展，现已可以实时对患者进行全面、客观的实时监测，并参与医院感染病例的预警，避免恶性的医院感染暴发事件的发生。美国的目标性监测始于1986年，并于2007年居于医院感染监测的主导地位。

　　我国的医院感染管理起步较晚，医院感染监测系统于1986年开始应用，现已在全国初步建立了全国范围的医院感染监测体系。随着时间的推移，医疗技术变得越来越复杂，耐药菌、条件致病菌以及新的病原体的出现，新技术引进，老年患者和免疫低下的患者增多等，都表明更加需要通过有效的监测来监控不断变化的危险因素。我国医院感染目标性监测始于 1999 年，原卫生部在福州召开全国医院感染工作会议，明确了"医疗机构在全面综合性监测的基础上开展目标性监测"，2008 年全国医院感染监测网开始全面改变监测方法，重点开展目标性监测，制订了《全国医院感染监测方案》，项目包括成人 ICU 患者监测（感染发生率、中央静脉导管相关血流感染、导尿管相关泌尿道感染等）等。2009 年，原卫生部发布《医院感染监测规范》（WS/T 302—2009），要求针对高危人群、高发感染部位等开展医院感染及其危险因素的监测，包括重症监测病房医院感染监测、新生儿病房医院感染监测、手术部位感染监测、抗菌药物临床应用与细菌耐药性监测等。2023 年，新修订的《医院感染监测标准》（WS/T 302—2023）对目标性监测的定义、内容与持续监测时间等进行了修改。血管导管相关感染、呼吸机相关性肺炎、导尿管相关尿路感染作为 ICU 最常见的医院感染类型，也是 ICU 目标性监测内容。

美国医院评审联合委员会（The Joint Commission，TJC）发布了《2021 年患者安全目标》（2021NPSGs），在 8 种不同类型的卫生保健机构实施。其中，对于综合医院涉及的六个患者安全目标中，第五大目标为"预防医院相关性感染"，体现了护理感控目标在患者安全中极为重要。中国医院协会发布了《患者十大安全目标 2019 版》，其中之一为"预防和减少健康保健相关感染"，再次体现了医院感染是医疗质量安全的重要目标之一。2021 年，国家卫健委颁布了《2021 年国家医疗质量安全改进目标》（国卫办医函【2021】），十大目标之九为"降低血管内导管相关血流感染发生率"。可见，医院感染相关监测目标也是质量安全目标的重要内容。

"没有测量就没有改善"，质量改善的起点始于质量的测量。"三管"相关感染发生率作为 ICU 的目标性监测指标，既是重症医学专业医疗质量控制指标，也是医院感染质量控制核心指标，更是护理质量敏感指标。1998 年，由美国护士协会与美国护理质量指标数据库率先提出护理敏感指标，由护士提供的能够反映护理结构、过程及结果的内容，直接反映了护理质量的水平。护理质量指标数据库的构建能够更加精准、客观、量化地予以反映，最终证明护理质量水平与患者之间的相关性。国内 2016 年建立了国家护理质控平台，建立 13 项共性护理敏感指标并进行全国信息化数据抓取，其中包括了"三管"相关感染率的监测。为确保护理质量敏感指标的监测与实施更加精准、客观、全面，2018 年制定指标监测实施指南，更加细化地明确了指标监测实施过程。聚焦每项指标，从收集、评估至最后质量持续改进后数据的量化收集，均要确保其整个过程的精准和完善。每项指标均有其明确的定义、计算公式和收集方法。总之，从国内、国外发展趋势来看，护理质量敏感指标的监测能够真正体现护理质量精准管理的内涵。

第二章

导管相关性感染监测

第一节　中央导管相关血流感染监测

血管导管相关性感染（VCAI）中，目前使用最广、操作性最强的是中央导管相关血流感染的预防与监测，主要是 PICC、CVC 相关血流感染的预防与监测。

一、概念

（一）导管相关血流感染

导管相关血流感染（catheter related blood stream infection，CRBSI）是指带有血管内导管或者拔除血管内导管 48 小时内的住院患者出现菌血症或真菌血症，并伴有发热（>38℃）、寒战或低血压等感染表现，除血管导管外没有其他明确的感染源。实验室微生物学检查显示：外周静脉血培养细菌或真菌阳性，或者从导管尖端或外周血培养出相同种类、相同药敏结果的病原体。

（二）中央导管相关血流感染

中央导管相关血流感染（aentral line associated bloodstream infection，CLABSI）指患者在留置中央导管期间或拔出 48 小时内发生的原发性且与其他部位存在的感染无关的血流感染。

（三）血管导管相关感染

血管导管相关感染（vessel catheterassociatedInfection，VCAI）是指留置血管导管期间及拔除血管导管后 48 小时内发生的原发性且与其他部位感染无关的感染，包括血管导管相关局部感染和血流感染。患者局部感染时出现红、肿、热、痛、渗出等炎症表现，血流感染除局部表现外还会出现发热（>38℃）、寒颤或低血压等全身感染表现。血流感染实验室微生物学检查结果：外周静脉血培养细菌或真菌阳性，或者从导管尖端和外周血培养出相同种类、相同药敏结果的致病菌。将局部导管纳入定义。

(四)中央导管相关血流感染发生率

中央导管相关血流感染发生率指在一定统计周期内，使用中心血管导管的住院患者单位插管时间内新发生中央导管相关血流感染的频率。

(五)CRBSI 与 CLABSI 的区别

CRBSI 为临床定义，强调导管与血流感染的相关性，在做出 CRBSI 的临床诊断之前要排除导管以外感染源所致的血流感染，并要求具体实验室检测结果，如导管尖端或导管血与血培养病原体相同，即导管感染与血流感染是因果关系。采用 CRBSI 定义数据更准确，但可操作性不强。CLABSI 为监测定义，强调存在血管导管时的原发性血流感染，即导管感染与血流感染是并存关系。当很难排除导管以外的感染源时，采用 CLABSI 定义时可操作性更好。本文采用 CLABSI 定义进行监测。

(六)中央导管

中央导管(central line，CL)指导管尖端位于或接近心脏或以下的大血管，常见的中央导管有中心静脉导管(central venous catheter，CVC)、经外周静脉置入中心静脉导管(PICC)和完全植入式输液港(PORT)。

因 PORT 临床感染率较低，在此不做监测，本文监测的中央导管有 CVC 与 PICC，其中 CVC 包括中心血管导管(颈内)、中心血管导管(锁骨下)、中心血管导管(股静脉)；排除：动脉造瘘等动脉导管，留置针等外周静脉导管。

二、诊断标准

(一)疑似诊断标准

中央导管或脐带导管(儿童)留置 2 天以上后，且至少满足以下一类诊断标准。

1.疑似诊断标准 1

以下条件必须均满足：
(1)患者出现下列症状至少一种：发热(>38℃)，寒战，低血压，或少尿。
(2)未做血培养或血培养阴性。
(3)医生使用抗菌药物治疗相关感染症状。

2.疑似诊断标准 2

以下条件必须均满足：
(1)≤1 岁的患者出现下列症状至少一种：发热(中心体温>38℃)，中心体温过低(<36℃)，窒息，或心动过缓。

（2）未做血培养或血培养阴性。

（3）医生使用抗菌药物治疗相关感染症状。

（二）实验室诊断 CLABSI

中央导管或脐带导管（儿童）留置 2 天以上后，且至少满足以下一类诊断标准。

1.实验室诊断标准 1

1 个或多个血培养检出确认的病原菌，且与其他部位的感染无关。

注意："1 个或多个血培养"指 1 次抽血所做的 1 瓶或多瓶血培养中，至少有 1 瓶血液标本在实验室培养出病原体。确认的病原菌有金黄色葡萄球菌、肠球菌大肠埃希菌、假单胞菌属、克雷伯菌属、假丝酵母菌属、不动杆菌等。

2.实验室诊断标准 2

以下条件必须均满足：

（1）患者出现下列症状至少一种：发热（>38℃），寒战，低血压。

（2）实验室阳性结果，且与身体其他部位的感染无关。

（3）从在不同时刻采集的两个或多个血培养中检出常见共生菌（如白喉杆菌属、丙酸菌属、凝固酶阴性葡萄球菌、链球菌、气球菌、微球菌等）。

所有要素出现的时间不超过一个日历日。

3.实验室诊断标准 3

以下条件必须均满足：

（1）≤1 岁的患者出现下列症状至少一种：发热（中心体温>38℃），中心体温过低（<36℃），寒战，窒息，或心动过缓。

（2）实验室阳性结果，且与身体其他部位感染无关。

（3）从在不同时刻采集的两个或多个血培养检出常见共生菌（如白喉杆菌属、丙酸菌属、凝固酶阴性葡萄球菌、链球菌、气球菌、微球菌等）。

所有要素出现的时间不超过一个日历日。

注意："不同时刻采集的两个或多个血培养"指的是所收集的血液，至少有 2 次抽血是在 2 日内进行。比如 2 次抽血分别在星期一和星期二，或星期二和星期三是允许的。但是2 次抽血分别在星期一和星期四，就超过了间隔时间，不符合诊断标准，并且每次抽血至少各有 1 瓶血培养出相同的皮肤常见共生菌。

三、CLABSI 监测

（一）监测意义

反映中央导管相关血流感染情况与医院感染防控情况。医院感染发生率的高低与医护人员的消毒隔离、无菌技术、中心血管导管集束化干预措施和手卫生执行等情况密切相关，可指引临床管理者把控过程质量。本指标可用于同级医院间横向比较，评价医院感染控制与护理管理质量。

（二）监测对象

选择中央导管相关血流感染的高危人群开展监测，一个病区内所有留置中央导管的患者均为监测对象。根据美国疾病控制中心的监测内容，通常在以下四种场所开展 CLABSI 的监测：①重症监护病房；②特殊诊疗区域，包括血液/肿瘤病房、骨髓移植病房、器官移植病房、血液透析室；③新生儿重症监护病房；④其他可以收集分母数据（使用中央导管置管天数）的住院病房。

（三）监测时间

根据病区内中央导管使用率、发生率、监测目的来确定监测的持续时间，可以是 1 个月、1 个季度、半年、1 年，甚至更长时间。

（四）监测方法

由医院感染管理专职人员或经过培训的临床医务人员前瞻性收集监测数据，包括与 CLABSI 感染相关的数据、留置中央导管的天数。另外，应根据上述"诊断标准"确认中央导管相关血流感染病例。

（五）监测内容

1. 收集分母数据

每日同一时间在开展监测的场所收集住院和使用中央导管的患者人数，填写"患者日志"监测表（见表 2-2-1）。

表 2-2-1　CLABSI 目标性监测记录表

日期	新入患者数	患者总数（00：00）	留置 PICC 患者人数	留置 CVC 患者人数	留置中央导管患者人数

2. 收集分子数据

在开展监测的场所，按照 CLABSI 监测定义收集中央导管相关血流感染病例，填写中央导管相关血流感染病例登记表。

各医院应完善医院感染监测信息系统，充分利用信息化手段收集资料与开展全院性监测。

（六）计算公式

1. 中央导管使用率

中央导管使用率=指定时间段内中央导管留置日数÷同期患者住院总日数×100%。

2. 中央导管相关血流感染发生率

中央导管相关血流感染发生率=指定时间段内中央导管相关血流感染发生例次数÷同期中央血管导管留置总日数×1000‰。

分子说明：①仅关注中央导管相关血流感染的感染例次数；②中央导管相关血流感染例次数，即 CVC 和 PICC 相关血流感染的例次数之和。

分子纳入群体：①住院患者处于中央导管使用长期医嘱执行状态；②住院患者住院期间发生的中央导管相关血流感染。

分子排除群体：①拔除中央导管 48 小时后发生的感染；②不符合相关诊断者；③门、急诊等非住院病区患者。

分母说明：①住院患者中央导管使用的监测对象为处于长期医嘱执行状态的患者；②住院患者中央导管留置总日数是住院患者中央导管使用长期医嘱执行跨越零点的次数；③统计住院患者中央导管使用所属病区应根据中央导管使用长期医嘱和住院患者入、出病区记录确定。如：根据入、出病区记录，患者甲在某日跨越零点时住在 A 病区，那么住院患者甲该日中央导管留置日数应归属 A 病区。

分母纳入群体：住院患者处于中央导管使用长期医嘱执行状态。

分母排除群体：门、急诊等非住院病区患者。

（七）监测反馈

评价标准：可参考本地区或国际上 CLABSI 目标性监测的数据，选择与开展监测的场所同类型的医疗机构和病区，这样比较具有同质性。长期、连续监测的病区，可以按照月、季度、年绘制发病率时间趋势图，便于评价本区域 CLABSI 发病的趋势以及防控效果。

附：

中心静脉相关血流感染血培养标本的采集

一、采集血培养的原则

保留导管的患者血培养：至少采集 1 套静脉外周血培养，同时应尽快采集等量的 1 套导管血培养。

拟拔出导管的患者血培养：至少采集 1 套静脉外周血培养，无菌操作拔除导管，剪切导管尖端 5 cm，采用 Maki 半定量培养。

二、采血时间

寒颤或发热初期时采集。抗菌药物应用之前采集最佳。

三、采血量

成人每瓶采血量 8～10 mL，或按照说明书采集；婴幼儿及儿童采血量不应超过患者总血量的 1%，具体采血量参考说明书。若采血量充足，注射器采集的血液先注入厌氧瓶，后注入需氧瓶，蝶形针采集的血液反之。若采血量不足，优先注入需氧瓶。

四、采集方法

1.采集前做好手卫生。静脉穿刺点选定后，去除血培养瓶的塑料瓶帽，切勿打开金属封口环和胶塞，使用 75% 乙醇或 70% 异丙醇消毒，自然干燥 60 秒。注意采血前检查血培养瓶是否完好无损，是否过期。

2.在穿刺前或穿刺期间，为防止静脉滑动，应戴无菌乳胶手套固定静脉。

3.穿刺点皮肤消毒

（1）三步法

第一步：75% 乙醇擦拭静脉穿刺部位，待干 30 秒以上。

第二步：1%～2% 碘酊作用 30 秒或 1% 碘伏作用 60 秒，从穿刺点向外画圈消毒，消毒区域直径达 3 cm 以上。

第三步：75% 乙醇擦拭碘酊或碘伏消毒过的区域进行脱碘。

对碘过敏的患者，在第一步基础上再用 75% 乙醇消毒 60 秒，待乙醇挥发干燥后采血。

（2）一步法：0.5% 葡萄糖氯己定乙醇作用 30 秒（不适用于 2 个月以内的新生儿），或 70% 异丙醇消毒后自然干燥（适用于 2 个月以内的新生儿）。注意穿刺点消毒后不可再碰触。

注：其他消毒剂需要进行消毒能力和适用性验证后才可使用。

4.用注射器无菌穿刺取血后，勿换针头（如行第二次穿刺，换针头），直接注入血培养瓶，不应将抗凝血注入血培养瓶。

5.血液接种到血培养瓶后，轻轻颠倒混匀以防血液凝固。

6.完成工作后洗手。

7.污染率评估。实验室应定期对血培养污染率进行评估，污染率应控制在 3% 以下。

五、血培养瓶运送

血培养瓶应在 2 小时内送至实验室孵育或上机；如不能及时送检，应将血培养瓶置于室温下，切勿冷藏或冷冻。应采用密封的塑料袋和硬质防漏的容器运送标本。若运送到参考实验室，应使用符合生物安全规定的包装。

第二节　呼吸机相关性肺炎感染监测

一、概念

(一)呼吸机相关性肺炎

呼吸机相关性肺炎(ventilator associated pneumonia，VAP)，是建立人工气道(气管插管或气管切开)并接受机械通气时发生的肺炎，包括发生肺炎48 h内曾经使用人工气道进行机械通气者。

以美国CDC-NHSN 2013年版的《VAP事件指南》中的VAP新版定义和判断标准为例，VAP定义为气管插管或气管切开患者在接受机械通气2天后发生的肺炎，且发生肺炎当天或之前1天患者接受了机械通气，机械通气开始当天为第1天(天为日历日，即00：00~24：00，不足24小时仍记为1天)。该定义包含了两层意思：①机械通气未停，肺炎发生在机械通气的第3天及以后；②机械通气已停，肺炎发生在停止机械通气当天或者第2天，且满足已使用机械通气 > 48小时。VAP将明显延长患者的通气时间和住院时间，增加病死率和医疗负担。

(二)呼吸机相关性肺炎发生率

在一定统计周期内，使用有创呼吸机的住院患者单位机械通气日新发生呼吸机相关性肺炎的发生频率。

二、诊断标准

VAP的临床表现、影像学、实验室检查诊断特异性均较低。加拿大胸科协会联合发布的《成人医院获得性肺炎和呼吸机相关性肺炎临床诊治指南》推荐采用临床肺部感染评分协助诊断VAP。《中国成人医院获得性肺炎与呼吸机相关性肺炎诊断和治疗指南》(2018版)推荐首先观察VAP的临床表现，肺炎相关临床表现满足的条件越多，临床诊断的准确性越高；其次根据VAP的病原学诊断指导精准治疗(包括抗生素的选择)；然后评估病情严重程度以对疗程及预后做出初步判断。

(一)临床诊断

国内诊断VAP的标准：机械通气2天以上或撤机2天以内的患者胸部X线或CT出现新的或进展性的浸润影、实变影或磨玻璃影，加上下列2个或以上的临床症状。①发热，体温>38℃；②脓性气道分泌物；③外周血白细胞计数>10×10^9/L或<4×10^9/L。然而，这并不是VAP所特有的征象，肺不张、肺栓塞、药物性肺损伤、胸腔积液、基础疾病肺侵犯

和充血性心力衰竭等也会表现为肺部浸润,需要注意与之鉴别。

(二)病原学诊断

2018 版指南对呼吸道标本的采集方法、检查结果的参考值及对治疗的指导作用均做了更加详细的阐述。VAP 患者存在人工气道的有利条件,首先选择侵入性操作采集标本送检,并推荐特异性、敏感性均较高的病原体抗原检测,包括隐球菌荚膜多糖抗原、肺炎链球菌尿抗原、嗜肺军团菌尿抗原,指出 1,3-β-D 葡聚糖检测(简称 G 试验)、半乳甘露聚糖检测(简称 GM 试验)具有辅助诊断价值,高通量测序对罕见病原菌感染有诊断优势,但结果的判读需结合临床,C 反应蛋白和降钙素原在鉴别感染性疾病方面能够发挥作用,注意不能代替病原微生物检测。

三、VAP 目标性监测

(一)监测意义

反映呼吸机相关性肺炎感染情况和医院感染防控情况。发生率的高低与医护人员的消毒隔离、无菌技术、气管导管集束化干预措施和手卫生执行等情况密切相关,可指引临床管理者把控过程质量。本指标可用于同级医院间横向比较,评价医院感染控制与护理管理质量。

(二)监测对象

选择呼吸机相关性肺炎感染的高危人群开展监测,一个病区内所有气管插管或气管切开患者均为监测对象。

(三)监测时间

根据病区内有创呼吸机(气管插管/气管切开)的使用率、发生率、监测目的来确定监测的持续时间,可以是 1 个月、1 个季度、半年、1 年,甚至更长时间。

(四)监测与数据收集方法

由医院感染管理专职人员或经过培训的临床医务人员前瞻性收集监测数据,包括与 VAP 感染相关的数据、气管插管/气管切开使用呼吸机的天数。另外,应根据诊断标准确认呼吸机相关肺炎感染病例。

建立全院范围的医院感染病例监测制度,逐步开展基于信息化的具有风险识别、判断与预警功能的医院感染病例监测工作,通过医院信息系统获得通用类数据。尚未开展或信息系统不完善的机构应建立呼吸机患者日志,每日统计患者例数、有创机械通气患者例数、新发感染例次数。

(五)计算公式

1. 有创呼吸机使用率

有创呼吸机的使用率=指定时间段使用有创呼吸机日数÷同期患者住院总日数×100%。

有创呼吸机总日数提取说明：①在指定时间段内住院患者使用有创呼吸机(气管插管或器官切开)的长期医嘱跨越零点的次数之和，每跨越零点 1 次计作 1 日，当天置入并拔除的不统计；②用有创呼吸机(气管插管或气管切开)的结束日期减去开始日期计算。

2. 呼吸机相关性肺炎感染发生率

呼吸机相关性肺炎感染发生率=指定时间段内使用有创呼吸机发生呼吸机相关性肺炎例次数/同期患者使用有创呼吸机的总日数×1000‰。

分子说明：①仅关注有创呼吸机相关性肺炎的感染例次数；②在指定时间段内所有经人工气道机械通气患者发生呼吸机相关性肺炎的例次数总和，若该患者在监测期间发生了 2 次及 2 次以上的呼吸机相关性肺炎，应计算相应的次数。

分子纳入群体：①住院患者处于使用有创呼吸机的长期医嘱执行状态；②住院患者住院期间发生有创呼吸机相关性肺炎。

分子排除群体：门、急诊等非住院病区患者。

分母说明：①住院患者有创呼吸机使用的监测对象为处于长期医嘱执行状态的患者；②住院患者有创呼吸机使用的天数是住院患者有创呼吸机使用长期医嘱执行跨越零点的次数；③统计住院患者有创呼吸机使用所属病区应根据有创呼吸机使用长期医嘱和住院患者入、出病区记录确定。如：根据入、出病区记录，患者甲在某日跨越零点时住在 A 病区，那么住院患者甲该日使用有创呼吸机日数应归属 A 病区。

分母纳入群体：住院患者处于有创呼吸机使用长期医嘱执行状态。

分母排除群体：①住院患者处于无创呼吸机使用长期医嘱执行状态；②门、急诊等非住院病区患者。

(六)指标分析建议

(1)建议此指标按照月、季度和年进行统计。若统计周期时段间隔较短，可能会因为分子数量少而分母中住院人数相对固定，导致该发生率的数值接近 0。

(2)若某医疗机构对呼吸机相关性肺炎感染的监测是全院性的，则分子与分母的数据均为全院数据，若仅对某病区进行监测，如 ICU，则分子与分母数据应均为 ICU 数据。

(3)各医疗机构可根据病区使用有创呼吸机的频率选择重点监测场所，如呼吸科等有创呼吸机高频率使用的科室。

(4)若医疗机构此指标的监测结果远低于目标地域同类机构的阈值下限，需要从监测方法上探讨当前医院监测方法的"可靠性"是否能够得到保证。

(5)若医疗机构此指标的监测结果低于被公开的阈值下限，在考虑监测方法"可靠性"的同时，也需要考虑医疗机构专科特点和收治住院患者情况等因素。同区域或同类型医疗机构的指标可能更有参考性。

(6)若医疗机构此指标的监测结果高于被公开的阈值上限，应考虑医疗机构专科特点和收治住院患者的情况并排除误诊因素后再进行分析，这样才能使得监测结果更符合医疗机构的真实情况。

(7)住院患者不包含急诊患者，因此在分子、分母中排除。

第三节 导尿管相关尿路感染监测

一、概念

(一)导尿管相关尿路感染

导尿管相关尿路感染(catheter-associated urinary tract infection,CAUTI),是指患者留置导尿管后,或者拔除导尿管 48 小时内发生的泌尿系统感染,主要诊断依据临床表现结合病原学检查。CAUTI 在许多研究中被描述为 ICU 中最常见的设备相关医疗保健相关感染,并与住院时间延长、细菌耐药性、死亡率和增加的医疗保健费用有关。

(二)导尿管相关尿路感染发生率

在一定统计周期内,留置导尿管的住院患者单位插管时间中新发生导尿管相关尿路感染的频率。CAUTI 发生率作为 ICU 的一项目标性监测指标,既是重症医学专业医疗质量控制指标,又是护理质量敏感指标,更是医院感染质量控制核心指标。

二、诊断标准

(一)临床诊断

患者出现尿频、尿急、尿痛等尿路刺激症状,或者有下腹触痛、肾区叩痛,伴有或不伴有发热,并且尿检白细胞男性≥5 个/高倍视野,女性≥10 个/高倍视野,插导尿管者应当结合尿培养。

(二)病原学诊断

在临床诊断的基础上,符合以下条件之一:

(1)清洁中段尿或者导尿留取尿液(非留置导尿)培养革兰氏阳性球菌菌落数≥10^4 cfu/mL,革兰氏阴性杆菌菌落数≥10^5 cfu/mL。

(2)耻骨联合上膀胱穿刺留取尿液培养的细菌菌落数≥10^3 cfu/mL。

(3)新鲜尿液标本经离心应用相差显微镜检查,在每 30 个视野中有半数视野见到细菌。

(4)经手术、病理学或者影像学检查,有尿路感染证据的。

患者虽然没有症状,但在 1 周内有内镜检查或导尿管置入,尿液培养标本中革兰氏阳性球菌菌落数≥10^4 cfu/mL,革兰氏阴性杆菌菌落数≥10^5 cfu/mL,应当诊断为无症状性菌尿症。

三、CAUTI 目标性监测

(一)监测意义

反映导尿管相关尿路感染情况与医院感染防控情况。发生率的高低与护理人员消毒隔离、无菌技术、导尿管集束化干预措施和手卫生执行等情况密切相关，可指引临床管理者把控过程质量。本指标可用于同级医院间横向比较，评价医院感染控制与护理管理质量。

(二)监测对象

选择导尿管相关尿路感染的高危人群开展监测，一个病区内所有留置导尿管的患者均为监测对象。

(三)监测时间

根据病区内留置尿管的使用率、发生率、监测目的来确定监测的持续时间，可以是1个月、1个季度、半年、1年，甚至更长时间。

(四)监测与数据收集方法

由医院感染管理专职人员或经过培训的临床医务人员前瞻性收集监测数据，包括与CAUTI 感染相关的数据、留置尿管的天数，确认导尿管相关尿路感染的病例。

建立全院范围的医院感染病例监测制度，逐步开展基于信息化的具有风险识别、判断与预警功能的医院感染病例监测工作，通过医院信息系统获得通用类数据。尚未开展或信息系统不完善的机构应建立留置导尿管患者日志，每日统计患者例数、长期留置导尿管患者例数、新发感染例次数。

(五)计算公式

1.尿管使用率

导尿管使用率=指定时间段内留置导尿管的日数÷同期患者总住院总日数×100%。

导尿管留置总日数提取说明：①住院患者导尿管留置总日数是指定时间段内住院患者留置导尿管的长期医嘱跨越零点的次数总和，每跨越零点1次记作1日，当天置入并拔除的导尿管不统计；②用导尿管的拔除日期减去置入日期计算；③带管入院患者以入院次日算起，带管出院患者以出院日期为止；④临时导尿排除。

2.导尿管相关尿路感染发生率

导尿管相关尿路感染发生率=指定时间段内导尿管患者尿路感染发生例次数÷同期患者留置导尿管总日数×1000‰

分子说明：①仅关注导尿管相关尿路感染的感染例次数；②留置导尿管患者中尿路感染发生例次数，是指在指定时间段内所监测患者发生尿路感染例次数总和，若该患者在监测期间发生了 2 次及 2 次以上的尿路感染，应计算相应的次数。

分子纳入群体：①住院患者处于使用导尿管长期医嘱执行状态；②住院患者住院期间发生的导尿管相关尿路感染。

分子排除群体：①拔除导尿管 48 小时后发生的感染；②不符合相关诊断者；③门、急诊等非住院病区患者。

分母说明：①住院患者导尿管使用的监测对象为处于长期医嘱执行状态的患者；②住院患者留置导尿管总日数是住院患者导尿管使用长期医嘱执行跨越零点的次数；③统计住院患者导尿管使用所属病区应根据导尿管使用长期医嘱和住院患者入、出病区记录确定。如：根据入、出病区记录，患者甲在某日跨越零点时住在 A 病区，那么住院患者甲该日导尿管留置日数应归属 A 病区。

分母纳入群体：住院患者处于使用导尿管长期医嘱执行状态。

分母排除群体：①住院患者处于一次性导尿管等临时医嘱执行状态；②门、急诊等非住院病区患者。

第三篇

导管相关性感染过程管控工具包

第一章

预防中央导管相关血流感染
过程管控工具

第一节　集束化护理措施

集束化护理措施是经循证实践证明能改善患者医疗护理过程和结局的一组干预措施，一般包括 3~5 项简单易行的措施，这些措施是被临床医务人员广泛接受，且具有较强的可操作性，与单独实施其中某项干预措施相比，共同执行集束化护理措施对改善患者的治疗效果更佳。国内外学者已经将集束化护理措施应用于促进护理质量的持续改进和患者结局的改善，研究证实其在预防中心导管相关血流感染、呼吸机相关性肺炎感染、外科手术部位感染、导尿管相关感染、深静脉血栓等方面发挥了积极的作用。

一、预防 CLABSI 导管置入环节的集束化护理措施

（1）严格执行手卫生。

（2）最大化无菌屏障。使用最大化无菌屏障及无菌技术，包括穿无菌衣、戴无菌手套、最大化无菌铺巾。

（3）使用正确的消毒液进行皮肤消毒。宜选用 2% 葡萄糖氯己定乙醇溶液（年龄<2 个月的婴儿慎用）、有效碘浓度≥0.5% 碘伏或 2% 碘酊溶液和 75% 乙醇。

（4）选择最佳穿刺部位。

CVC：优先选择锁骨下静脉部位，避免于股静脉置入（儿童除外）。

PICC：优先选择上肢贵要静脉置管。

（5）选择透明或纱布类无菌敷料覆盖穿刺部位。

二、预防 CLABSI 导管日常维护环节的集束化护理措施

（1）严格执行手卫生。

（2）每日评估留置导管的必要性。

（3）使用无菌敷料覆盖穿刺部位。使用无菌透明敷料覆盖穿刺部位，至少每 7 天更换一次；使用无菌纱布敷料覆盖穿刺部位，至少每 2 天更换一次；敷料若污染、潮湿或脱落时，及时更换。

（4）使用正确的消毒液进行皮肤消毒。宜选用 2%葡萄糖氯己定乙醇溶液（年龄<2 个月的婴儿慎用）、有效碘浓度≥0.5%碘伏或 2%碘酊溶液和 75%乙醇。

（5）尽量减少接头的数量，保持输液系统密闭，每次连接接头均使用乙醇擦拭 15 秒。

第二节　集束化护理检查表

质量管理是一个连续的过程，质量的结构、过程与患者的健康结局密切相关。在结构处于稳态的前提下，以最恰当的方式进行实践，是获得最佳结局的关键。因此，过程质量评价着眼于医疗护理行为实施过程的前馈控制，提高过程预控能力，可有的放矢地改进护理行为，影响质量管理效果与健康结局。查检表将预防 CRBSI 集束化护理措施进行分解，对每一个置入、维护细节都进行监控，及时反馈问题，使管理者抓住质控重点，这样不仅能提高管理者的管理能力及效率，同时提高了护士发现问题、解决问题的能力和执行力，增强了护理工作的计划性，使护理管理更加科学、规范。

推荐预防 CLABSI 导管置入环节使用集束化护理检查表（见表 3-1-1 和表 3-1-2）。

表 3-1-1　预防 CLABSI 集束化护理检查表——导管置入环节

日期：　　　　　　　　　　　　　　　　　　　　　　　　　　　　检查人：

科室：	床号：
患者姓名：	性别：
住院号：	置入时间：

置管部位：□锁骨下静脉　　□颈内静脉　　□股静脉□贵要静脉　　□肘正中静脉　　□头静脉　　□肱静脉　　□其他：
□以上皆非（没按置管部位选择推荐意见）

请勾选是否确实执行

1.规范执行手卫生	□是	□否
2.选择正确消毒剂进行皮肤消毒	□是	□否
3.选择最佳穿刺部位	□是	□否

续表3-1-1

4.最大化无菌屏障		
操作者：①医用口罩　②工作帽　③无菌手术衣　④无菌手套	□是	□否
助　　手：①医用口罩　②工作帽　③无菌手术衣　④无菌手套	□是	□否
患　　者：无菌铺巾从头到脚全身覆盖	□是	□否
5.无菌敷料覆盖穿刺部位	□是	□否

表 3-1-2　预防 CLABSI 集束化护理检查表——日常维护环节

日期：　　　　　　　　　　　　　　　　　　　　　　检查人：

科室：	床号：
患者姓名：	性别：
住院号：	置入时间：

请勾选是否确实执行

1.规范执行手卫生	□是	□否
2.每日评估留置导管的必要性	□是	□否
3.每日观察穿刺点与周围皮肤完整性	□是	□否
4.穿刺部位无菌敷料覆盖，敷料选择与更换正确	□是	□否
5.使用正确的消毒液进行皮肤消毒	□是	□否
6.减少接头的数量、保持输液系统密闭	□是	□否
7.接触/连接无针接头时使用乙醇擦拭 10~15 秒	□是	□否

第二章

预防呼吸机相关性肺炎感染过程管控工具

第一节　集束化护理措施

呼吸机集束化干预策略，是指执行一系列有循证基础的治疗及护理措施，用于预防VAP，是目前临床护理实践中应用最广的干预策略。VAP的集束化干预策略已被大量研究证实有效，可以明显减少机械通气患者的平均通气时间和住院天数，降低VAP发生率、死亡率和（或）费用，并被各项指南推荐使用。2013年，我国出台了《呼吸机相关性肺炎预防、诊断及治疗指南》，指南推荐集束化方案的实施，强调在遵循循证医学原则的基础上，各单位可根据具体情况开展集束化干预策略。

预防VAP集束化推荐护理措施：

（1）每日唤醒和评估能否脱机拔管。

（2）对于预期气管插管时间可能超过48或72小时的患者建议采用具有声门下分泌物引流的导管，常规行声门下分泌物吸引。

（3）使气囊充气后的压力维持在25~30 cm H_2O。

（4）如无禁忌证，床头抬高30°~45°。

（5）加强口腔护理。可通过每日刷牙保持口腔清洁卫生，不要使用氯己定。

（6）鼓励并协助机械通气患者早期活动，尽早开展康复训练。

（7）呼吸机管路管理：及时倾倒呼吸机管路的冷凝水；集水杯置于最低位；呼吸机管路每7天更换一次，遇污染时立即更换。

第二节　集束化护理检查表

医院感染的发生与多环节相关，护理工作贯穿于医院感染防控全过程。护理人员是临床诊疗工作的主要操作者，是贯彻医院感染措施的主要执行者，是切断医院感染传播途径的具体实施者，有研究表明有效的护理管理可明显降低医院感染率。国内研究者从2015—

2019年通过国家护理质量数据平台在全国范围内持续监测中心血管导管相关血流感染发生率、导尿管相关尿路感染发生率和呼吸机相关性肺炎感染发生率，以指标数据分析反馈结果为指引，实施护理过程管控的集束化护理措施与核查表，通过结果评价，实施护理过程管控的集束化护理措施，核查表可降低感染事件的发生率，改进前后比较，差异有统计学意义，利用核查表增强临床护理人员实施集束化护理措施依从性。为管理提供数据，分析护理过程存在的共性问题和个性问题，探讨改进方法并反馈，对能影响结局的护理关键操作缺失或不到位的易发环节因素做好管控工作。

表3-2-1为预防VAP集束化护理检查表，供参考。

表3-2-1　预防呼吸机相关性肺炎感染集束化护理检查表

日期：　　　　　　　　　　　　　　　　　　　　检查人：

科室：	床号：
患者姓名：	性别：
住院号：	置入时间：

置管类型：□经　□气管插管　□经鼻气管插管　□气管切开插管　□无创呼吸机

请勾选是否确实执行

1.每日评估患者是否可拔管，及早移除不必要的导管	□是	□否
2.每日唤醒使用镇静剂的患者至少一次(有禁忌证患者除外)	□是	□否
3.若无禁忌证，抬高床头(30°~45°)	□是	□否
4.控制细菌定置		
4.1每日进行口腔护理，如使用非氯己定刷牙	□是	□否
4.2对预计通气时间>72小时的患者常规行声门下分泌物吸引	□是	□否
4.3气囊压力保持在25~30 cmH$_2$O	□是	□否
5.进行吸痰等与气道相关的操作时严格遵循无菌操作原则	□是	□否
6.呼吸机管路管理		
6.1冷凝水倾倒及时(≤1/2满)	□是	□否
6.2集水杯处于管路系统最低位	□是	□否
6.3呼吸机管路更换合乎要求	□是	□否

第三章

预防导尿管相关尿路感染过程管控工具

第一节 集束化护理措施

2017年，美国卫生健康研究与质量管理局署（Agency for Healthcare Research and Quality, AHRQ）发布了《AHRQ长期照护安全程序：导尿管相关尿路感染及其他医院感染的防控》，同时发布了一套减少长期护理机构中CAUTI及HAIs的"工具包"。这些实用方法是基于参与该项目机构的经验，它包括检查清单和其他工具以及教育材料，以指导寻求应用感控方案的机构。结果显示，项目实施后CAUTI的发生率从6.4例/1000尿管插管日降至3.3例/1000尿管插管日，3/4的机构显示CAUTI的发生率降幅至少40%，同时还发现尿液培养标本的留取在研究期间减少了15%，因为该项目鼓励的最佳实践包括避免没有症状的患者留取尿液培养标本。该项目针对CAUTI提出的集束化干预策略包括以下几点。①C：catheter free（导尿自由）：需评估每个住院患者使用导尿管的必要性，如无恰当指征则拔除导尿管，每个患者都有不插导尿管或不被感染的自由。②A：aseptic insertion（留置导尿管遵守无菌操作）。接触每个患者前后做手卫生，照料患者日常起居时做屏障防护（手套和隔离衣）。③U：use of catheters only if indicated（有指征时使用尿管）。常规评估置管的必要性（短期置管者每天评估，长期置管者每月评估）和考虑替代方案（如间歇性导管术、使用膀胱扫描协议减少置管需要及其他不插管的方案）。④T：training（培训）。指导员工及家属做导尿管护理很重要，强调要保持集尿袋低于膀胱，不破坏集尿系统的密闭性，恰当使用和维护腿袋，维护尿管不"打结"。⑤I：incontinence care（尿失禁护理）。为尿失禁患者制订的护理计划和方案很重要，包括行为干预，如定时提示排尿和适当的医疗管理。以上措施均是对长期照料机构预防CAUTI的干预性研究进行系统评价后得出的。

一、预防CAUTI导管置入环节的集束化护理措施

（1）规范执行手卫生。

（2）严格掌握导尿管使用指征。

(3)满足治疗条件下，选用最小硅胶材质导尿管。

(4)执行无菌技术(无菌置入操作、无菌技术连接导尿管及集尿袋。)。

(5)正确固定导尿管(正确、妥善进行内固定与外固定)。

二、预防 CAUTI 导管日常维护环节的集束化护理措施

(1)严格执行手卫生。

(2)每日评估留置导尿管的必要性，及早移除导尿管。

(3)维持无菌、密闭、通畅引流，集尿袋维持在膀胱以下的位置且不可置于地上(集尿袋开口距地面≥10 cm)。

(4)及时排空集尿袋，尿量不可超过集尿袋3/4。

(5)正确固定导尿管。

(6)每日至少一次清洁会阴部、尿道口和导尿管表面，保持局部清洁卫生。

第二节　集束化护理检查表

　　检查表把各种指南、行业标准的重点内容表格化，科学简便，内容简洁清晰，具有针对性和目的性，便于操作人员掌握和记忆。表格化针对操作的关键点与易遗漏的问题给予及时提醒，能增强护理人员规范操作依从性。检查表所列出的各项目都必须执行或确认，不能遗漏，控制每一个细小环节。这种简单的管理模式易于发现各种护理隐患并将其消灭在初期阶段，培养了"质量控制，人人参与"文化，提高了临床科室护理人员自我管理意识，保证质控工作不流于形式，有助于及时发现问题并处理问题。

　　导尿管置入环节的 CAUTI 防控集束化护理检查表见表 3-3-1，导尿管日常维护环节的 CAUTI 防控集束化护理检查表见表 3-3-2。

表 3-3-1　预防导尿管相关尿路感染集束化护理检查表——导管置入

日期：　　　　　　　　　　　　　　　　　　　　　　　　　检查人：

科室：	床号：
患者姓名：	性别：
住院号：	置入时间：
请勾选是否确实执行	
1.严格执行手卫生	□是　　　　□否
2.符合留置导尿管指针	□是　　　　□否
3.导尿管材质与型号选择正确	□是　　　　□否
4.无菌技术置入导尿管	

续表3-3-1

4.1 戴无菌手套	□是	□否
4.2 铺无菌洞巾	□是	□否
4.3 充分消毒尿道	□是	□否
4.4 使用无菌单包装润滑剂	□是	□否
4.5 操作过程无污染	□是	□否
4.6.无菌技术连接导尿管及集尿袋	□是	□否
5. 导管固定正确	□是	□否

表3-3-2 预防导尿管相关尿路感染集束化护理检查表——日常维护

日期： 检查人：

科室：	床号：
患者姓名：	性别：
住院号：	置入时间：

请勾选是否确实执行

1.严格执行手卫生	□是	□否
2.每日评估是否需要及早移除导尿管	□是	□否
3.维持密闭、无菌且通畅地引流		
3.1 导尿管与集尿袋连接紧密	□是	□否
3.2 集尿袋无破损，无漏尿	□是	□否
3.3 集尿袋维持在膀胱以下的位置	□是	□否
3.4 集尿袋开口距地面≥10 cm	□是	□否
3.5 导尿管未打折、扭曲	□是	□否
4.尿量不超过集尿袋容积的3/4	□是	□否
5.导管固定正确	□是	□否
6.会阴部、尿道口及导尿管表面清洁卫生干燥，无不洁分泌物	□是	□否

附：

护理实践依从性监测内容与评判依据

1.手卫生

规范洗手为依从；洗手时机、步骤或时间不到位均为不依从。

2. 留置操作

按操作步骤及要求进行导尿管留置为依从；操作步骤错误或未达到要求均评判为不依从。

3. 导尿管与集尿袋的维护与固定

①密闭引流：密闭引流为依从；引流系统不密闭或漏尿为不依从。②集尿袋位置：尿袋低于膀胱水平、高于地面 10 cm 为依从；高于膀胱或距地面 10 cm 以下为不依从。③尿袋放尿：尿液达集尿袋 3/4 满或转运前及时排放尿液，并按要求消毒排尿口为依从；未及时排放或未消毒排尿口为不依从。

4. 会阴护理

会阴护理后会阴部清洁干燥，无肉眼可见的污垢或分泌物为依从；有可见的污垢或分泌物为不依从。

5. 尿袋更换时机

根据产品说明书要求更换集尿袋为依从；未按说明书要求更换为不依从。

6. 导管评估

每日执行逐项评估，并及时报告医生尽早拔管为依从；未及时有效评估为不依从。

参考文献

［1］ 黄健, 张旭. 中国泌尿外科和男科疾病诊断治疗指南［M］. 北京：科学出版社, 2022.

［2］ 蔡虹, 高凤莉. 导管相关感染防控最佳护理实践专家共识［M］. 北京：人民卫生出版社, 2018.

［3］ 胡必杰, 刘荣辉, 陈玉平. 中央导管相关血流感染预防与控制最佳实践［M］. 上海：上海科学技术出版社, 2012.

［4］ 幺莉. 护理敏感质量指标监测基本数据集实施指南 (2018 版)［M］. 北京：人民卫生出版社, 2018.

［5］ 中华医学会重症医学分会. 呼吸机相关性肺炎诊断、预防和治疗指南 (2013)［J］. 中华内科杂志, 2013, 52：524-543.

［6］ 于翠香, 王西艳.《中国成人医院获得性肺炎与呼吸机相关性肺炎诊断和治疗指南 (2018 年版)》解读［J］. 中国医刊, 2021, 56(09)：951-953.

［7］ Pham T, Brochard L J, Slutsky A S. MechanicalVentilation：State of the Art［J］. Mayo Clinic proceedings, 2017, 92(9)：1382-1400.

［8］ 姚玺, 吴志军, 尚文涵, 等. 我国三级医院呼吸机相关性肺炎发病率现状研究［J］. 中国卫生质量管理, 2019, 26(3)：18-21.

［9］ Papazian L, Klompas M, LuytCE. Ventilator - associated pneumonia in adults：a narrative review［J］. Intensive care medicine, 2020, 46(5)：888-906.

［10］ Kalil A C, Metersky M L, Klompas M, et al. Management of Adults With Hospital - acquired and Ventilator-associated Pneumonia：2016 Clinical Practice Guidelines by the Infectious Diseases Society of America and the American Thoracic Society［J］. Clinical Infectious Diseases, 2016, 63(5)：e61-e111.

［11］ Bassetti M, Taramasso L, GiacobbeD R, et al. Management of ventilator - associated pneumonia：epidemiology, diagnosis and antimicrobial therapy［J］. Expert review of anti - infective therapy, 2012, 10(5)：585-596.

［12］ Saint S, Greene M T, Krein S L, et al. A Program to Prevent Catheter-Associated UrinaryTract Infection in Acute Care［J］. The New England journal of medicine, 2016, 374(22)：211

［13］ 赵慧函, 杨丽, 凌瑛, 等. 多学科协作预防中央导管相关血流感染的效果分析［J］. 中国护理管理, 2022, 22(6)：819-824.

［14］ 朱仕超, 尹维佳, 宗志勇, 等. 呼吸机相关性肺炎定义和判断标准研究进展［J］. 中华医院感染学杂志, 2016, 26(23)：5517-5520.

［15］ Papazian L, Klompas M, Luyt C E. Ventilator-associated pneumonia in adults：a narrative review［J］. Intensive care medicine, 2020, 46(5)：888-906.

［16］ ZilberbergM D, Nathanson B H, Puzniak L A, et al. Descriptive epidemiology and outcomes of non ventilated hospital-acquired ventilated hospital-acquired, and yentilator-associated bacteria pneumonia in the United States, 2012—2019［J］. Critical care medicine, 2022, 50(3)：460-468.

［17］ Klompas M, Branson R, Cawcutt K, et al Strategies to prevent ventilator－associated pneumonia, ventilator－associated event sand nonventilator hospital－acquired pneumonia in acute－care hospitals：2022 update［J］. Infection control and hospital epidemiology, 2022, 43(6)：687-713.

［18］ 莫丽勤, 曾云云, 秦宗泉, 等.经鼻高流量氧疗在临床中的应用研究进展［J］.微创医学, 2020, 15(6)：791-794.

［19］ 秦志强.经鼻高流量氧疗治疗急性呼吸衰竭的参数设置［J］.中国临床新医学, 2021, 14(4)：350-355.

［20］ 李正东, 詹庆元.经鼻高流量氧疗［J］.中国临床新医学, 2019. 12(1)：5-9.

［21］ Rochwerg B, Granton D, Wang D X, et al. High flow nasalcannul: compared with conventional oxygen therapy for acute hypoxemirespiratory failure：a systematic review and Meta－analysis ［J］. Intensive care medicine, 2019, 45(5)：563-572.

［22］ Granton D, Chaudhuri D, Wang D, et al. High－flow nasal cannulacompared with conventional oxygen therapy or noninvasiveventilation immediately postextubation：a systematic review andMeta－analysis ［J］. Critical care medicine, 2020, 48(11)：e1129-e1136.

［23］ Chaudhuri D, Granton D, Wang D X, et al. High－flow nasal11 cannula in the immediate postoperative period：a systematicreview and Meta－analysis［J］.Chest, 2020, 158(5)：1934-1946.

［24］ Yasuda H, Okano H, Mayumi T, et al. Post－extubationoxygenation strategies in acute respiratory failure：a systematireview and network Meta－analysis［J］.Critical care medicine, 2021, 25(1)：135.

［25］ Frat J P, Thille A W, Mercat A, et al. High－flow oxygen througlnasal cannula in acute hypoxemic respiratory failure［J］. The New England journal of medicine, 2015, 372(23)：2185-2196.

［26］ Sadnik C R, Tee V S, Carson-Chahhoud KV, et al. Non－invasive ventilation for the management of acute hypercapnic respirator！ failure due to exacerbation of chronic obstructive pulmonarlisease［J］. The Cochrane database of systematic reviews, 2017, 7(7)：CD004104.

［27］ Xu X P, Zhang X C, Hu S L, et al. Noninvasive ventilation in acute hypoxemic nonhypercapnic respiratory failure：a systematic review and Meta－analysis［J］.Critical care medicine, 2017, 45(7)：e727-e733.

［28］ David-Joio P G, Guedes M H, Ra-Neto A, et al. Noninvasive ventilation in acute hypoxemic respiratory failure：a systematic review and Meta－analysis［J］.Journal of critical care, 2019, 49：84-91.

［29］ Ferreyro B L, Angriman F, Munshi L, et al. Association olnoninvasive oxygenation strategies with all－cause mortality inadults with acute hypoxemic respiratory failure：a systematic review and Meta－analysis ［J］.JAMA, 2020, 324(1)：57-67.

［30］ Vaschetto R, Pecere A, Perkins G D, et al. Effects of earlyextubation followed by noninvasive ventilation versus standarcextubation on the duration of invasive mechanical ventilation irhypoxemic non－hypercapnic patients：a systematic review ancindividual patient data Meta－analysis of randomized controlledtrials ［J］. Critical care medicine, 2021, 25(1)：189.

［31］ Shehabi Y, Bellomo R, Kadiman S, et al. Sedation intensity in the first 48 hours of mechanical ventilation and 180－day mortality a multinational prospective longitudinal cohort study［J］. Critical care medicine, 2018, 46(6)：850-859.

［32］ Devlin J W, Skrobik Y, Gelinas C, et al. Executive summary：clinical practice guidelines for the prevention and management of pain, agitation/sedation, delirium, immobility, and sleepdisruption in adult patients in the ICU［J］. Critical care medicine, 201846(9)：1532-1548.

［33］ Fraser G L, Devlin J W, Worby C P, et al. Benzodiazepine versunonbenzodiazepine－based sedation for mechanically ventilatedcritically ill adults：a systematic review and Meta－analysis orandomized trials

［J］. Critical care medicine, 2013, 41(Suppl 1)：S30-S38.

［34］Hughes C G, Mailloux P T, Devlin J W, et al Dexmedetomidine olpropofol for sedation in mechanically ventilated adults witlsepsis［J］. The New England journal of medicine, 2021, 384(15)：124-1436.

［35］Lewis K, Piticaru J, Chaudhuri D, et al. Safety and efficacy of dexmedetomidine in acutely ill adults requiring noninvasiveventilation：a systematic review and Meta-analysis of randomizectrials［J］. Chest, 2021, 159(6)：2274-2288.

［36］Ouellette D R, Patel S, Girard T D, et al. Liberation frommechanical ventilation in critically ill adults：an official AmericanCollege of Chest Physicians/American Thoracic Society clinicapractice guideline：inspiratory pressure augmentation duringspontaneous breathing trials, protocols minimizing sedation, ancnoninvasive ventilation immediately after extubation［J］. Chest, 2017, 151(1)：166-180.

［37］Olsen H T, Nedergaard H K, Toft P. Nonsedation or light sedatior26in critically ill, mechanically ventilated patients. Reply［J］. The New England journal of medicine, 2020, 382(26)：e107. 21

［38］Girard T D, Alhazzani W, Kress J P, et al. An official AmericarThoracic Society/American College of Chest Physicians Clinical Practice guideline：liberation from mechanical ventilation incritically ill adults. rehabilitation protocols, ventilator liberatior protocols, and cuff leak tests［J］. American journal of respiratory and critical care medicine, 2017, 195(1)：120-133.

［39］Ely E W, Baker A M, Dunagan D P, et al. Effect on the duration of mechanical ventilation of identifying patients capable of breathing spontaneously［J］. The New England journal of medicine, 1996. 335(25)：1864-1869.

［40］Kollef M H, Shapiro S D, Silver P, et al. A randomized. controllectrial of protocol-directed versus physician-directed weaning from mechanical ventilation［J］. Critical care medicine, 1997, 25(4)：567-574.

［41］Marelich G P, Murin S, Battistella F, et al. Protocol weaning omechanical ventilation in medical and surgical patients by respiratory care practitioners and nurses：effect on weaning timand incidence of ventilator-associated pneumonia［J］. Chest, 2000118(2)：459-467.

［42］Lellouche F, Mancebo l, Jolliet P, et al. A multicenter randomizetrial of computer-driven protocolized weaning from mechanical ventilation［J］. American journal of respiratory and critical care medicine, 2006. 174(8)：894-900.

［43］Girard T D, Kress J P, Fuchs B D, et al. Efficacy and safety ola paired sedation and ventilator weaning protocol folmechanically ventilated patients in intensive care (awakening ancbreathing controlled trial)：a randomised controlled trial［J］. Lancet2008. 371(9607)：126-134.

［44］Hsieh S J, Otusanya O, Gershengorn H B, et al. Staged33implementation of awakening and breathing, coordinationdelirium monitoring and management, and early mobilizatiorbundle improves patient outcomes and reduces hospital costs［J］. Critical care medicine, 2019, 47(7)：885-893.

［45］Zhang L, Hu W, Cai Z, et al. Early mobilization of critically illpatients in the intensive care unit：a systematic review and Metaanalysis［J］. PLoS One, 2019, 14(10)：e0223185.

［46］Waldauf P, Jiroutkov K, Krajtov A, et al. Effects ofrehabilitation interventions on clinical outcomes in critically ilpatients：systematic review and Meta-analysis of randomizecontrolled trials［J］. Critical care medicine, 2020, 48(7)：1055-1065.

［47］Wang J, Ren D, Liu Y, et al. Effects of early mobilization on thprognosis of critically ill patients：a systematic review and Metaanalysis［J］. International journal of nursing studies, 2020, 110：103708.

［48］Zang K, Chen B, Wang M, et al. The effect of early mobilization incritically ill patients：a Meta-analysis

[J]. Nursing in critical care, 2020, 25(6)360-367.

[49] Lord R K, Mayhew C R, Korupolu R, et al. ICU early physicalrehabilitation programs: financial modeling of cost savings [J]. Critical care medicine, 2013, 41(3): 717-724.

[50] Wang L, Li X, Yang Z, et al. Semi-recumbent position versusupine position for the prevention of ventilator-associatecpneumonia in adults requiring mechanical ventilation[J]. The Cochrane database of systematic reviews, 2016. 2016(1): CD0099

[51] Price R, MacLennan G, Glen J, et al. Selective digestive ol40oropharyngeal decontamination and topical oropharyngeachlorhexidine for prevention of death in general intensive caresystematic review and network Meta-analysis[J]. BMJ, 2014, 348: 2197.

[52] WS/T 313—2019, 医务人员手卫生规范[S].北京: 中华人民共和国卫生健康委员会, 2019.

[53] 血管导管相关感染预防与控制指南(2021版)[S].北京: 中华人民共和国卫生健康委员会, 2021.

[54] 谢砚辞, 聂奕轩, 顾永华, 等.置管前尿道口消毒对导尿管相关尿路感染发生率的影响: Meta分析[J].中国感染控制杂志, 2022, 21(06): 592-599.

[55] Haddadin Y, Annamaraju P, Regunath H. Central Line Associated Blood Stream Infections. New York: Stat Pearls Publishing LLC, 2022.

[56] Vineet C, Kristi F, Karen J, et al. Central Line-Associated BloodstreamInfection (CLABSI): an introduction. (2019-09-20)[2022-03-20]. https://www.cdc.gov/infectioncontrol/pdf/strive/CLABSI101-508.pdf.

[57] Centers for Disease Control and Prevention, National Center for Emerging and Zoonotic InfectiousDiseases (NCEZID), Division of Healthcare Quality Promotion (DHQP). 2019 National and state healthcare-associated infections progress report. (2021-10-19)[2022-03-20]. https://www.cdc.gov/hai/data/archive/2019-HAI-progress-report.html.

[58] Umscheid C A, Mitchell M D, Doshi J A, et al. Estimating the proportion of healthcare-associated infections that are reasonably preventable and the related mortality and costs [J]. Infection Control & Hospital Epidemiology, 2011, 32(2): 101-114.

[59] Chopdekar K, Chande C, Chavan S, et al. Centralvenous catheter-related blood stream infection rate in critical care units in a tertiarycarc, teaching hospital in Mumbai [J]. Indian Journal of Medical Microbiology, 2011, 29(2): 169.

[60] 徐启峰, 董剑, 杨静, 等.ICU导管相关性血流感染的病原菌分布与耐药情况分析[J].检验医学与临床, 2017, 14(10): 1368-1371.

[61] Warren D K, Quadir W W, Hollenbeak C S, et al. Attributable cost of catheter-associated bloodstream infections among intensive care patients in a nonteaching hospital [J]. Critical Care Medicine, 2006, 34(8): 2084-2089.

[62] Higuera F, Rangel-Frausto M S, Rosenthal V D, et al. Attributable Cost andLength ofStay for Patients With Central Venous Catheter–Associated Bloodstream Infection in Mexico City Intensive Care Units: A Prospective, Matched Analysis[J]. Infection Control & Hospital Epidemiology, 2007, 28(1): 31-35.

[63] Peng S, Lu Y. Clinical epidemiology of central venous catbeter-rclated bloodstream in-fections in an intensive care unit in China [J]. Journal of Critical Care, 2013, 28(3): 277-283.

[64] Abdelsattar Z M, Krapohl G, AlrahmaniL, et al. Postoperative burden. of hospital-acquired Clostridium difficile infection[J]. Infection control & hospital epidemiologyl, 2015, 36(1): 40-46.

[65] 董磊, 刘壮, 段美丽, 等.最大化无菌屏障在预防导管相关血流感染中的作用[J].中国感染控制杂

志, 2017, 16(7): 627-630.

[66] 李冠湘, 何丽仪, 邬宝国. 改良型一次性无菌屏障手术巾在预防导管相关血流感染中的应用[J]. 护理实践与研究, 2017, 14(18): 130-131.

[67] 张叶, 陈嘉, 徐宁, 等. 中心静脉导管相关血流感染的预防新进展[J]. 中国老年保健医学, 2019, 17(05): 103-105.

[68] 孙建华, 刘大为, 王小亭, 等. 氯己定擦浴对预防 ICU 患者中心静脉导管相关性血流感染的 Meta 分析[J]. 中华护理杂志, 2016, 51(02): 148-154.

[69] Milstone A M, Passaretti C L, Perl T M. Chlorhexidine: expanding the armamentarium for infection control and prevention[J]. Clinical Infectious Diseases, 2008, 46(2): 274-281.

[70] Derde L P, Dautzenberg M J, Bonten M J. Chlorhexidine body washing to control antimicrobial-resistant bacteria in intensive careunits: A systematic review[J]. Intensive Care Med, 2012, 38(6): 931-939.

[71] Karki S, Cheng A C. Impact of non-rinse skin cleansing with chlorhexidine gluconate on prevention of healthcare-associated infections and colonization with multi-resistant org-anisms: a systematic review [J]. The Journal of hospital infection, 2011, 82(2): 71-84.

[72] O'Horo J C, Silva G L, Munoz-Price L S, et al. The efficacy of daily bathing with chlorhexidine for reducing healthcare-associated bloodstreaminfections: a meta-analysis[J]. Infection control and hospital epidemiology, 2012, 33(3): 257-267.

[73] Popovich K J, Hota B, Hayes R, et al. Daily skin cleansing with chlorhexidinedid not reduce the rate of central-line associated bloodstream infection in asurgical intensive care un it[J]. Intensive care medicine, 2010, 36(6): 854-858.

[74] Popovich K J, Hota B, Hayes R, et al. Effectiveness of routine patient cleansing with chlorhexidine gluconate for infection prevention in the medical intensive care unit [J]. Infection control & hospital epidemiology, 2009, 30(10): 959-963.

[75] Siegel J D, Rhinehart E, Jackson M, et al. Management of multidrug-resistant organisms in healthcare settings, 2006[J]. American journal of infection control, 2007, 35(10): S165-193.

[76] 中华医学会呼吸病学分会感染学组. 中国成人医院获得性肺炎与呼吸机相关性肺炎诊断和治疗指南(2018 年版)[J]. 中华结核和呼吸杂志, 2018, 41(4): 255-280.

[77] 朱仕超, 尹维佳, 宗志勇, 等. 呼吸机相关性肺炎定义和判断标准研究进展[J]. 中华医院感染学杂志, 2016, 26(23): 5517-5520.

[78] Khan W, Safi A, Muneeb M, et al. Complications of invasive mechanical ventilation in critically ill COVID-19 patients-A narrative review[J]. Annals of medicine and surgery, 2022, 80: 1-7.

[79] Ippolito M, Misseri G, Catalisano G, et al. Ventilator-associatedpneumonia in patients with COVID-19: a systematic review and meta-analysis[J]. Antibiotics, 2021, 10(5): 545.

[80] Goligher E C, Ferguson N D, Brochard L J. Clinical challenges in mechanical ventilation[J]. Lancet, 2016, 387(10030): 1856-1866.

[81] 郭献阳, 章义利, 林孟相, 等. 早发型与迟发型呼吸机相关性肺炎的对比分析[J]. 中华医院感染学杂志, 2014, 24(9): 2189-2191.

[82] Williams L. Ventilator-Associated Pneumonia Precautions for Children: What Is theEvidence? [J]. AACN advanced critical care, 2019, 30(1): 68-71.

[83] 魏志明, 夏立平. 综合胸部物理治疗可预防呼吸机相关性肺炎[J]. 基因组学与应用生物学, 2018, 37(1): 142-148.

[84] 王黎平, 吕显贵, 何雪冬, 等. ICU 机械通气病人呼吸机相关性肺炎危险因素的 Meta 分析[J]. 循证

护理, 2021, 7(1)：14-20.

[85] 陈慧君, 朱齐兵, 叶丽君, 等.呼吸机相关性肺炎病原菌分布及耐药性分析[J].中国卫生检验杂志, 2020, 30(19)：2327-2329.

[86] 陈晏.ICU呼吸机相关性肺炎集束化干预策略的优化与研究[D].重庆：第三军医大学, 2016.

[87] Güner C K, Kutlutürkan S. Role of head-of-bed elevation in preventing ventilator-associated pneumonia bed elevation and pneumonia[J]. Nursing in critical care. 2022, 27(5)：635-645.

[88] 时粉娟, 王蔚, 步惠琴, 等.重症监护病房呼吸机管路中冷凝水细菌污染及其影响分析[J].中国消毒学杂志, 2023, 40(10)：764-766+770.

[89] 刘燕, 尹胜萍, 赵志奋, 等.重症监护病房呼吸机管道中冷凝水清理时间对呼吸道细菌感染的影响[J].徐州医科大学学报, 2020, 40(1)：45-49.

[90] 刘亚楠, 于静蕊.呼吸机管道中冷凝水感染时段及常见感染菌分析[J].中国全科医学, 2015, 18(14)：1714-1716.

[91] 张海燕, 缪彩红, 汪海燕, 等.强化冷凝水控制对呼吸机相关性肺炎的影响[J].护理学杂志, 2013, 28(5)：56-57.

[92] 黄春会, 钟娟, 秦凤莲.强化冷凝水管理在机械通气病人中的应用[J].护理研究, 2015, 29(1)：65-66.

[93] 黄永刚, 何礼贤, 倪才妹, 等.机械通气患者呼吸机气路管道细菌污染的研究[J].中华医院感染学杂志, 1999, (1)：32-33.

[94] 贺芬萍, 滕林海, 王娜, 等.双加热丝呼吸机湿化管道系统对患者呼吸机相关性肺炎的影响[J].当代护士(上旬刊), 2012, (11)：39-40.

[95] Chatti I, Gragueb, Lopez A, Hamidi D, et al. Impact of dexamethasone on the incidence of ventilator-associated pneumonia and blood stream infections in COVID-19 patients requiring invasive mechanical ventilation：a multicenter retrospective study[J]. Annals of Intensive Care, 2021, 11(1)：210-218.

[96] 江梅, 刘冬冬, 黎毅敏.呼吸机相关性肺炎诊疗指南循证解读[J].中国循证医学杂志, 2016, 16(1)：33-35.

[97] 范允舟, 戴頔, 卢琳, 等.过氧化氢气溶胶空气消毒对呼吸机相关性肺炎的防控效果分析[J].中国消毒学杂志, 2018, 35(11)：822-824+827.

[98] Katherine M, Slinger P, Perrot M, et al. Dynamic Hyperinflation and cardiac arrest during one-lung ventilation：a case report[J].Journal Canadian Anesthesia, 2011, 58(4)：399-411.

[99] Andre K, Mark L, Michael, et al. Executive Summary：Management of Adults With Hospital-acquired and Ventilator-associated Pneumonia：2016 Clinical Practice Guidelines by the Infectious Diseases Society of America and the American ThoracicSociety.[J].Clinical infectious diseases, 2016, 63(5)：1714-1717.

[100] 蒋朱明, 吴蔚然.肠内营养[M]. 2版.北京：人民卫生出版社, 2004：199.

[101] 李学莉.重症患者营养免疫状况与呼吸机相关性肺炎的相关性研究[D].银川：宁夏医科大学, 2011.

[102] 陈佳捷, 倪玲, 包斌, 等.肠内营养的研究进展及临床应用[J].食品工业科技, 2013, 34(2)：382-386+391.

[103] 焦宪法, 李伟丽, 牛杏果, 等.不同肠内营养方式对呼吸机相关性肺炎的影响[J].中华医院感染学杂志, 2012, 22(16)：3479-3481.

[104] 李梦圆, 喻姣花.肠内营养防治呼吸机相关性肺炎的研究进展[J].护理学报, 2018, 25(1)：39-42.

[105] 孔铭颢, 王建忠, 秦宗豪, 等.早期肠内营养支持对危重症机械通气患者炎症因子和免疫功能的影

响[J].现代中西医结合杂志，2015，24(34)：3791-3794.

[106] 陈兰平，邓义军.早期肠内营养对机械通气老年患者的临床作用[J].齐齐哈尔医学院学报，2012，33(20)：2754-2756.

[107] Doig G S, Heighes P T, Simpson F, et al. Early Enteral Nutrition, Provided within 24 h of Injury or Intensive Care Unit Admission, Significantly Reduces Mortality in Critical lyIll Patients：A Meta-analysis of Randomised Controlled Trials[J]. Intensive Care Medicine, 2009, 35(12)：2018-2027.

[108] Blaser A R, Starkopf J, et al. Definition, Prevalence, and Outcome of Feeding Intolerance in Inten Sive Care：A Systematic Review and Meta-analysis[J]. Acta Anaesthesiologica Scandinavica, 2014, 58(8)：914-922.

[109] 王俊平，王晓东，万有栋，等.呼吸机相关性肺炎患者肠内营养与肠外营养支持疗效比较[J].郑州大学学报(医学版)，2015，50(5)：690-692.

[110] Reignier J, Darmon M, Sonneville R, et al. Impact of Early Nutrition and Feeding Route on Outcomes of Mechanically Ventilated Patients with Shock：A Post Hoc Marginal Struc tural Model Study[J]. Intensive Care Medicine, 2015, 41(5)：875-886.

[111] Bonten M J, Gaillard C A, de Leeuw P W, et al. Role of Colonization of the Upper Intestinal Tract in the Pathogen Esis of Ventilator-associated Pneumonia[J]. Clinical Infectious Diseases, 1997, 24(3)：309-319.

[112] Advisory N P. Prevention and Treatment of Pressure Ulcers：Quick Reference Guide[M]. Washington, DC：National Pressure Ulcer Advisory Panel, 2014.

[113] Alexiou V G, Ierodiakonou V, Dimopoulos G, et al. Impact of Patient Position on the Incidence of Ventilator-associated Pneumonia：A Meta-analysis of Randomized Controlled Trials[J]. Journal of critical care, 2009, 24(4)：515-522.

[114] Collard H R, Saint S, Matthay M A. Prevention of ventilator-associated pneumonia：an evidence-based systematic review. Annals of internal medicine[J]. 2003, 38(6)：494-501.

[115] Tolentino-Delosreyes A F, Ruppert S D, Shiao S Y. Evidence-based Practice：Use of the Ventilator Bundle to Prevent Ventilator-associated Pneumonia[J]. American Association of Critical-Care Nurses, 2007, 16(1)：20-27.

[116] 张旭媛，Naomi Morick.体位策略与呼吸机相关性肺炎的循证护理进展[J].中华护理杂志，2011，46(12)：1238-1240.

[117] 王兰芳，童小华，卢谨，等.抬高机械通气患者床头医嘱执行情况的调查[J].解放军护理杂志，2010，27(8)：585-586+624.

[118] 孙懿，高晓东，戴正香，等.SHEA急症医院的呼吸机相关性肺炎和呼吸机相关性事件的预防策略(2022版)解读[J].华西医学，2023，38(3)：336-345.

[119] 王保国.实用呼吸机治疗学[M].2版.北京：人民卫生出版社，2011：478.

[120] 李薇薇，归淑华，叶红波，等.经鼻肠管置管行肠内营养在预防呼吸机相关性肺炎中的作用[J].中华医院感染学杂志，2015，25(3)：615-617.

[121] 覃英容，黄业清，黄向华.危重患者不同肠内营养置管支持的对比研究[J].中华全科医学，2013，11(10)：1557-1558.

[122] 吴华炼，张霞，陈淼，等.小肠内营养与胃内营养对呼吸机相关性肺炎影响的Meta分析[J].肠外与肠内营养，2016，23(1)：27-33.

[123] Davies A R, Morrison S S, Bailey M J, et al. AMulticenter, Randomized Controlled Trial Comparing Early Nasojejunal with Nasogastric Nutrition in Critical Illness[J]. Surviving Sepsis Campaign. Critical

care medicine, 2012, 40(8): 2342-2348.

[124] Refael Segal M, Michael Dan M, Irena Pogoreliuk M D, et al. Pathogenic Colonization of the Stomach in Enterally Fed Elderly Patients: Comparing Percutaneous Endoscopic Gastrostomy with Nasogastric Tube [J]. Journal of the American Geriatrics Society, 2006, 54(12): 1905-1908.

[125] Kostadima E, Kaditis A G, Alexopoulos E I, et al. Early Gastrostomy Reduces the Rate of Ventilator –associated Pneumonia in Stroke or Head Injury Patients[J]. The European respiratory journal, 2005, 26(1): 106-111.

[126] Clarke K, Hall C L, Wiley Z, et al. Catheter-associated urinary tract infections in adults: Diagnosis, treatment, and pre-vention[J]. Journal of hospital medicine, 2020, 15(9): 552-556.

[127] Hsu C, Khanna P, Hashemzehi T, et al. Catheter-asso-ciated urinary tract infections in adults[J]. British journal of hospital medicine, 2019, 80(6): C90-C92.

[128] Flpores-Mireles A, Hreha T N, Hunstad D A. Patho-physiology, treatment, and prevention of catheter-associated urinary tract infection[J]. Topics in Spinal Cord Injury Rehabilitation, 2019, 25(3): 228-240.

[129] Fink R, Gilmartin H, Richard A, et al. Indwelling uri-nary catheter management and catheter-associated urinary tract infection prevention practices in nurses improving care for healthsystemelders hospitals [J]. American Journal of Infection Control, 2012, 40(8): 715-720.

[130] 舒明蓉, 黄文治, 万泉卉.2012—2018 年导尿管相关尿路感染现患率调查[J].中华医院感染学杂志, 2020, 30(15): 2321-2325.

[131] 方少样, 全清霞, 蔡晓丹, 等.ICU 患者导尿管相关感染及质量改进研究[J].医院管理论坛, 2020, 37(8): 65-67, 35.

[132] 谭小玲.集束化护理干预对降低妇产科导尿管相关性尿路感染的应用价值[J].中国社区医师, 2019, 35(36): 157-158.

[133] 蔡文智, 孟玲, 李秀云.神经源性膀胱护理实践指南(2017 年版)[J].护理学杂志, 2017, 32(24): 1-7.

[134] Shen X, Wang C L, Wu W Y, et al. Effects of clean intermittent self-catheterization on late bladder dysfunction after radical hysterectomy in cervical cancer[J]. The Journal of international medical research, 2020, 48(4): 300060519885546.

[135] Garbarino L J, Gold P A, Anis H K, et al. Does intermittent catheterization compared to indwelling catheterization decrease the risk of periprosthetic joint infection following total knee arthroplasty [J]. The Journal of arthroplasty, 2020, 35(6S): S308-S312.

[136] 尤佳, 杨艳平.脊髓损伤患者无菌间歇导尿术的并发症及其预防[J].中国骨肿瘤骨病, 2007(6): 351-354.

[137] Eegberg S, Clapper J, Mcnichol L, et al. Current Evidence Related to Intermittent Catheterization: A Scoping Review[J]. Journal of wound, ostomy, and continence nursing, 2020, 47(2): 140-165.

[138] 黄小亮, 郭玉红, 李蔚, 等.改良清洁间歇导尿护理方法对预防尿路感染的疗效观察[J].河北医药, 2019, 41(20): 3181-3184.

[139] Chartier K E, Amareenco G, Lindbo L, et aL. A prospective, randomized, crossover, multicenter study comparing quality of life using compact versus standard catheters for intermittent self-catheterization [J]. The Journal of urology, 2013, 190(3): 942-947.

[140] 曾超, 王富兰, 肖明朝, 等.间歇导尿相关研究的文献计量学分析[J].护士进修杂志, 2023, 38 (12): 1143-1147.

[141] 任敏，李子慧，陈佩云，等.不同材质导尿管对生物膜形成与导管相关性尿路感染的影响研究 [J].中国消毒学杂志，2020，37（4）：254-256+259.

[142] 张伟，张娟娟，任艳利，等.导尿管相关尿路感染的病原菌分布及危险因素分析[J].中国消毒学杂志，2019，36（07）：532-534.

[143] Hooton T M, Bradley S F, Cardenas D D, et al. Diagnosis, prevention, and treatment of catheter-associated urinary tract infection in adults：2009 international clinical practice guidelines from the infectious diseases society of america[J]. Clinical infectious diseases , 2010, 50(5)：625-663.

[144] 黄厚强，宋如，郭声敏，等.亲水涂层导尿管对脊髓损伤者尿路感染影响的Meta分析[J].中华护理杂志，2016，51（11）：1302-1307.

[145] 张媛，郭锦丽.临床导尿管外固定方式及影响因素分析[J].护理实践与研究，2022，19（15）：2357-2361.

[146] Yates A. The importance of fixation and securing devices in supporting indwelling catheters[J]. British journal of community nursing, 2013, 18(12)：588-590.

[147] Reid S, Brocksom J, Hamid R, et al. British Association of UrologicalSurgeons（BAUS）and Nurses（BAUN）consensus document：management of the complications of long-term indwelling catheters[J]. BJU international, 2021, 121(6)：840-844.

[148] Bond P, Harris C. Best practice in urinary catheterisation and catheter care[J]. Nursing Times, 2005, 101(8)：54-56, 58.

[149] Komiya A, Kitamura H, Wakasugi M, et al. Efficacy of an educational program for medical staff in preventing incidents related to Foley catheter insertion andmaintenance：A single-institution retrospective study[J]. International journal of urology, 2021, 28(6)：645-649.

[150] 王建玲，贾爱兰，闫志新，等.导尿管腹部固定法对脑卒中患者泌尿系感染及舒适度的影响[J].中华医院感染学杂志，2017，27（2）：327-329+340.

[151] 任奇.密闭式尿液引流装置预防留置导尿相关性尿路感染效果的Meta分析[J].齐鲁护理杂志，2017，23（17）：52-55.

[152] 罗洋，朱小平.国内外密闭集尿的发展与现状[J].护理研究，2019，33（10）：1730-1734.

[153] Powers J. Impact of an aseptic procedure for breaking the integrity of the urinary drainage system on the development of catheter-associated urinary tract infections in the intensive care unit [J]. Intensive & critical care nursing. 2016, 37：82-85.

[154] 李蓉，官昕，谢金红，等.留置尿管致导管相关性尿路感染的影响因素及干预研究进展[J].护士进修杂志，2018，33（16）：1463-1465.

[155] 刘晨霞，王霞，邵欣，等.179所三级医院ICU导尿管相关尿路感染防控护理实践的调查[J].中华护理杂志，2022，57（22）：2750-2757.

[156] 薛霞.短期留置尿管拔除前夹闭尿管必要性的系统评价[J].实用临床护理学电子杂志，2018，3（25）：101+103.

[157] Wang L H, Tsai M F, Han C S, et al. Is Bladder training by clamping before removal necessary for short-term indwelling urinary catheter inpatient? A systematic review and meta-analysis [J]. Asian Nursing Research, 2016, 10(3)：173-181.

[158] Markopoulos G, Kitridis D, Tsikopoulos K, et al. Bladder training prior to urinary catheter removal in total joint arthroplasty：A randomized controlled trial[J]. International journal of nursing studies, 2019, 89：14-17.

[159] 王慧，官雪燕，胡瑞，等.预防导尿管相关尿路感染临床实践指南的质量评价与内容分析[J].护

士进修杂志, 2023, 38 (18): 1639-1644+1651.

[160] 王婧. 两种不同角度的半卧位对机械通气患者多种临床指标的影响[D]. 太原: 山西医科大学, 2019.

[161] 陈静. 连续侧转疗法对预防 ICU 机械通气患者呼吸机相关性肺炎的临床研究[D]. 南昌: 南昌大学, 2023.

[162] Sultan P, Carvalho B, Rose B O, et al. Enclotracheal tube cuff pressure monitor: a review of the evidence [J]. Journal of perioperative practice, 2011, 21(1): 379-386.

[163] 中华医学会呼吸病学分会呼吸治疗学组. 人工气道气囊的管理专家共识(草案)[J]. 中华结核和呼吸杂志, 2014, 37(11): 816-819.

[164] Higgs A, Mcgrath B A, Goddard C, et al. Guidelines for the management of tracheal intubation in critically ill adults[J]. British Journal of Anaesthesia, 2018, 120(2): 323-352.

[165] Hyzy R C. Complications of the endotracheal tube following initial placement: prevention and management in adult intensive care unit patients[EB/OL]. (2021-10-19)[2023-01-02].

[166] Law J A, Duggan L V, Asselin M, et al. Canadian Airway Focus Group updated consensus–based recommendations for management of the difficult airway: part 2. Planning and implementing safe management of the patient with an anticipated difficult airway[J]. Journal Canadian D′anesthesie, 2021, 68(9): 1405-1436.

[167] 舒越, 毕蒙蒙, 李星茹, 等. 人工气道气囊管理预防呼吸机相关性肺炎的研究进展[J]. 护理研究, 2023, 37 (24): 4417-4422.

[168] Rahmani F, Soleimanpour H, Zeynali A, et al. Comparison of tracheal tube cuff pressure with two techniques: fixed volume versus pilot balloon palpation[J]. Journal of Cardiovascular and Thoracic Research, 2017, 9(4): 196-199.

[169] Sevdi M S, Demirgan S, Erkalp K, et al. Continuous endotracheal tube cuff pressure control decreases incidence of ventilator–associated pneumonia in patients with traumatic brain injury[J]. Journal of Investigative Surgery, 2022, 35(3): 525-530.

[170] Harvie D A, Darvall J N, Dodd M, et al. The minimal leak test technique for endotracheal cuff maintenance[J]. Anaesthesia and Intensive Care, 2016, 44(5): 599-604.

[171] Laksono B H, Isngadi I, Wicaksono S J. Passive release technique produces the most accurate endotracheal tube cuff pressure than manual palpation and minimum occlusive volume technique in the absence of manometer[J]. Turkish Journal of Anaesthesiology and Reanimation, 2021, 49(2): 114-117.

[172] 林艳侠, 林丹, 陈碧群, 等. 气囊压力表间断测量气囊压力值偏差的实验研究[J]. 中华危重病急救医学, 2014, 26(5): 347-350.

[173] 黄玲, 谢辰, 张丽凤, 等. 手持测压表间断测量对气管导管气囊内压力的影响[J]. 中华危重病急救医学, 2017, 29(1): 71-74.

[174] 袁丽荣, 李淑花, 赵瑞娜, 等. 旋转式快速连接法在气囊压力管理中的应用[J]. 护理研究, 2016, 30(36): 4571-4572.

[175] Sevdi M S, Demirgan S, Erkalp K, et al. Continuous endotracheal tube cuff pressure control decreases incidence of ventilator–associated pneumonia in patients with traumatic brain injury[J]. Journal of Investigative Surgery, 2022, 35(3): 525-530.

[176] Marjanovic N, Boisson M, Asehnoune K, etal. Continuous pneumatic regulation of tracheal cuff pressure to decrease ventilator–associated pneumonia in trauma patients who were mechanically ventilated: the AGATE multicenter randomized controlled study[J]. Chest, 2021, 160(2): 499-508.

[177] Dat V Q, Minh Yen L, Thi Loan H, et al. Effectiveness of continuous endotracheal cuff pressure control for the prevention of ventilator-associated respiratory infections: an open-label randomized, controlled trial [J]. Clinical Infectious Diseases, 2022, 74(10): 1795-1803.

[178] Wang W Z, Zhou Y Y, Wang Z J, et al. A mobile terminal application program was used for endotracheal tube cuff pressure measurement [J]. Journal of Clinical Monitoring and Computing, 2021, 35(3): 463-468.

[179] Pascale G D, Pennisi M A, Vallecoccia M S, et al. CO_2 driven endotracheal tube cuff control in critically ill patients: a randomized controlled study [J]. PLoS One, 2017, 12(5): e0175476.

[180] Efrati S, Bolotin G, Levi L, et al. Optimization of endotracheal tube cuff pressure by monitoring CO_2 levels in the subglottic space in mechanically ventilated patients: a randomized controlled trial [J]. Anesthesia and Analgesia, 2017, 125(4): 1309-1315.

[181] Wen Z J, Wei L, Chen J Y, et al. Is continuous better than intermittent control of tracheal cuff pressure? A meta-analysis [J]. Nursing in Critical Care, 2019, 24(2): 76-82.

[182] 陈名桂, 魏琳, 张晓璇, 等. ICU气管插管患者气囊压力监测最佳频率的循证实践[J]. 护士进修杂志, 2020, 35(7): 611-614.

[183] 吴彦烁, 宿桂霞, 尹彦玲, 等. 4种临床因素对人工气道气囊压力的影响[J]. 中华护理杂志, 2017, 52(8): 934-937.

[184] 周丹, 席惠君. 护理操作对机械通气患者气囊压力变化的影响研究[J]. 护士进修杂志, 2019, 34(22): 2100-2103.

[185] Delorenzo A, Shepherd M, Andrew E, et al. Endotracheal tube intracuff pressure changes in patients transported by a helicopter emergency medical service: a prospective observational study [J]. Air Medical Journal, 2021, 40(4): 216-219.

[186] Póvoa P, Nora D. Subglottic secretion drainage: is reducing VAP enough? [J]. Minerva Anestesiologica, 2020, 86(8): 805-807.

[187] Pozuelo-carrascosa D P, Herráiz-adilloá, Alvarez-bueno C, et al. Subglottic secretion drainage for preventing ventilator-associated pneumonia: an overview of systematic reviews and an updated meta-analysis [J]. European Respiratory Review, 2020, 29(155): 190107.

[188] Wen Z J, Zhang H Y, Ding J P, et al. Continuous versus intermittent subglottic secretion drainage to prevent ventilatorassociatedpneumonia: a systematic review [J]. Critical Care Nurse, 2017, 37(5): e10-e17.

[189] 樊华, 宋瑰琦, 陈霞, 等. 两种气流冲击法对清除气管插管气囊上滞留物的效果研究[J]. 中华护理杂志, 2018, 53(5): 553-557.

[190] 王金娥, 顾芳臣, 林征. 两种声门下吸引方式对机械通气患者呼吸机相关性肺炎及气管黏膜损伤影响的meta分析[J]. 南京医科大学学报(自然科学版), 2020, 40(11): 1645-1653.

[191] Dewi Y S, Arifin H, Pradipta R O, et al. Efficacy of Intermittent and Continuous Subglottic Secretion Drainage in Preventing the Risk of Ventilator-Associated Pneumonia: A Meta-Analysis of Randomized Control Trials [J]. Medicina (Kaunas). 2023, 59(2): 283.

[192] KlompasM, Branson R, Eichenwald E C, et al. Strategies to prevent ventilator-associated pneumonia in acute care hospitals: 2014 update [J]. Infection control and hospital epidemiology, 2014, 35(Suppl 2): 133-154.

[193] 魏亚倩, 曹子璇, 包芸, 等. 成人机械通气声门下吸引策略的最佳证据总结[J]. 护士进修杂志, 2020, 35(10): 883-888.

［194］ Seguin P, Perrichet H, Le le pabic E, et al. Effect of continuous versus intermittent subglottic suctioning on tracheal mucosa by the mallinckrodt taper guard evac oral tracheal tube in intensive care unit ventilated patients：A prospective randomized study. ［J］. Indian Journal of Critical Care Medicine, 2018, 22 (1)：1-4.

［195］ 姜曼. 声门下吸引方式的安全有效性的实验室研究［D］. 荆州：长江大学, 2017.

［196］ Jie L, Yajuan Z, Quan Z, et al. Evaluation of the safety and effectiveness of the rapid flow expulsion maneuver to clear subglottic secretions in vitro and in Vivo. ［J］. Respiratory Care, 2017, 62 (8)：1007-1013.

［197］ 宗雅娟, 吴小忠, 周姣, 等. 气流冲击法联合间断声门下吸引预防气管插管患者呼吸机相关性肺炎的应用效果研究［J］. 中华医院感染学杂志, 2017, 27(21)：4865-4868.

［198］ 樊华, 宋瑰琦, 陈霞, 等. 两种气流冲击法对清除气管插管气囊上滞留物的效果研究［J］. 中华护理杂志, 2018, 53(5)：553-557.

［199］ 江湖, 江雪, 杨晓玲, 等. 声门下吸引预防呼吸机相关性肺炎有效性和安全性的系统评价再评价［J］. 护士进修杂志, 2019, 34(19)：1733-1740.

［200］ 汪桂亮, 刘亚云, 汤云, 等. 气流冲击法清除气囊上滞留物对重症脑出血患者脑血流动力学的影响［J］. 护理学杂志, 2021, 36 (17)：57-59+77

［201］ 中华医学会呼吸病学分会感染学组. 中国成人医院获得性肺炎与呼吸机相关性肺炎诊断和治疗指南(2018 年版)［J］. 中华结核和呼吸杂志, 2018, 41(4)：255-280.

［202］ 项丽君, 曹猛, 宋学梅, 等. 人工气道气囊压力监测装置及技术研究进展［J］. 护理研究, 2021, 35 (13)：2362-2366.

［203］ Dat V Q, Minh Yen l, Thi Loan H, et al. Effectiveness of continuous endotracheal cuff pressure control for the prevention of ventilator-associated respiratory infections：an open-labe randomized, controlled trial ［J］. Clinical infectious diseases, 2022, 74(10)：1795-1803.

［204］ Marianovic N, Boisson M, Asehnoune K, et al. Continuous pneumatic regulation of tracheal cuff pressure to decrease ventilator-associated pneumonia in trauma patients who were mechanically ventilated：the AGATE multicenter randomized controlled study［J］. Chest, 2021, 160(2)：499-508.

［205］ Walter E, Stamm M D, Atlanta, et al. Guidelines for prevention of catheter-associated urinary tract infections［J］. Ann Intern Med, 1975, 82(3)：386-390.

［206］ Chaitow R. Guideline for prevention of catheter-associated urinary tract infections［J］. Infect Control, 1981, 2(3)：198.

［207］ Gould C V, Umscheid C A, Agarwal R K, et al. Guideline for prevention of catheter-associated urinary tract infections 2009［J］. Infect Control Hosp Epidemiol, 2010, 31(4)：319-326.

［208］ Tenke P, Kovacs B, Bjerklund Johansen T E, et al. European and Asian guidelines on management and prevention of catheter-associated urinary tract infections ［J］. International Journal of Antimicrobial Agents, 2008, 31：68-78.

［209］ Rebmann T, Greene L R. Preventing catheter associated urinary tract infections：An executive summary of the Association for Professionals in Infection Control and Epidemiology, Inc, Elimination Guide［J］. Am J Infect Control, 2010, 38(8)：644-646.

［210］ APIC. APIC releases updated Guide to Preventing Catheter-Associated Urinary Tract Infections［J］. Am J Infect Control, 2014, 42(8)：819.

［211］ Hooton T M, Bradley S F, Cardenas D D, et al. Diagnosis, prevention, and treatment of catheter-associated urinary tract infection in adults：2009 International Clinical Practice Guidelines from the

Infectious Diseases Society of America[J]. Clin Infect Dis, 2010, 50(5): 625-663.

[212] Geng V, Cobussen-Boekhorst H, Farrell J, et al. Evidence-based Guidelines for Best Practice in Urological Health Care: Catheterisation Indwelling catheters in adults[EB/OL]. (2012-02-29) [2022-08-28]. https: //nurses. uroweb. org/nurses/guidelines/.

[213] Bonkat G, Pickard R, Bartoletti R, et al. EAU Guidelines on Urological Infections[EB/OL]. (2017-03-30)[2022-8-23]. http: //uroweb. org/guide line/urologicalinfections/.

[214] Bonkat G, Bartoletti R, Bruyère F, et al. EAU Guidelines on UrologicalInfections[EB/OL]. (2022-03-01)[2022-08-28]. http: //uroweb. org/guidelines/compilations-of-all-guidelines/.

[215] Conway L J, Larson E L. Guidelines to prevent catheter-associated urinary tract infection: 1980 to 2010[J]. Heart Lung, 2012, 41(3): 271-283.

[216] Salehi M, Robati D, SeyedAlinaghi S, et al. Clinical and microbiological patterns in critically ill patients withcatheter-associated UTI: A report from Iran[J]. J Infect Dev Ctries, 2023, 17(1): 129-134.

[217] Vaggers S, Puri P, Wagenlehner F, et al. A Content Analysis of Mobile Phone Applications for the Diagnosis, Treatment, and Prevention of Urinary Tract Infections, and Their Compliance with European Association of Urology Guidelines on Urological Infections[J]. Eur Urol Focus, 2021, 7(1): 198-204.

[218] Durant D J. Nurse-driven protocols and the prevention of catheter-associated urinary tract infections: A systematic review[J]. American Journal of Infection Control, 2017, 45(12): 1331-1341.

[219] Andrade V L, Fernandes F A. Prevention of catheter-associated urinary tract infection: implementation strategies of international guidelines[J]. Rev Lat Am Enfermagem, 2016, 24: e2678.

[220] 医政医管局. 关于印发医院感染诊断标准(试行)的通知[EB/OL]. (2001-11-07)[2022-8-28]. http: //www. nhc. gov. cn/yzygj/s3593/200804/e19e4448378643a09913ccf2a055c79d. shtl.

[221] 法规司. 医院感染管理办法[EB/OL]. (2018-08-30)[2022-8-28]. http: //www. nhc. gov. cn/fzs/s3576/201808/185161dcd46d4ffca7a6cc95bf0232ca. shtml.

[222] 医政医管局. 有关医院感染管理的法律法规、规章、规范、标准、文件[EB/OL]. (2009-08-17) [2023-8-28]. http: //www. nhc. gov. cn/yzygj/s3585/200908/a73e8796ee55403692acb066af5b39bd. shtml.

[223] 邹鹤娟, 李光辉. 成人导管相关尿路感染的诊断、预防和治疗——2009年美国感染病学会国际临床实践指南[J]. 中国感染与化疗杂志, 2010, 10(5): 321-324.

[224] 热伊拜·亚迪佧尔, Loveday H. P., Wilson J. A., et al. 英国预防医院感染循证指南——预防留置导尿管相关感染的指南(Ⅲ)[J]. 中国感染控制杂志. 2014, 13(10): 639-640.

[225] 王莹. 基于循证构建预防导尿管相关性尿路感染的干预策略的研究[D]. 杭州: 浙江大学, 2014.

[226] 姜红丽. 集束化综合护理方案预防ICU患者导尿管相关尿路感染的效果研究[D]. 济南: 山东大学, 2015.

[227] 李飞, 宋美璇, 李显蓉. 长期留置导尿患者成功拔除导尿管的最佳指南意见[J]. 护理学报, 2018, 25(5): 1-5.

[228] 王文丽, 朱政, 彭德珍, 等. 长期留置导尿管患者导管相关性尿路感染预防护理的最佳证据总结[J]. 护士进修杂志, 2019, 34(16): 1473-1477.

[229] 中华人民共和国卫生健康委员会. 医院感染监测标准 WS/T312-2023[S]. http//:www. nhc. gov. cn/wjw/s9496/202309/432dof9af63443e890019af57afaf853. shtml.